改訂第2版

ハイリスク児の

フォローアップマニュアル

小さく生まれた子どもたちへの支援

編集：ハイリスク児フォローアップ研究会

河野由美, 平澤恭子, 石井のぞみ, 竹下暁子

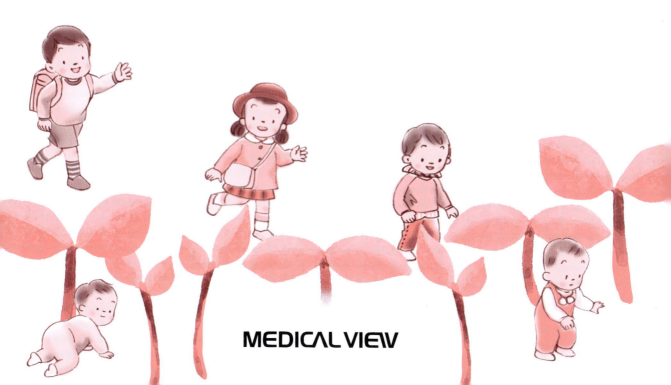

MEDICAL VIEW

本書では，厳密な指示・副作用・投薬スケジュール等について記載されていますが，これらは変更される可能性があります．本書で言及されている薬品については，製品に添付されている製造者による情報を十分にご参照ください．

Follow-up Manual of High-risk Infants 2nd edition
（ISBN978-4-7583-1754-2 C3047）

Editors : Japan Neonatal Follow-up Study Group
Yumi Kono, Kyoko Hirasawa, Nozomi Ishii, Akiko Takeshita

2007. 3. 31 1st ed
2018. 7. 20 2nd ed

©MEDICAL VIEW, 2018
Printed and Bound in Japan

Medical View Co., Ltd.
2-30 Ichigayahonmura-cho, Shinjuku-ku, Tokyo, 162-0845, Japan
E-mail ed@medicalview.co.jp

序　文

　「ハイリスク児のフォローアップマニュアル」は，小さく生まれた子どもたちへの支援をめざして，「周産期母子医療センターネットワーク」の構築に関する研究（主任研究者：藤村正哲）の分担研究「フォローアップ体制の構築に関する研究」（分担研究者：三科　潤）で作成，2007年に刊行された。作成時には新生児科医，神経科医，心理士などに分担執筆を依頼し，研究班のメンバーで集まって読み合わせをしながら検討し，時間をかけて編集したことが思い出される。

　本マニュアルは，多忙な新生児科医の外来診療や児と家族の支援を行う現場で役立つ本として，フォローアップに携わる多くの医師，コメディカルの方々に現在活用していただいている。2007年以降も，新生児医療の進歩は在胎22週や23週，出生体重500g未満といった超早産児や超低出生体重児の生存の向上につながり，これらの児の成長・発達を支援するフォローアップはより多様となり，より長期の継続の重要性が高まっている。

　第2版では，実践的なマニュアルとしてポイントをわかりやすく解説する初版の方針を引き継ぎ，近年フォローアップの中で重要度が増している「発達障害の評価と対応」「医療的ケアを必要とする児」「学童期・思春期までのフォローアップ」などの項目の充実を図った。改訂にあたりハイリスク児フォローアップ研究会の承認を得て，研究会のメンバーが主体となって新たに執筆を行い，編集作業は研究会事務局と幹事により前回と同様，数回にわたって読み合わせを行いながら内容を検討した。執筆いただいた先生方，編集作業を助けていただいたメジカルビュー社の浅見直博氏に心より御礼を申し上げる。

　前版と同様に，第2版がハイリスク児のフォローアップにかかわる多くの方々に活用されることを願っている。

2018年7月吉日

ハイリスク児フォローアップ研究会会長
自治医科大学小児科学講座学内教授

河野由美

[第1版より] 刊行にあたって

大阪府立母子保健総合医療センター総長
藤 村 正 哲

厚生労働科学研究費補助金・子ども家庭総合研究事業［アウトカムを指標としベンチマーク手法を用いた質の高いケアを提供する「周産期母子医療センターネットワーク」の構築に関する研究］班，主任研究者

　新生児医療の経験が蓄積するに従って，医療に求められる深さと範囲は大きくなってきている。急性期の病棟における医療のみならず，退院後のケア向上の重要性が高まってきたのも，そうした新生児医療発展の一面である。また医療の目的が死亡 mortality と罹病 morbidity の軽減にあるとすれば，その結果は生存率と生存児の健康状態でもって検証されることになる。前者は病棟統計で刻々に明示されるが，後者はそんなに簡単には明らかにならない。医療の検証が容易ではないことを示している。フォローアップは，児と家族のニードに対応した継続医療を実施するために，そして新生児医療の評価を完結するために，その意義が存在している。

　退院児のフォローアップは，わが国の代表的な新生児集中治療施設においても決して充実したものとはいえない。世界でも最先端の新生児集中治療と成績を誇ることができるとすれば，それは退院後も支援しつつ発達と発育の評価を成し遂げて後のことではないか？　医療提供のプロセスとともに，最終評価としてのアウトカムはこれからの医療に不可欠の指標であろう。新生児医療に向ける社会の関心もそれを求めている。

　新生児医療は予防的な診療活動が重視される。リスクを早期に診断して治療することにより，急性期の疾病の発生と慢性期の後障害を予防・軽減することが，この医療の基本的な方法論である。フォローアップでは主に慢性期の後障害を周生期のリスクと関係づけて検討し，過去の診療の結果を現在の診療に反映させることが重要な機能である。しばしば死亡率の減少で成績を評価するが，これが短期的評価であることは自明のことで，新生児医療の総合評価はフォローアップによって明らかにされる長期予後からのフィードバックを受けて完成する。

　本書を一読された諸氏は，フォローアップがひとつの専門技術体系を構成していることに気づかれるだろう。子どもの発達と発育の多面性を十分に評価していくためには，こうした広がりと深まりが大切である。またフォローアップには各専門分野のコーディネーションも重要であることがわかる。したがって有効にこうした医療を機能させるためにはシステム化が不可欠となっている。小さな施設では人員やシステム化の面で効率が悪いことは否めないが，本書によって丁寧なフォローアップを心がける手引きとしていただきたい。大規模施設ではしっかりとシステム化して，子どもたちや保護者に最大のサービス提供の努力をいただきたい。

　本書は分担研究者の三科　潤先生を中心として，多くの方々の3年間にわたる研究成果の集大成であり，その集中的なエネルギーに心から敬意を表したい。ハイリスク児のフォローアップの普及と向上に大きく寄与されることを願うとともに，わが国の新生児医療のいっそうの成熟を期待したい。

平成19年1月

[第1版より]　序　文

　この度，メジカルビュー社から『ハイリスク児のフォローアップマニュアル』を刊行する。

　「周産期母子医療センターネットワーク」の構築に関する研究（主任研究者　大阪府立母子保健総合医療センター総長藤村正哲）の分担研究「フォローアップ体制の構築に関する研究」班のメンバーが中心になって，本マニュアルを作成した。

　実際にフォローアップに携わっている新生児科医，小児神経科医，眼科医，歯科医，臨床心理士，理学療法士による分担執筆の部分を全員で読み合わせを行って検討し，完成度の高いマニュアルを目指した。

　周産期・新生児医療の進歩とともに，超低出生体重児の生存例が増加し，また，より未熟な，より小さな児の生存が可能になり，これらの児の成長・発達を支援する「フォローアップ」は，ますます重要性を増している。しかし，一方では，わが国におけるハイリスク児のフォローアップ体制は総合周産期母子センターにおいてさえも不十分で，フォローアップ専任のスタッフを得られず，多忙な新生児科医が病棟業務の合間に行っている施設が多い。本書は，フォローアップの専門家でなくとも，NICUを退院した児とその家族への支援を中心としたフォローアップを行えるように，実践的なマニュアルを作成した。

　特に，超低出生体重児ではしばしば見られる，運動発達の遅れに対する「支援・アドバイス」をフォローアップ担当者が行えるように，多くの写真を用いて具体的なポイントを専門家が解りやすく解説した。

　本書がハイリスク児のフォローアップに関わる医師・コメディカルの方々に，日常，参照される書物となるよう願っている。

2007年2月吉日

東京女子医科大学母子総合医療センター

三科　潤

改訂第2版 ハイリスク児のフォローアップマニュアル

Contents

序文　　　　　　　　　　　　河野由美
第1版　刊行にあたって　　　藤村正哲
第1版　序文　　　　　　　　三科　潤

I　フォローアップについて　　2

フォローアップの概念　　2
　フォローアップの意義と目的　　2
　フォローアップの実施　　2
　「ハイリスク児フォローアップ研究会」のプロトコールと要点　　4

養育者への案内・説明と受診向上のために　　6
　フォローアップ健診を実施するための方法　　6
　家族への周知・退院時の説明　　8
　未受診者への対策　　9

II　すべての年齢に共通したフォローアップの評価と支援　　11

身体発育の評価　　11
　身体発育の評価の要点　　11
　低出生体重児の身体発育　　11
　低身長　　14
　やせ，体重増加不良　　16
　肥満　　18

運動発達の評価　　19
　運動発達の評価の要点　　19
　運動発達の観点からの評価項目　　19
　運動発達を促す観点からの評価と指導　　20
　各月齢別に観察される運動，注意すべき運動と徴候，運動発達を促す指導内容　　21

運動発達障害の告知　　38
　運動発達が月齢に比較して遅れていると診断される場合の対応　　38
　脳室周囲白質軟化症（PVL）の告知時期　　38
　脳性麻痺という言葉をいかにして告知するか　　39

精神発達の評価　　40
　精神発達の評価の要点　　40
　心理検査　　40

ことばの遅れ　　44
　ことばの発達　　44

ことばの遅れとその原因　46
　　　ことばの遅れを診た際の主要診察所見と検査　47
　　　ことばが遅い子どもへの支援　49

知的能力障害・境界知能　51
　　　知的能力障害の評価と要点　51
　　　フォローアップにおける問題点　52
　　　親への支援　53
　　　就学に関する問題　53

行動の評価と支援　55
　　　評価の要点　55
　　　自閉スペクトラム症（ASD）　55
　　　高機能広汎性発達障害　56
　　　注意欠如・多動症（ADHD）　57
　　　限局性学習症（SLD）　61
　　　支援　61

聴力のフォローアップ　66
　　　入院中の聴覚検査　66
　　　退院後のフォローアップ　66

眼科のフォローアップ　69
　　　眼科的異常の徴候　69
　　　眼科スクリーニング検査　69
　　　早期専門医対応が必要な疾患　69
　　　低出生体重児に多い疾患　71
　　　年齢別フォローアップの要点　72

歯科のフォローアップ　74
　　　低出生体重児の口腔の特徴　74
　　　年齢別のフォローアップ健診時の要点　74
　　　むし歯の治療　76
　　　フッ素塗布　76
　　　かかりつけ歯科医へ　76

Ⅲ　年齢別フォローアップ健診　77

● 乳児期健診

乳児期（退院直後から歩行開始まで）の健診　77
　　　健診の要点　77
　　　身体発育の評価　77
　　　栄養の評価，貧血・未熟児くる病の評価と治療　78
　　　身体所見　78
　　　運動発達・神経学的評価　79
　　　視覚　79

聴覚　80
　　精神運動発達（知的発達）の評価　80
　　行動の評価　81
　　健診時のアドバイス　81

key month の神経生理学的意味　83
　　4カ月：原始反射からの解放　84
　　7カ月：立ち直り反応の優位性確立　85
　　10カ月：平衡反応の確立　87

運動発達の支援（ポジショニングとハンドリング）　89
　　よく泣く子・反り返りがある子の抱き方　89
　　「向き癖」への対応　90
　　腹臥位のさせ方　91
　　背臥位のさせ方　92
　　寝返りの進め方　94
　　お座り（床座位）　95
　　お座り（椅子座位）　96
　　四つ這いの重要性と進め方　97
　　シャフリングベビーへの対応　99
　　つかまり立ちからつたい歩きへ　99
　　歩き始め（つたい歩き～支持歩行～独歩）　100

摂食機能の発達　102

離乳食の進め方　103
　　極低出生体重児の離乳の基本　103
　　各時期の離乳食の進め方の目安　105
　　離乳の遅れと育児不安への対応　107

● 1歳6カ月健診（修正月齢）

1歳6カ月の健診　109
　　健診の要点　109
　　発育・発達の評価　112

健診時のアドバイス　114
　　アドバイスのポイント　114
　　心理士からのアドバイス　115

歩き方に関する問題　117
　　O脚（両側内反膝），X脚（両側外反膝）　117
　　うちわ（内旋）歩行，そとわ（外旋）歩行　117
　　外反扁平足　119
　　不安定な歩行へのアドバイス　119

● 3歳健診（暦年齢）

3歳の健診　120
　　健診の要点　120

健診時のアドバイス ─ 123
- 3歳頃の特徴　123
- 養育者の心配・関心　123
- アドバイスのポイント　123
- 心理士からのアドバイス　125

「食べない子ども」の食事指導 ─ 126
- 小食への具体的対応　126

● 6歳健診（就学前）

6歳の健診 ─ 129
- 健診の要点　129

健診時のアドバイス ─ 132
- 6歳頃の特徴　132
- 養育者の心配・関心　132
- アドバイスのポイント　132
- 心理士からのアドバイス　133

就学について ─ 135
- 就学に関する新しい仕組み　135
- 就学決定のプロセス　136
- ノーマライゼーションとインクルージョン　136
- 特別支援教育の理念　136
- 今後の特別支援教育　138

● 小学3年生健診

小学3年生の健診 ─ 139
- 健診の要点　139

健診時のアドバイス ─ 142
- アドバイスのポイント　142
- 医師からのアドバイス　142
- 心理士からのアドバイス　142

● 小学校高学年以降の健診

小学3年生以降から中学・高校生の健診 ─ 145
- 健診の要点　145
- 小学校高学年～中学生の健診　146
- 小学3年生以降～高学年頃の特徴と支援　146
- 中学生頃～高校生頃の特徴と支援　146

内分泌的問題およびメタボリックシンドローム ─ 148
- 内分泌的問題，特に思春期早発について　148
- メタボリックシンドローム　149

発達障害，精神疾患 ─ 150
- 二次障害と支援　150

Ⅳ 合併症のフォローアップ ... 152

未熟児貧血 ... 152
評価　152
対応　152

未熟児代謝性骨疾患（未熟児くる病） ... 155
評価　155
対応　155

脳性麻痺（CP） ... 157
定義　157
CPの発症率　157
CPの原因　157
CPの病型　158
CPの発生と進行の機序　158
治療　159
正常運動発達の基盤となる機能　161

てんかん ... 164
てんかんとは　164
乳幼児期にみられる代表的な難治性疾患　164
幼稚園・学校への連絡　165
発作が生じたときの対処法および治療　165
てんかんと紛らわしい状態（ひきつけ）との鑑別　167
予防接種　167

脳室内出血 ... 168
脳室内出血とは　168
脳室内出血の予後　168
脳室内出血児のフォローアップ　169

脳室周囲白質軟化症（PVL） ... 170
PVLとは　170

呼吸器系合併症 ... 173
反復性呼吸器疾患　173
慢性肺疾患（CLD）合併症児　174

皮膚疾患 ... 176
母斑　176
乳児脂漏性皮膚炎　176
おむつ皮膚炎　177
乳児湿疹　178
汗疹（あせも）　178
アトピー性皮膚炎　179

改訂第2版　ハイリスク児のフォローアップマニュアル

執筆者一覧

■ 編集

ハイリスク児フォローアップ研究会

河野　由美	自治医科大学小児科学講座 学内教授 自治医科大学附属病院総合周産期母子医療センター新生児発達部部長
平澤　恭子	東京女子医科大学小児科准教授
石井のぞみ	母子愛育会総合母子保健センター愛育病院新生児科フォローアップ担当部長
竹下　暁子	東京女子医科大学小児科助教

■ 執筆者（掲載順）

河野　由美	自治医科大学小児科学講座 学内教授 自治医科大学附属病院総合周産期母子医療センター新生児発達部部長
石井のぞみ	母子愛育会総合母子保健センター愛育病院新生児科フォローアップ担当部長
相澤まどか	昭和大学医学部小児科学講座兼任講師
竹下　暁子	東京女子医科大学小児科助教
平澤　恭子	東京女子医科大学小児科准教授
安達みちる	東京女子医科大学病院リハビリテーション部理学療法士主任
側島　久典	埼玉医科大学総合医療センター総合周産期母子医療センター新生児科教授
永田　雅子	名古屋大学心の発達支援研究実践センター教授
田中　恭子	国立成育医療研究センターこころの診療部児童・思春期リエゾン診療科部長
佐藤　和夫	国立病院機構九州医療センター小児科医長
美馬　文	淀川キリスト教病院小児科医長
鍋谷まこと	淀川キリスト教病院副院長，小児科部長
太刀川貴子	東京都立大塚病院眼科部長
向井　美惠	昭和大学名誉教授
大河内昌子	三代歯科医院
川瀬　昭彦	熊本市民病院新生児内科部長
宮田　広善	姫路聖マリア病院小児科，重度障害総合支援センタールルドセンター長
佐藤　紀子	母子愛育会総合母子保健センター愛育クリニック院長
吉川　一郎	自治医科大学とちぎ子ども医療センター小児整形外科 学内教授
本間　洋子	自治医科大学小児科非常勤講師
高田　哲	神戸市総合療育センター診療所長，神戸大学名誉教授
平野　慎也	大阪府立病院機構大阪母子医療センター新生児科副部長
豊島　勝昭	神奈川県立こども医療センター新生児科部長
野口　聡子	神奈川県立こども医療センター新生児科
山口　直人	神奈川県立こども医療センター新生児科
渡辺とよ子	わたなべ医院院長
九島　令子	東京都立墨東病院新生児科医長
原　仁	社会福祉法人青い鳥小児療育相談センター神経小児科
船戸　正久	大阪発達総合療育センター副センター長，医療型障害児入所施設フェニックス園長
竹本　潔	大阪発達総合療育センター小児科
長谷川久弥	東京女子医科大学東医療センター新生児科教授
廣間　武彦	長野県立こども病院総合周産期母子医療センター長，新生児科部長

4. 低出生体重児健診用紙 237
   1) 1歳6カ月児用　237
   2) 3歳児用　240
   3) 6歳児（就学前）用　243
   4) 9歳児（小学3年生）用　246

5. 身体発育値 249
   1) 乳幼児身体発育調査結果を利用する際の留意事項　249
   2) 乳幼児身体発育調査結果にもとづく身体発育値・曲線　250
      1. 平成12年　250
      2. 平成22年　258
   3) 横断的標準身長・体重曲線　cross-sectional growth chart　266
   4) 肥満度判定曲線　weight-for-height chart　268
   5) BMIパーセンタイル曲線　BMI percentile chart　270
   6) 低身長診断のための身長基準・成長速度基準　271

6. 極低出生体重児の身体発育曲線 273
   1) 体重（出生体重別）　273
   2) 身長（出生体重別）　274
   3) 頭囲（出生体重別）　275

7. 極低出生体重児の運動発達の指標 276

8. NRNデータベース 277

9. WEBリンク 282

10. 参考図書 284

索引 285

コラム

- 赤ちゃんとテレビ　50
- 低出生体重児の発達障害の特徴　65
- おしゃぶりについて　92
- かご型のベビーキャリーについて　94
- 赤ちゃん用歩行器について　97
- 絵本の読み聞かせ　116
- 就学後のフォローアップの大切さ　143
- 超低出生体重児の長期予後研究　151
- 新生児に対する鉄剤投与のガイドライン2017（案）の要点　154
- 乳児血管腫　176
- バクバクの会　208

死亡した児の養育者への対応 ………………………………………………… 211
　退院後，フォローアップ中に死亡に至った養育者への対応　211
　入院中に死亡した児の養育者への対応　211
　退院後診断が確定した児の遺伝相談　212

IX 地域の医療資源の活用法と受けられる社会的支援 ………… 213

保健所・保健センターとの連携 ……………………………………………… 213
　家族支援と虐待の予防　213
　保健所・市区町村保健センターとの連携・協力　213
　育児教室・遊びの教室等　215
　長野県の極低出生体重児フォローアップ・信州モデル　215

療育施設・福祉施設・特別支援学校との連携 …………………………… 217
　療育施設・福祉施設との連携　217
　障害児保育・教育との連携　217
　特別支援学校のセンター的機能　218

幼稚園，保育所（園），子ども園との連携 ………………………………… 219
　幼稚園と保育所（園），子ども園の違い　219
　受け入れ年齢，保育時間　220
　設置者，保育料　220
　入園時期と入園先決定に関するアドバイス　220
　子どもの発達に気になる点がある場合のアドバイス　221
　自信をもたせるために　223

福祉制度 …………………………………………………………………………… 224
　身体障害者手帳・療育手帳など　224

付録

1. 全国の総合・地域周産期母子医療センター ……………………………… 228
　1）総合周産期母子医療センター一覧　228

2. フォローアップのスケジュールと案内例 ………………………………… 230
　1）出生体重別発達外来のスケジュール例（大阪母子医療センター）　230
　2）対象別のフォローアップ外来のスケジュール例（自治医科大学）　230
　3）発達外来予定表例（都立墨東病院・周産期センター・新生児科）　231
　4）3歳健診の案内状例（自治医科大学）　232

3. 問診用紙 ………………………………………………………………………… 233
　1）1歳6カ月児用　233
　2）3歳児用　234
　3）6歳児（就学前）用　235
　4）9歳児（小学3年生）用　236

Ⅴ 予防接種について ... 182

予防接種 ... 182
- 予防接種と受動免疫療法　182
- 早産低出生体重児への予防接種で考慮すべきこと　183
- 接種スケジュールの考え方　184
- パリビズマブ（抗 RS ウイルスモノクローナル抗体）　185

Ⅵ 極低出生体重児の早期支援 ... 187

早期支援 ... 187
- 早期支援の目的　187
- 早期支援プログラムの運営　188

Ⅶ 在宅医療支援について ... 191

在宅医療支援 ... 191
- NICU からの退院準備　191

医療的ケアへの外来対応 ... 194
- 主要な医療的ケアの留意事項　194
- 必要物品　195
- 外来で算定する在宅療養指導管理料　195
- 他施設との連携・情報共有　196

HOT，気管切開の管理の要点 ... 197
- 在宅酸素療法（HOT）　197
- 気管切開　198

医療的ケアを要する児の福祉制度（レスパイトも含む） ... 199
- 障害者総合支援法（児童福祉法も含む）の福祉制度（自立支援給付）　199
- 児が受けられる障害福祉サービス　199

在宅医療支援の必要性とその課題 ... 203
- 社会福祉士及び介護福祉士法の一部改正　203
- 児童福祉法の改正　204
- 在宅医療移行への具体的な手順　204
- 地域との連携とフォローアップ支援　205
- 在宅医療の地域支援システムの構築　205
- 指導療養管理料が認められている在宅医療　206

Ⅷ 養育者の育児不安への支援 ... 209

育児不安への支援 ... 209
- 養育態度の観察とその理解　209
- 不適切な養育に対するアドバイスと支援　209

改訂第 2 版

ハイリスク児のフォローアップマニュアル

I フォローアップについて

フォローアップの概念

フォローアップの意義と目的

- 極低出生体重児の,脳性麻痺,視覚障害,知的能力障害などの神経学的障害の頻度は一般児に比べ高率であることが知られている[1,2]。また,低出生体重と発達障害のリスクの関連も指摘され,評価法の確立と継続的な支援や療育体制の整備の必要性が高い。

フォローアップの主要な目的
- 第一は,退院した児の発育を見守り,NICUから社会生活への移行の支援を行うことである。
  - 早産の程度,出生体重,多胎,先天異常など生まれもった特徴,NICUでの経過や合併症,これから起こりうる問題等に応じて内容が考慮される。このフォローアップは "clinical follow-up" とよばれるものに相当する。
  - 医療的ケアを要する児では,継続した医学的管理も重要な目的である。
  - ハイリスク児をもった親は,神経学的障害を合併している場合はもちろん,障害のない場合でも,体が小さい,言葉が遅いなど,さまざまな不安を抱えており,養育支援がclinical follow-upの目的である。
- 第二は,医療のアウトカムとして予後を評価し,周産期医療のシステムや治療・介入方法の適正化を図ることである。
  - この場合は "research follow-up" とよばれ,期間や対象を設けて,多くの場合は研究資金に基づき,より正確な評価のために100％のフォローアップ率を目標とした組織的なフォローアップが行われる。

フォローアップの実施

フォローアップチームの構成
- 小児科医あるいは新生児科医を中心に,小児(発達)神経科医,心理士,保健師,看護師,理学療法士,作業療法士,言語療法士,栄養士,眼科医,歯科医,メディカルソーシャルワーカー(MSW)などで構成される。症例により,循環器科,小児外科,耳鼻咽喉科,整形外科,脳神経外科,小児歯科などとの連携をとる。

---

1) Ishii N, Kono Y, Yonemoto N, et al; Neonatal Research Network, Japan: Outcomes of infants born at 22 and 23 weeks' gestation. Pediatrics 2013; 132: 62-71.

2) Kono Y, Mishina J, Yonemoto N, et al: Outcomes of very low birth weight infants at three years of age born in 2003-2004 in Japan. Pediatr Int 2011; 53: 1051-8.

地域連携

- ハイリスク児は多様な合併症や障害をもつリスクが高く，それぞれの地域での継続的な支援が求められる。地域病院，小児科クリニック，療育センター，保健所・保健センター，訪問看護ステーションなどと連携，さらには教育関係者とも連携する。
- フォローアップ担当者は，これら関係者のコーディネーターとしての役割も必要である。
- それぞれの病院・施設の役割分担を明確にし，必要なレベルに応じた医療・療育などを提供する。患者にとって有益であるばかりでなく，ドロップアウトを減らすうえでも有効である。
- 在宅での医療的ケアを要する例や，家庭での養育に問題が生じるおそれがある場合には，退院前に連絡し関係者のカンファレンス，自宅訪問等を実施する。

フォローアップ健診の対象

- 発育に障害のリスクがあり継続的な観察・支援が必要な児。
    ① 早産低出生体重児（特に極低出生体重児）
    ② 慢性疾患（慢性肺疾患，短腸症候群などの外科疾患）を合併した児
    ③ 神経学的問題を合併した児（頭蓋内出血，脳室周囲白質軟化症，新生児けいれん，仮死など）
    ④ 多胎
    ⑤ 先天異常（染色体異常など）を認める児
    ⑥ その他の特殊な問題を合併する児（代謝性疾患，TORCH症候群など）
- 不適切な養育（ネグレクト，虐待）のリスクがある場合。
- 特別な臨床研究の対象となる場合。

フォローアップ健診の時期の目安

- 退院時以降，1歳6カ月まで：2〜3カ月ごと
- 1歳6カ月以降3歳まで：6カ月ごと
- 3歳以降6歳まで：年1〜2回
- 就学後：小学3年生
- 小学校高学年以降
    - 近年，低出生体重児において，胎児期，新生児期の成長過程における栄養障害や環境因子の作用に起因する疾患の発生という概念，developmental origins of health and disease（DOHaD）が提唱されている[3]。そのメカニズムの詳細，なかでも超早産児や超低出生体重児における発症については不明な点が多い。このような観点から，成人に至るまでの長期フォローアップが望まれている。

TORCH症候群；母子垂直感染症の疾患の総称。各病原体の頭文字をとっている。Toxoplasma gondii（トキソプラズマ原虫），Others〔その他として，Treponema pallidum（梅毒トレポネーマ），hepatitis B virus（B型肝炎ウイルス）など〕，Rubella virus（風疹ウイルス），Cytomegalovirus（サイトメガロウイルス；CMV），Herpes simplex virus（単純ヘルペスウイルス；HSV）。

3) Gluckman PD, Hanson MA, Cooper C, et al: Effect of in utero and early-life conditions on adult health and disease. N Engl J Med 2008; 359: 61-73.

新生児ネットワーク（NRN）における予後調査とその登録
～ research follow-up

* 新生児医療へのup-to-dateなフィードバックを行うためには，大規模な予後データを集積して分析することが不可欠である。
* NRNデータベースでは，全国の出生体重1,500g以下のNICU入院情報の登録された児を対象に，修正18カ月（＋6カ月），暦3歳の予後データの登録を行っている。
* 参加施設はWEBからデータを登録する。
* 詳細は特定NPO法人新生児臨床研究ネットワークのWEBサイトを参照　http://nponrn.umin.jp/

NRN；Neonatal Research Network ＝新生児ネットワーク

「ハイリスク児フォローアップ研究会」のプロトコールと要点

- 「ハイリスク児フォローアップ研究会」はハイリスク児の支援および，多施設共同のフォローアップによるわが国の極低出生体重児の発育の調査研究，またその結果のフィードバックによる新生児医療のレベルアップを目的として結成されている。

プロトコール

対象
- 極低出生体重児

発達健診施行時期 (key age)
- 1歳6カ月（＋2カ月）（修正月齢）
- 3歳（＋4カ月）（暦年齢）
  * 1歳6カ月，3歳では，＋6カ月まで許容される。
- 6歳（就学前健診）
- 小学3年生
- （小学校高学年〜中学生）※実施が望ましい。

発達健診の様式
- 参加施設は上記の key age には，共通のフォームを使用して発達健診を行う。
- 共通の問診用紙，改訂版の健診用紙を使用する。
- 発達遅滞，知的能力障害の診断は同一の検査法を用いて行う。

検査法
* 1歳6カ月，3歳：新版K式発達検査2001
* 6歳，小学3年生：WISC-IV

WISC；Wechsler Intelligence Scale for Children ＝ Wechsler知能検査

key ageにおける発達健診の要点

- どのkey ageにおいても，以下の項目について診察を行い評価する。
  ① 身体発育（体重，身長，頭囲，胸囲，年齢により腹囲，血圧）
  ② 家族構成，不適切な養育（虐待，ネグレクトを含む），集団保育・学校の状況
  ③ 神経学的診察所見とその評価
    - 正常，脳性麻痺（CP），軽度運動障害
    - CPではその型と重症度（GMFCSを用いた）
    - 運動発達遅延の有無（3歳以下）
    - 視知覚認知障害のスクリーニング（6歳と小学3年生）
  ④ 合併症など
    - けいれん性疾患の有無
    - 視覚障害の有無，聴覚障害の有無
    - 身体的合併症
  ⑤ 神経学的検査（脳波，MRI，CTなど）の有無と結果
  ⑥ 行動（正常，境界，多動，ASDなど）
  ⑦ 精神発達

発達・知能検査の評価

* 正常レベル：DQまたはIQ　85以上
* 境界レベル：DQまたはIQ　70〜84
* 遅滞レベル：DQまたはIQ　70未満
  - 発達検査（新版K式発達検査）および，知能検査（WISC-IV）は，小児科医（新生児科医）以外の目からみた児の評価も重要であり，原則的に心理士等が行う。

  ⑧ 自宅や地域での療育，医療の必要性
  ⑨ 児の特徴などについて自由記載
- 各key ageの健診内容については別項を参照。

（河野由美）

CP；cerebral palsy＝脳性麻痺

GMFCS；gross motor function classification system＝粗大運動能力分類システム。粗大運動能力の予後予測に基づく脳性麻痺の重症度を，レベルI〜Vの5段階で評価する。

ASD；autism spectrum disorder＝自閉スペクトラム症

DQ；developmental quotient＝発達指数

IQ；intelligence quotient＝知能指数

I フォローアップについて
養育者への案内・説明と受診向上のために

- 周産期センターのスタッフがフォローアップ健診の目的と意義を理解し，その重要性を認識することが受診率向上への第一歩である。
- 地域や施設の事情によりフォローアップの体制は異なるため，各施設がどのような方法でフォローアップしようと考えるのかをまず明確にする必要がある。clinical follow-upとresearch follow-upの概念については別項を参照されたい。

⇨ clinical follow-up
research follow-up
p.2参照

- 周産期センターでフォローアップ健診をすべて行うのが困難な場合は，地域の保健所・保健センターとの連携や，居住地に近い他施設のフォローアップ外来に紹介するなどを検討する。
- ハイリスク児の登録とフォローアップの流れを図1に示す。

フォローアップ健診を実施するための方法

フォローアップ計画を作成する

- 各施設が可能な方法で，どの症例を，どのくらいの頻度で，いつまでフォローアップしていくかを決め，その全体像を明示した計画書を作成する。

図1 ハイリスク児の登録とフォローアップの流れ

入院時に入院台帳に氏名住所を登録

社会的なハイリスク家庭には，入院中に医療相談，院内MSW，地域の保健所，児童相談所等との連絡を取り，退院後の支援につなげる。

家族へ
退院時に家族へ
フォローアップ予定表を渡して，説明する。
転居時には，住所を連絡するように伝える。

転居家族には，電話・メールなどで確認のうえ，質問表などを郵送する。

家族の会・同窓会・機関紙・誕生日カードなどで連絡を取り続ける。

病院側
フォローアップコーディネーターは，フォローアップ台帳を作成して，key age（修正1歳6カ月・3歳・就学前・小学3年生）には健診の案内をし予約をとる。
定期的にフォローアップ状況を確認して，来ていない家族には電話などで連絡する。

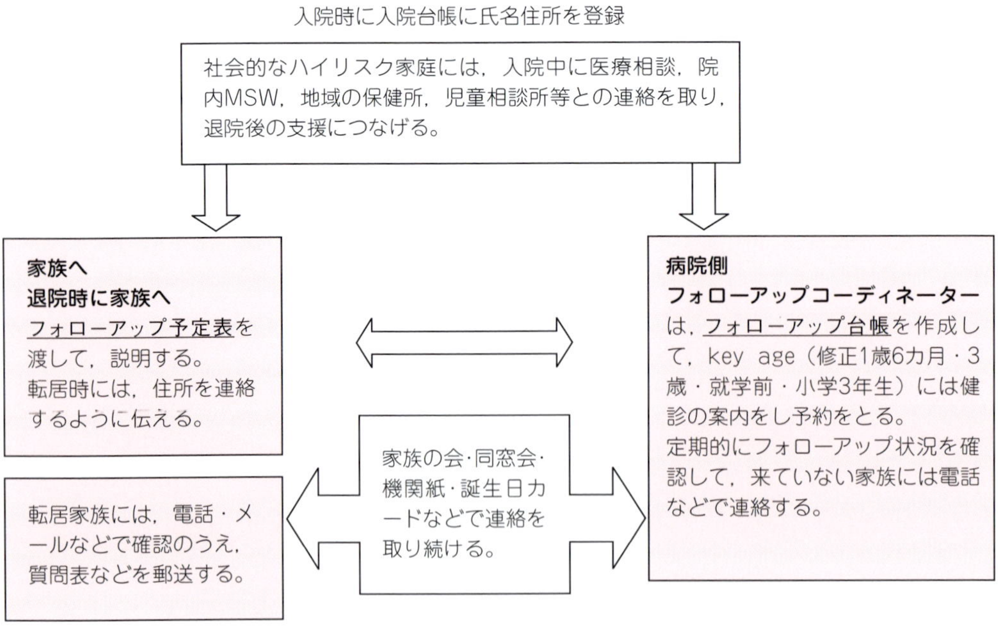

- 退院したハイリスク児は，入院中の状況・社会的背景・退院後の成長発達など種々の面で個人差が大きく，一概に健診間隔を決めることはできない。ハイリスク児フォローアップ研究会のプロトコールによるkey age受診を大枠とし，症例ごとに必要な検査などを加えた計画書が必要となる。大まかなフォローアップスケジュール例は付録を参照。
- 病院スタッフ用の計画書と，家族に渡すための予定表を作成し，互いにフォローアップに関する共通認識がもてるようにする。

⇨ フォローアップのスケジュールと案内例 付録p.230

フォローアップ対象者データベース作成・管理と，家族との連絡責任者(フォローアップコーディネーター)

- フォローアップ対象者データベースはNICU入院台帳・カルテを基本情報として作成するが，情報の転記は養育者に説明し同意を得たうえで行う。NICU入院時に養育者自身が記入するシートには通常，緊急時用に複数の連絡先（祖父母宅，勤務先など）が記録されていることが多く，フォロー中の転居対策にも利用できる。
- 外来では一つの年度にさまざまな年齢の対象者が受診するため，データベースを基にして，実施年度ごとの「○年度受診予定者リスト」を作成する。修正1歳6カ月は生年月日と別に「修正1歳6カ月になる年月日」の欄を作る。対象数の増加や年月の経過に伴い個々の事情が不明になりがちなので備考欄を作るなどの工夫をすると便利である（表1）。

表1 2017年受診予定者・年齢別リスト

● 9歳

カルテ番号	氏名	生年月日	3歳受診	6歳受診	体重	週	備考
1234567	○○ ○○	2008.1.9	○	○	1,324	25	
2345678	○○ ○○	2008.1.12	○	○	1,012	27	
3456789	○○ ○○	2008.4.23	○	○	1,260	31	品胎②
4567890	○○ ○○	2008.5.23	×	×	1,340	31	3Y以降拒否

● 6歳

カルテ番号	氏名	生年月日	1歳6カ月受診	3歳受診	体重	週	備考
5678901	○○ ○○	2011.1.14	○	○	734	31	
6789102	○○ ○○	2011.1.18	○	○	1,306	33	○○大フォロー
7890123	○○ ○○	2011.4.6	×	×	1,294	28	消息不明
8901234	○○ ○○	2011.4.8	○	○	1,088	35	

● 3歳

カルテ番号	氏名	生年月日	1歳6カ月受診	体重	週	備考
9012345	○○ ○○	2014.2.7	×	1,132	28	外国人,帰国
1234567	○○ ○○	2014.2.11	×	1,100	29	1歳6カ月予定合わず

● 1歳6カ月

カルテ番号	氏名	生年月日	予定日	修正1歳6カ月	体重	週	備考
2345678	○○ ○○	2016.4.17	2016.7.4	2017.1.4	1,004	28	5カ月転居→○○病院フォロー
3456789	○○ ○○	2016.4.20	2016.6.24	2016.12.24	1,306	30	

- フォローアップコーディネーターは，フォローアップ計画に従って対象者家族と連絡を取り実際の受診予定を調整していくが，全体として自施設でどの程度フォローアップできているかを定期的に確認し，フォローアップ体制自体を修正するなどの業務も行う。
- 極低出生体重児のkey age受診では発達検査もあるので，専用の予約枠を設定し，フォローアップコーディネーターから患者に連絡して予約すると，漏れがなく日程調整上も都合がよい。
- 受診間隔の開く3歳以降では予約日時を記した案内状と返信葉書（または往復葉書）の郵送が便利である。3歳健診の案内状の例を付録に示した。

⇨ 3歳健診の案内状例
付録p.232

- フォロー中の転居対策は最初から考えておく必要がある。フォローアップ担当者の氏名・部署，連絡方法などは，家族用の予定表や後述するバースデーカードなどに記載しておく。

家族への子育て支援に必要な情報を伝える準備

- 退院説明時また退院後の外来でも，状況に応じて利用できる社会的サービス（地域の保健所・育児支援センター・子育てグループなど）の情報を提供できるよう，地域医療連携室などを活用して情報収集しておく。
- 小さな子どもを連れて受診する家族をねぎらい，共感性をもって育児支援の情報を伝えるため，医師・看護師だけでなく心理士・保育士・MSWなど多職種のスタッフが参加する。

家族への周知・退院時の説明

退院時の説明

- 対象児が「まったくどこにもつながっていない状況にならないように（自施設またはresearch follow-upを行う施設以外でもよいから，どこかの医療機関や健診・行政などにつながっていればよい）」ということを基本方針として養育者にも説明する。
- 入院中から退院後のフォローアップについては，繰り返し情報を伝えておく。入院時に家族に渡すパンフレットなどでも，退院後の健診（フォローアップ）について簡単に触れておくとよい。
- 退院時の説明では「フォローアップ予定表」を家族に見せながら説明し，紙面で残る形で渡す。母子健康手帳も活用し「一般のお子さんでも○カ月健診，その次は△カ月というように定期的に健診を受けるのですよ」と話すと，ハイリスク児だから特別に面倒なフォローが必要なのでは？という養育者の懸念を払拭し，受診を強要されているという印象の軽減につながる。
- 家族は，退院時には当面の育児への不安が先に立って「予定表」を渡されても意味や内容を正確に理解できていないことが多い。そのため

退院後の外来でも，ことあるごとに「予定表」を示し，今後の受診予定を確認する必要がある。「○歳まで診てもらえる」という安心感や，フォローアップの必要性の再認識につながる。

家族へ渡すフォローアップ予定表・個人持ち診療録

- フォローアップ予定表は，長い年月保管し紛失しないようにするためにも，母子健康手帳の中に納まる程度のサイズが実用的である。
- 付録に記載してある形式や，過去に発行されたNICU退院手帳[1]も参考にして各施設で作成されたい。また地域によっては電子母子手帳やポケットカルテの活用，将来的にはスマートフォンのアプリ利用という可能性もある。
- 周産期センターと地域の保健所・保健センターやかかりつけ医とが連携してフォローアップする場合には，診察や検査の結果，保健師訪問の記録などの情報を多施設・多職種間で共有する必要がある。毎回，診療情報提供書をやり取りする煩雑さを防ぐため，母子手帳や上記の記録ツール以外に，個人持ちの診療録を作成することも一案である。

未受診者への対策

遠方への転居対策

- ハイリスク児フォローアップ研究会ホームページの施設情報検索や，赤ちゃん成育ネットワークホームページの会員紹介などを参考に，転居先に近い施設にフォローアップを依頼する。
- 3歳以降の健診は頻度が年に1回程度に減るため，遠方在住でも帰省や旅行などのついでに元の施設に来院可能な場合がある。
- 来院はできないが電話やメールで連絡が取れる場合は，key age などに近況を尋ね，親の了解を得て発達検査時に使用する質問票を郵送し返送して貰う方法もある。

フォローアップから脱落しやすい家族

- 脱落の理由としては，もともと体重も極端に小さくはなく短期間のフォローで心配はなくなったと考えているケースと，家族の生活基盤が不安定なケース（未婚，不法滞在，貧困など）である。生活基盤の課題に対しては，入院中からMSW・保健所・児童相談所など多職種でかかわり，家族との窓口を増やして密な関係を築くことがフォローアップの脱落防止につながる。
- 妊婦健診未受診，入院中に面会が少ないなど，子どもへの無関心や虐待が懸念されるケースでは，予約日に来院しなかった場合，必ず数日内に病院から電話を入れて様子を確認する。
- 連絡先の追跡方法としてバースデーカードの送付も挙げられるが，患者側が転送手続きをすると移動がすぐにはわからない。NICU退院児

1) 石井のぞみ，河野由美：分担研究報告書 周産期母子医療ネットワーク共通「NICU退院手帳：極低出生体重児用」の作成．「周産期母子医療センターネットワーク・フォローアップ」班 主任研究者 藤村正哲，厚生労働科学研究費補助金（成育疾患克服等次世代育成基盤研究事業）「重症新生児のアウトカム改善に関する多施設共同研究」平成22年度総括・分担研究報告書，大阪府立母子保健総合医療センター，2011，65-67．

の同窓会，フォローアップ予定表やパンフレット配布，NICU退院手帳[1]の活用など，患者側の認識とモチベーションを高める手立てもいくつか考えられる。

- 月齢が小さいうちは受診が困難でも，独歩可能になる・おむつが取れるなど，ある程度成長すれば来院できるということもある（特に多胎の場合）。毎回きっちりと予約日・key ageに来院できなくても，家族の状況に合わせ臨機応変に対応することも長期的には脱落を防ぐ。
- 最終的に脱落したケースについても，転居・他院受診希望・受診拒否など理由がきちんと把握されていることが大切である。自然脱落例ばかりが増えて脱落理由が不明のままでは対応のしようがなく，受診向上も望めない。

（石井のぞみ）

II すべての年齢に共通したフォローアップの評価と支援

身体発育の評価

身体発育の評価の要点

- 極低出生体重児の身体発育は，同年齢の正期産児に比較して小柄でやせている例が多い。
- 新生児期からの栄養管理の集大成として身体発育の評価は最も重要である。身長，体重，頭囲はもちろんのこと，それらを組み合わせた各種の指標で身体プロポーションの評価を行うことが大事である。
- 乳幼児身体発育値は，乳幼児の身体発育の指標として，厚生労働省が10年ごとに全国規模で0〜6歳の体重・身長・頭囲・胸囲の値を調査したものである。平成24年度からの母子健康手帳には，2010年調査に基づく値が現況値として記載されている。
- 身体発育に関して修正月齢をいつまで適応すべきか定説はないが，目安として3歳頃までは修正年齢を用いて行い，成長曲線に沿って成長しているかをみる。
- 低身長の判定や6歳以降の身体発育評価には，2000年の厚生労働省の乳幼児身体発育調査報告書（0〜6歳）と文部科学省の学校保健統計報告書（6〜17歳）のデータをもとにして作成された横断的標準身長・体重曲線を使用する。

⇨ 身体発育値
付録 p.249〜265

⇨ 横断的標準身長・体重曲線
付録 p.266〜267

低出生体重児の身体発育

- 低出生体重児のフォローアップにおいて，身体発育は重要な評価項目であり，養育者の関心も高い。「小さく生まれた子どもは年齢が大きくなっても小さいまま」という説明では養育者の不安を増長しかねない。
- 胎児期の状態あるいは出生時の体格を反映するSGA児かAGA児かにより，その成長は大きく異なり，一般にSGA児の乳幼児期の成長はAGA児に比べ劣り，キャッチアップ率（一般乳幼児身体発育値の−2SDを超える）は体重，身長，頭囲ともに70〜80％程度である。
- NICU入院中の成長は，身体発育予後のみならず神経学的予後にも影響を与え，特に子宮外発育遅延（EUGR）は神経学的な予後と相関するためNICU退院間際の身体発育評価や横断的な検討の際には有用である。

SGA；small for gestational age
AGA；appropriate for gestational age

EUGR；extrauterine growth restriction
＝子宮外発育遅延

SGAの定義

在胎週数別出生時体格基準値で
＊出生体重，身長ともに10パーセンタイル未満

AGAの定義

在胎週数別出生時体格基準値で
＊出生体重，身長ともに10以上90パーセンタイル未満

EUGRの定義

＊予定日もしくは退院日頃の修正週数が在胎週数別出生時体格基準値の10パーセンタイル未満

評価

- 退院後の成長は低出生体重児のみではなく，SGA児かAGA児かによって異なるため，出生体格基準値から正しく判断し，発育曲線上でのプロットが必要となる。
- 早い時期では修正月齢を用いてプロットし，体重，身長，頭囲が3パーセンタイルを超えているか（キャッチアップしているか）確認が必要となる（母子健康手帳に掲載されている身体発育曲線の下限の多くは3パーセンタイルとなっている）。

成長のキャッチアップとは

＊一過性に発育の停滞があった後，ある年齢あるいはある成熟の時期にみられる標準的な身長（体重，頭囲）の増加速度の限界以上に成長すること

頭囲の成長と発達

- 見落としがちなのが頭囲の成長である。出生後の頭囲の成長は，児の合併症とそれに関連した栄養状態を反映するものであり，さらに頭囲の成長と認知発達予後との関連は数多く指摘されており，経時的なフォローアップは重要である。

SGA児

- 早産SGA児はEUGRの強いリスク因子であり，これらの児の成長について特に問題となるのが低身長との関連性である。2003年に行った調査では，在胎週数が早いほどEUGRが増加する傾向があり，在胎26週以下では90％以上がEUGRであったと報告されている[1]。
- 在胎32週以上のSGA児では3歳および5歳時点での身長が基準値の

---

1) Sakurai M, Itabashi K, et al：Extrauterine growth restriction in preterm infants of gestational age ＜ or ＝32 weeks. Pediatr Int 2008；50：70-5.

−2SDを超える割合は約90％であるのに対して，在胎32週未満児は74％と有意に低い[2]。3歳と5歳でこの率に大差はなく，3歳以降でのキャッチアップは少ない。

AGA児

- AGA極低出生体重児のNICU退院後の平均的な成長は，NICU退院後2〜3歳までに急速にSDスコアが増加するものの，3歳以後の増加はなく，SGA児の成長パターンと類似している。AGA児の頭囲は通常2歳までにキャッチアップする。

養育者への説明例：SGA児の場合

2〜3歳頃までに多くのお子さんはキャッチアップします。一方で在胎32週未満のお子さんでは20％くらいの方はキャッチアップしません。またキャッチアップしても小柄な方が多いです。身長に関しては，発育曲線に沿わず両親の体格から予想される数値より低い場合には，3歳以降検査を行っていきます。

養育者への説明例：AGA児の場合

1歳6カ月頃までは，出生体重が小さいほど成長がゆっくりですが，2〜3歳までに多くのお子さんがキャッチアップします。しかし，この頃までに平均的な成長をとげていないと，追いついたとしても小柄である可能性が高いです。

ハイリスク児

- 慢性肺疾患，短腸症候群などの吸収不全，頭蓋内出血，チアノーゼ性先天性心疾患の合併がある児では成長障害を伴うことがある。また，養育環境も成長に影響するので，注意が必要となる。

成人期

- オーストラリアの報告[3]によると，身長はやや小柄でBMIに差がなく，米国の報告[4]では男児は体重，身長ともに対照群（正期産児）と差は認められないが，女児では両者ともに有意に低値であったとされている。
- わが国では，厚生労働科学研究班が行った調査[5]で，データが得られた66名の体重SDスコアは−0.6（±1.4），身長SDスコアは−1.0（±1.0），BMIは21.0（±3.9）であり，BMI 18.5以下の"やせ"が18名（27％），−2SD未満の"低身長"が7名（11％）に認められた。

---

2) Itabashi K, Mishina J, et al : Longitudinal follow-up of height up to five years of age in infants born preterm small for gestational age; comparison to full-term small for gestational age infants. Early Hum Dev 2007 ; 83 : 327-33.

SDスコア；（実測値−平均値）÷SD：平均からどれくらい離れているかを示す。

3) Roberts G, Cheong JL : Long-term growth and general health for the tiniest or most immature infants. Semin Fetal Neonatal Med 2014 ; 19 : 118-24.

4) Hack M, Schluchter M, Margevicis S, et al : Trajectory and correlates of growth of extremely-low-birth-weight adolescents. Pediatr Res 2014 ; 75 : 358-66.

5) 板橋家頭夫，相澤まどか：極低出生体重児の思春期以降の予後に関する検討．厚生労働科学研究補助金（成育疾患克服等次世代育成基盤研究事業）「重症新生児のアウトカム改善に関する多施設共同研究（研究代表：藤村正哲）」総合研究報告書，2013．

低身長

- 極低出生体重児の身体発育は，同年齢の正期産児に比較して小柄でやせている例が多く，低身長は比較的頻繁に認められる。成長曲線に沿っているかを確認し，−2SDを下回る場合や成長率が低い場合は，ホルモン分泌不全症などを考慮に入れて検索していく必要がある。

評価

- 低身長は同性・同年齢の標準身長の−2SD以下と定義される。身長の伸び率が−1.5SD以下の場合は病的な可能性がある。
- 身長は，一般的には両親の形質（遺伝的素因）を受け継いでいる部分が大きいので，両親の身長から児の成人身長を予測することができる。

> **予測最終身長（target height）**
> ＊男児：（父の身長＋母の身長＋13）／2（cm）
> ＊女児：（父の身長＋母の身長−13）／2（cm）

- 極低出生体重児は2〜3歳頃までにキャッチアップする例が多いが，追いつかないまま思春期に至り，骨年齢が進み，二次性徴も早まり，最終的に低身長になるという過程をたどることがあるので注意が必要である。主な原因を表1[6]に示す。
- 暦年齢3歳以上で身長SDスコアが−2.5SD未満かつ成長率SDスコアが0SD未満の場合，成長ホルモン（GH）治療の保険適用となる場合がある。

6）神崎 晋：低身長と低出生体重児．第15回新生児栄養フォーラム．

GH；growth hormone＝成長ホルモン

表1 低身長を示す疾患・病態（＊：成長ホルモン治療が認められている疾患・病態）

Ⅰ．内分泌疾患
1．成長ホルモン（GH）分泌不全性低身長症＊
2．甲状腺機能低下症
3．思春期早発症・遅発症
4．カルシウム・リン代謝異常（X連鎖性低リン血性くる病ほか）
Ⅱ．非内分泌疾患
1．骨系統疾患〔軟骨異栄養症（軟骨無形成症・低形成症）＊など〕
2．先天異常 ①染色体異常（Turner症候群＊，Prader-Willi症候群＊ほか） ②奇形症候群
3．慢性疾患（腎不全＊，先天性心疾患，炎症性腸疾患ほか）
4．慢性的な精神抑うつ状態（愛情遮断症候群ほか）
5．薬剤性（副腎皮質ステロイド薬ほか）
Ⅲ．その他
1．家族性低身長
2．SGA性低身長症＊
3．体質性発育遅延性低身長

（文献6より引用）

SGA性低身長症とは

＊出生時の体重および身長がともに在胎週数相当の10パーセンタイル未満で，かつ出生の体重または身長のどちらかが，在胎週数相当の−2SD未満であるものとする。さらに，このうち歴年齢2歳までに−2SD以上にキャッチアップしなかった場合を指す。

- ヒトGH（ソマトロピン：ジェノトロピン®，ノルディトロピン®，グロウジェクト®）を低用量0.235mg/kg/週で6〜7回に分けて1日1回，眠前に皮下注で開始し，血清IGF-Iの値が正常上限を超えない範囲で0.47mg/kg/週まで増量可能である。

低身長の早期診断の方法

【第1ステップ】外来での検査が必要かどうかの判断
- 身長が−2SD以下の場合，児の成長曲線の傾きが標準の曲線から離れてきた場合は，外来検査へ。

【第2ステップ】外来検査
- 外来での検査項目を**表2**[6)]に示す。
- フォローアップを行う施設によっては，外来検査の時点から専門医に紹介されることも考慮される。
- 成長曲線の作成，身長測定，身体所見，血液検査，骨年齢などを調べ，2回目の外来でこれらの結果を併せて総合判定し，GH分泌低下，その他の疾患が疑われた場合は精密検査を行う。

【第3ステップ】精密検査
- 成長ホルモン（GH）分泌不全性低身長が疑われた場合，負荷テストなどが必要なため小児内分泌科医と連携する。

表2 低身長の検査

1. 手根骨X線写真撮影：骨年齢の評価，くる病変化，骨密度
2. 採血
    ① IGF-I
    ② TSH，free T$_3$，free T$_4$
    ③ FSH，LH，エストラジオール，テストステロン
    ④ Na，K，Cl，Ca，P，GOT，GPT，BUN，クレアチニン
    ⑤ 血液ガス分析
3. 検尿
    比重，pH，蛋白，糖，ケトン
4. 染色体分析
    女児でTurner症候群の鑑別
5. 頭部MRI（下垂体近傍）
    頭蓋咽頭腫，胚芽腫

(文献6より引用)

対応

- 低身長の精密検査について説明する。
- 成長ホルモンの治療適応例への対応：**表1**のうち，成長ホルモン（GH）分泌不全性低身長，軟骨異栄養症，Turner症候群，Prader-Willi症候群，慢性腎不全を伴う低身長，SGA性低身長が対象となる。SGA性低身長以外は小児慢性特定疾患として治療を行うが，SGA性低身長は保険診療となるため，自己負担が生じる場合がある。

やせ，体重増加不良

- 低出生体重児の多くは，標準体重に比べ体重は小さいことが多い。成長曲線にプロットし，年齢的要因を考慮したうえで評価，対応が必要である。

評価

- やせの評価は，体重と身長の相対的な関係をみる必要がある。身長と体重の値を組み合わせて算出された数値を用いる方法として乳幼児期はカウプ指数，学童期は肥満度，思春期以降はBMI（body mass index）が広く用いられている。

> **カウプ指数の算出と正常範囲**
> * カウプ指数＝$\{体重(g) / [身長(cm)]^2\} \times 10$
> * 正常域：15～18[7]

- BMI（カウプ指数）を乳幼児に使用する場合の長所として，身長の割に体重が多いか少ないかが，月齢・年齢によらず簡単な計算により1つの数字で表せることや，BMIパーセンタイル曲線を用いれば月齢・年齢ごとに正しく体格を評価できることなどが挙げられる。一方で，短所として，BMI（カウプ指数）は月齢・年齢とともに大きく変動するので，乳幼児期を通した単一の基準で評価すると判断を誤りやすいため，必ずBMIパーセンタイル曲線を参照する必要があり，不便であることが挙げられる。
- フォローアップ中，身長体重曲線にプロットをして評価を行うことが大切である。−2SDを下回る場合や，成長曲線に沿って体重が増えない場合は原因検索を行う。主な原因を**表3**[8]に示す。基礎疾患の有無や栄養歴，社会的心理的要因の有無などについても検索する。2～3歳で身長がキャッチアップしない極低出生体重児では，しばしば体重もキャッチアップしていない。乳幼児の身長体重曲線にプロットし，どの程度のやせかを判定することができる。
- やせの病態は**表3**に示すように，①栄養摂取不足・吸収障害，②栄養利用障害，③代謝亢進，④その他に分類されるが，重複すること

7) 加藤則子，高石昌弘：乳幼児のカウプ指数．小児保健研究 1992；51：560-3.

⇒ BMIパーセンタイル曲線
付録p.270

8) 佐々木美香：高度のやせを認める患児のスクリーニング検査は何を行いますか．小児内科 2011；43：332-4.

⇒ 乳幼児の身体発育曲線
付録p.251～270

も多く，鑑別の診断には詳細な病歴の聴取と診察とで，ある程度疾患を絞り込むことが可能である。

対応

栄養摂取不足の対応
- 頭囲や身長と比較して体重のみの増加不良（いわゆるやせ）の場合は，栄養摂取量の不足，カロリー消費の亢進，栄養吸収障害をきたす基礎疾患の合併などが考えられる。
- 栄養法や摂取量を聴取し，問題がある場合には適切な栄養方法がとれるようアドバイスする。

社会的心理的要因への対応
- 栄養摂取不足の原因として，育児過誤，虐待，社会的貧困などの社会的心理的要因が考えられる場合もあり，疑われる場合は慎重かつ早急な対応が必要である。

表3　やせの病態別原因

1. 栄養摂取不足・吸収障害

a. 乳幼児期
　①養育者の問題：母乳・ミルク不足，調乳ミス，被虐待児症候群，食物アレルギーに対する過度の食物制限
　②哺乳障害：口唇口蓋裂，小顎症，巨舌，喉頭軟化症，神経筋疾患など
　③嘔吐：胃食道逆流症，肥厚性幽門狭窄症などの消化器疾患，心不全，内分泌・代謝疾患，ミトコンドリア脳筋症，頭蓋内圧亢進など
　④下痢・吸収障害：食物アレルギー，腸炎後症候群，乳糖不耐症，蛋白漏出性胃腸炎，胆汁うっ滞症候群，膵外分泌機能障害など

b. 学童・思春期
　①やせ願望，偏食，下剤乱用
　②神経性食思不振症，うつ病，統合失調症，いじめ，被虐待児症候群
　③重症心身障害児：嚥下・摂食障害，偏食，不適当な経腸栄養
　④消化器疾患：慢性腸炎（クローン病，潰瘍性大腸炎など），機能性腸症（過敏性大腸炎）など

2. 栄養利用障害
　①染色体異常
　②先天代謝異常
　③消化器疾患：肝不全，肝硬変など
　④内分泌・代謝疾患：汎下垂体機能不全，副腎機能不全，1型糖尿病など
　⑤腎疾患：慢性腎不全，ネフローゼ症候群など

3. 代謝亢進
　①内分泌疾患：甲状腺機能亢進症，褐色細胞腫
　②呼吸・循環器疾患：上気道狭窄，慢性肺疾患，慢性心不全など
　③慢性炎症症：膠原病，感染症
　④薬物：やせ薬

4. その他
　①脱水：腎性・中枢性尿崩症
　②間脳症候群
　③悪性腫瘍および抗癌剤

（文献8より引用）

肥満

- 乳児期の肥満が将来の肥満につながることは比較的少ないとされているが，3歳以降の肥満では学童期以降の肥満につながることが指摘されている。
- 早産低出生体重児が肥満になることは多くはないが，近年青年期の予後の問題点として，成人期の生活習慣病のリスクが高いことが報告されている。栄養摂取量が多く生後2週間の体重増加が良いほどインスリン抵抗性が高いこと[9]，血管内皮の反応性が低く血圧が高いこと[10]などメタボリックシンドロームへと進展するリスクが高いことが報告されている。

評価

- 年長児では，標準体重に対する過剰の割合をパーセントで示した過体重度（肥満度）を算出する。幼児では肥満度15％以上は太りぎみ，20％以上はやや太りすぎ，30％以上は太りすぎとされ，学童では肥満度20％以上を軽度肥満，30％以上を中等度肥満，50％以上を高度肥満という。
- 標準体重の＋2SD以上あるいは97パーセンタイル以上の場合には過体重であり，幼児の肥満度判定曲線にもプロットし，どの程度の肥満かを判定する。経時的にみて過体重が年齢とともに増加する場合は要注意である。

*肥満度（％）＝100×（実測体重－標準体重）／標準体重

対応

- ほとんどは単純性肥満（原発性肥満）であり，摂取エネルギーが消費エネルギーを上回っているために生じている。症候性肥満（糖質コルチコイドの過剰，中枢における摂食調節系の異常，Prader-Willi症候群，Turner症候群など）の除外が必要となる。
- 肥満は各種の合併症を伴うが，特に生活習慣病である2型糖尿病，脂質代謝異常症，高血圧などの原因となり，これらは動脈硬化を促進し将来的に心筋梗塞や脳卒中を起こすリスクを高める。また脂肪肝や睡眠時無呼吸を起こすこともあるので，このような合併症を伴っていないかの検査が必要となる。
- 幼児期肥満の25％，学童前期肥満の40％，思春期肥満の70〜80％が成人の肥満に移行しやすいことがわかっている。思春期の時期になると身長が伸びて体格が形成されてしまうことや，肥満を引き起こす生活習慣が定着してしまうことからもとに戻すことが困難になるため，早い時期からの介入が重要となる。

（相澤まどか）

9) Singhal A, Fewtrell M, Cole TJ, et al : Low nutrient intake and early growth for later insulin resistance in adolescents born preterm. Lancet 361 : 1089-1097, 2003.

10) Singhal A, Cole TJ, Fewtrell M, et al : Is slower early growth beneficial for long-term cardiovascular health? Circulation 109 : 1108-1113, 2004.

⇨ 肥満度判定曲線
付録p.268〜269

Ⅱ すべての年齢に共通したフォローアップの評価と支援

運動発達の評価

運動発達の評価の要点

- 新生児期および乳児期における神経学的評価は，運動発達を含めた精神運動発達の予後を予測する観点から重要である．早産児の場合，3歳未満では，修正月齢で評価を行うことが適切とされている．
- 新生児，乳児の神経学的評価は，自然肢位，自発運動，筋緊張，筋力，関節可動域，深部腱反射，原始反射などを評価して判断する．
- 筋緊張，筋力は生後週数，月齢により変動することもあるため，経過観察が必要である．
- 早産児は必ずしも正期産児の精神運動発達と同等ではなく，在胎週数および生後月齢を加味して評価する．
- 近年 positioning などの early intervention が行われてはいるが，出生体重が少なく，低緊張の児ほど保育器内での肢位の影響を受けやすい．
- 運動発達における正常範囲にはバリエーションがあるため（例えば，寝返りをしない，はいはいをしないなど），特に乳児期は慎重に時間をかけて発達の経過を観察しながら評価を行う必要がある．
- 3歳までの運動発達は，環境から好奇心，興味を感じ探求・探索することの結果引き出されるもので，精神発達と相まって精神運動発達として経過していく．

運動発達の観点からの評価項目

- 背臥位，腹臥位での抗重力筋活動と体重移動に対する立ち直り・平衡反応などのバランス反応の発達を通して，座位・立位・歩行の運動機能を獲得する準備を行っている．
  ①粗大運動機能（背臥位・腹臥位・座位・立位などの各姿勢の分析と運動能力）
  ②自発運動パターン（頸部・体幹・四肢の運動機能の左右差と分離運動の可否）
  ③手指の微細運動機能（上肢の体重支持能力とリーチ動作，把握，つまみ機能など）
  ④立ち直り，平衡反応，保護伸展反応などのバランス反応
  ⑤感覚機能，摂食機能，社会性
  ⑥筋力，筋緊張，関節可動域
- 上記項目を評価し，運動発達の段階を判断し，獲得されていない機能

に対しての発達促進を含めた具体的指導を行う。

（竹下暁子）

運動発達を促す観点からの評価と指導

- 乳児の運動は，環境から興味を抱き自ら探求・探索することの結果引き出されるもので，精神発達と相まって発達向上していく。
- 粗大運動機能を獲得するための評価は，各姿勢でどんな運動を行っているのか（運動能力），その運動はどのように行っているのか（運動分析），なぜその運動方法になるのか（機能的な原因），どのような運動を日常に取り入れるとよいのか（具体的指導内容）を考慮し評価指導を行っていく。
- 乳児の運動評価は啼泣以外の覚醒時に評価することが望ましい。
- 粗大運動機能を獲得するための具体的評価項目を以下に挙げる。

運動発達の評価項目

① 養育者からの情報収集：児の日常の様子や両親の訴えなど
② 粗大運動機能の獲得の有無：頸定・座位・姿勢変換・移動・立位・歩行
③ 各姿勢での運動能力：背臥位・腹臥位・座位・立位など各姿勢でみられる四肢体幹の肢位と自発運動
④ 自発運動の分析：自発運動の方向（重力に抗しているか，多様性があるか）・範囲（運動の可動範囲）・量（左右差や上下肢の差など）・パターンの分析（各関節が分離して動いているか）
⑤ バランス反応：頸部・体幹の立ち直り反応と平衡反応（四肢の保護伸展反応・傾斜反応・背屈反応・ステッピング反応など）
⑥ 上肢・手指機能：体重支持能力とリーチ・把握・つまみ・リリース動作の可否とその方法
⑦ 感覚・認知：外界・環境に対する反応
⑧ 筋緊張：他動運動に対する反応・深部腱反射
⑨ 関節可動域

※②～⑦は，自然観察で評価した後，再度，運動誘導などの刺激を入れ，反応を引き出したときの潜在的能力をも評価する。
※⑧・⑨は，他動的に実際に触って確認する。
※①～⑨を評価後，運動発達の状態を総合的に判断し，次に獲得すべき機能に対して，また養育者への運動発達に対する不安に対して，遊びを通した具体的指導を行う。

各月齢別に観察される運動，注意すべき運動と徴候，運動発達を促す指導内容

- 乳児の運動機能は，感覚機能と密接に関連しており，感覚刺激を通じて学習していくことで獲得されていく（感覚運動経験）。
- 乳児の運動は，背臥位と腹臥位での活動のなかで，抗重力筋活動と体重移動に対する頭部・体幹の立ち直り，および平衡反応の発達を通して頸定・座位・歩行などを獲得する。
- 背臥位では，頸部・骨盤・上肢・下肢が重力に抗して持ち上げる（抗重力屈曲）運動と，体幹を軸にして頸部・上肢・下肢を自由に動かす（各関節が分離して多方向に動く）能力が発達する。
- 腹臥位では，頸部・体幹・上肢・下肢を重力に抗して伸ばす（抗重力伸展）運動と，上肢・下肢・体幹で体重を支える能力が発達する。
- 頸部・体幹・上肢・下肢の正常な自発運動は定型的なものではなく，多様性に満ちている。
- 修正1カ月前後では，背臥位と腹臥位のなかで頸定獲得に向けた運動を行っている（表1，図1～4）。
- 修正3～4カ月では頸定が獲得される時期である。超低出生体重児では修正6カ月で獲得される場合もある（表2，図5，6）。
- 修正6～7カ月では，両手支持の座位保持が可能となり，両手支持から片手を離すこともみられる。また，背臥位から腹臥位への寝返りも可能となってくる（表3，図7～10）。
- 修正9～10カ月では，両手を支持から離した座位が可能となり，腹臥位での移動がみられてくる（表4，図11～16）。
- 修正11～12カ月では，多様な座位（長座位・横すわり・割り座など）がとれ，つかまり立ち，両手でのつたい歩きができてくる（表5，図17～23）。
- 修正13～15カ月では，つたい歩きから手離し立位と独歩が可能となってくる（表6，図24～26）。
- 修正1歳6カ月では，独歩が安定し，歩行の途中での静止や方向転換ができるようになる（表7）。
- 3歳では，ジャンプ・左右交互の階段昇りができ，上手に走れるようになる（表8）。
- 座位・四つ這い・つたい歩き・独歩の獲得時期は極低出生体重児より超低出生体重児のほうが遅れる傾向がある。
- 頸定・座位・独歩の獲得時期が遅れるケースのなかにはIQが低い場合がある。
- **運動発達を促す指導内容を図1～26に示す。簡単で楽しく行え，遊びを通して，日常生活に取り入れやすいように工夫する。**
写真は保護者の承諾を得て掲載した。

1) 安達みちる：ハイリスク児の1歳6か月の問題点とその援助「PTの立場から」 Neonatal Care 2001 vol. 14.
2) 安達みちる，長谷川三希子，河野由美ほか：極低出生体重児の運動機能獲得時期と精神発達について．理学療法学 2009；36：1483.
3) 安達みちる，長谷川三希子，河野由美ほか：脳の器質的異常を有しながら独歩を獲得した極低出生体重児の運動機能獲得時期について．理学療法学 2010；37：315.

表1 覚醒時の運動評価と運動発達促進の指導（修正1カ月前後：頸定の準備）

	観察される運動	注意すべき運動・徴候	指導内容
背臥位	● 頭部の左右回旋運動 ● 手指が顔に触れる 　（顔を横に向けた指しゃぶりなど） ● 手指の屈曲からゆるい伸展 ● 下肢の多様運動 　（屈伸，回旋，一側のみ，足部のみの運動など）	#頭部回旋に伴う強いATNR姿勢とその持続 #啼泣以外での強い反り返り姿勢の持続 #手指の伸展運動がない，特に母指内転の持続 #四肢の自発運動の欠如	● 視線を合わす・注視・見つめ合い　図1 ・視線を合わせ追視で頭部運動を促す ● 手足の触圧覚，運動覚刺激 ・手背を刺激して手指の伸展を促す　図2 ・足と足を圧迫，すり合わせ，ゆっくり動かす　図3
腹臥位	● 頭部の正中から側方への回旋 ● 頭部の少しの挙上 　（下顎が床から浮く）	#常に啼泣し泣き止まない	● 母や父の胸の上での縦抱き　図4 ・腹臥位に慣れる
バランス反応	● 引き起こしにて頭部の少しの持ち上げと下肢屈曲	#引き起こしでの強い反り返り #引き起こしで頭部の持ち上げがまったくない，下肢が不動	● 背臥位での抗重力屈曲運動を促す　図1,2,3
感覚・認知	● 注視，眼球または頭部回旋を伴う追視 ● 音への反応 　（動きが止まる・音を感じている様子・表情の変化）	#目が合わない #音刺激に反応しない	● 眼球をしっかり見つめ目を合わせ，ゆっくり左右へ動く　図1 ● 耳元でそっと話しかける，優しく小さい音を聞かせる
筋緊張・関節可動域	● 四肢の関節可動域制限なし	#関節が硬く運動範囲に制限や著明な左右差がある #四肢の他動運動に常に抵抗を示す筋がある	《他》 ● オムツ交換時に下肢の他動的な屈伸外転運動を行う ● 抵抗を感じる筋を嫌がらない範囲でしっかり伸ばす

ATNR；asymmetrical tonic neck reflex：非対称性緊張性頸反射

図1　注視・見つめ合い・追視（修正1カ月前後）

この姿勢は頸定への抗重力屈曲運動を促す。
①養育者の両大腿部の上に，児の頭が少し高くなるように寝かせる。
②養育者のお腹に児の殿部がくるようにする（児の殿部に体重がかかる）。
③姿勢が安定したら，児の眼球をしっかり見つめ目を合わせる（注視）。
④目が合ったらゆっくりと左右に動く（追視）。
⑤目線がやや下方にいくようにする（児の顎が引ける）。

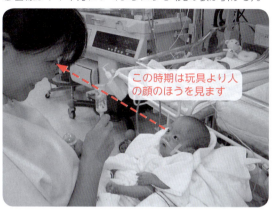

この時期は玩具より人の顔のほうを見ます

図2　手と手の触・圧・運動覚（修正1カ月前後）

この姿勢は頸定への抗重力屈曲運動を促す。
①図のように養育者の左右の大腿部のくぼみに児を寝かせ，姿勢を安定させる。
②肘または手首を優しくしっかり持って，手合わせ，手もみで，児自身の手の触・圧・運動覚を感じさせる。
③手指が開いてくるようにゆっくり圧迫し，ゆっくり動かす。

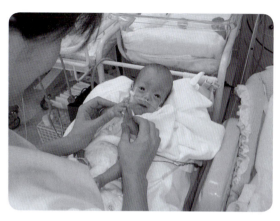

図3　足と足の触・圧・運動覚（修正1カ月前後）

この姿勢は頸定への抗重力屈曲運動を促す。
①図1，2のように姿勢を安定させる。
②足をやさしく，しっかり持って，圧迫したり，ゆっくり動かしたりして，足や下肢の触・圧・運動覚を児自身に感じてもらう。
③児の表情の変化をみながら受け入れてくれる刺激を入れていく。

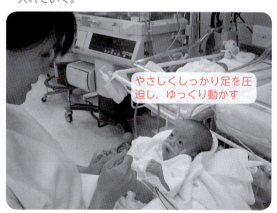

やさしくしっかり足を圧迫し，ゆっくり動かす

図4　胸の上での縦抱き（腹臥位の代わり）（修正1カ月前後）

この姿勢は頸定への抗重力伸展運動を促す。
①養育者の胸の上での縦抱きは腹臥位の代わりの姿勢となる（腹臥位を嫌がる児には腹臥位の練習となる）。
②児の前腕，胸腹部で体重を受ける経験となる。
③児が落ち着いていたら，声かけで頭部の挙上を促す。

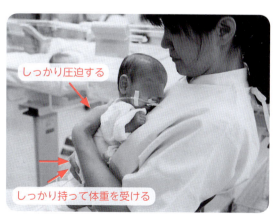

しっかり圧迫する

しっかり持って体重を受ける

Ⅱ　すべての年齢に共通したフォローアップの評価と支援

運動発達の評価

表2 覚醒時の運動評価と運動発達促進の指導（修正3〜4カ月：頸定）

	観察される運動	注意すべき運動・徴候	指導内容
背臥位	● 頭部の正中位保持と左右回旋 ● 顎を引く，頸部の屈曲運動 ● 手と手が合う・頭部正中で手が口に行く （頭部正中での指しゃぶり） ● 母指，手指が開く ● 足と足が合う ● 股内転を伴う下肢の持ち上げ （膝と足が床から浮く，左右同時，片側） ● 股内転を伴う下肢の運動 （左右交互運動，足首，足趾のみの運動）	＃頭部回旋に伴うATNR姿勢の持続 ＃ATNR・カエル様肢位・反り返り姿勢の持続 ＃頭部の正中位保持欠如 ＃頸部の屈曲，顎を引いた姿勢の欠如 ＃手合わせ・手-口の欠如 ＃手指の伸展・母指の外転の欠如 （母指内転屈曲の持続） ＃足部足趾の持続的な屈曲 ＃下肢の屈曲内転運動の欠如 （膝と足が床から持ち上がらない）	● 追視や声かけにて頭部の正中位保持と左右回旋を促す 図1 ● 下方への追視で顎を引く運動を促す ● 頭部正中での手合わせ，両手を口へ 図2 （目線は下で顎を引く） ● 手背側や手指への刺激で伸展を促す ● 足と足をすり合わせる，足部への刺激 図5 ・骨盤後傾に持ち上げ足への刺激で自発運動を促す 図5
腹臥位	● 前腕支持 ● 頭部の挙上と正中位保持，回旋 ● 下肢の屈伸運動	＃上肢後退，反り返り姿勢の持続（啼泣以外での） ＃頭部の挙上がまったくみられない ＃下肢の運動がみられない，特に伸展運動の欠如	● 胸下にタオルを入れ前腕支持での頭部挙上促し 図6 ● 追視にて頭部の挙上保持と回旋運動の促進 ● 足底への刺激で下肢運動を促す ● 下肢伸展介助での頭部挙上を促す
バランス反応	● 引き起こしにて頭部の持ち上げと下肢の屈曲 ● 縦抱きや垂直抱っこで頭部が空間で保持できる	＃引き起こしで頭部下垂，反り返り，下肢の不動 ＃縦抱きや垂直抱っこで頭部の空間での保持欠如 ＃モロー反射の持続（過敏な状態）	● 背臥位での抗重力屈曲運動を促す 図5，7 ● 縦抱きや腹臥位での頭部挙上を促す 図6
感覚・認知	● 頭部の動きを伴った追視の範囲拡大（左右上下の追視） ● 音へのはっきりとした反応 （表情の変化・音源の方向への頭部の回旋） ● 手指に玩具を触れさせると握る ● あやすと笑う ● 声を出して笑う ● 手の玩具を見る	＃目が合わない・追視をしない ＃声かけ，音刺激で反応がない ＃手背手指を刺激しても手指伸展しない	● しっかり見つめ，目が合ったらゆっくり左右上下に動く ● 目を合わせたなかでの声かけ （表情を大げさにして） ● 手背刺激で手指伸展を促す
筋緊張・関節可動域	● 四肢の関節可動域制限なし	＃関節が硬く運動範囲に制限や著明な左右差がある ＃母指MP関節の外転に常に抵抗がある ＃足背屈，SLR，股伸展外転に常に抵抗がある	● おむつ交換時に下肢をゆっくり動かし伸ばす ● 母指球から母指外転へゆっくり伸ばす ● 抵抗のある関節をゆっくりしっかり引っ張りながら伸ばす

ATNR: asymmetrical tonic neck reflex：非対称性緊張性頸反射，SLR; straight leg raising：下肢伸展挙上

図5　足と足をすり合わせる（修正3〜4カ月）

頸定への抗重力屈曲運動
① 枕をして顎を引きやすくする。
② 顎を引くことで頸部の抗重力屈曲運動となる。
③ 養育者の脚で児の骨盤を挟み両足を持ち上げる。
④ 下肢の空間への運動を促す（下肢の抗重力屈曲運動となる）。
⑤ 足・下肢の空間での動きを児に感じてもらう。

図6　胸下にタオルを入れた腹臥位（修正3〜4カ月）

頸定への抗重力伸展運動
① 胸下にタオルを入れ，頭高位に傾斜した腹臥位にする。
② 傾斜により前腕と肘で体重を支えやすくなる。
③ 殿部を押さえることで，重心が尾側にいき，頭部の挙上が行いやすくなる。
④ 呼びかけや追視で頭部挙上を促す。

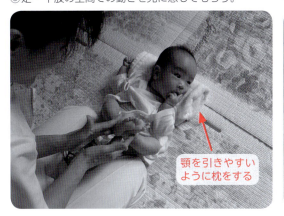

顎を引きやすいように枕をする

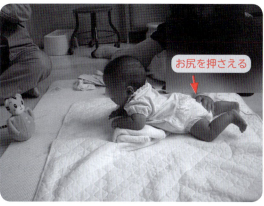

お尻を押さえる

表3 覚醒時の運動評価と運動発達促進の指導
（修正6〜7カ月：両手支持座位 → 片手支持座位 → 手離し座位への準備）

	観察される運動	注意すべき運動・徴候	指導内容
背臥位	・おもちゃへのリーチ（空間へ手を伸ばす） ・両下肢を床から持ち上げる，持ち上げたまま保持 ・両下肢を空間に持ち上げたままの屈伸運動 ・手で足を持つ（骨盤も床から浮く） ・側臥位への寝返り ・腹臥位への寝返り	#頭部コントロールの欠如（未頸定） #手が空間へ伸びてこない #両足を床から持ち上げない #下肢の交互運動がない，左右同時の運動しかない #手で膝や足を持たない，触らない（上下肢が空間に持ち上がってこない） #背臥位のまま動かない	・玩具で手指に触れ空間へのリーチ誘導 ・肩から介助にて上肢の空間へのリーチ誘導 ・足を見せながら下肢への触圧運動覚刺激 図7 ・足部や足趾に音の出る玩具を巻き付ける ・手で膝・足を持つ（骨盤後傾・持ち上げ）経験 図7 ・手で足を持たせたまま側臥位への寝返り誘導 ・玩具への上肢リーチで側臥位への誘導
腹臥位	・肘支持での一側上肢のリーチ ・肘支持から手支持へとかわる ・頭部の挙上と保持，回旋，挙上したまま顎を引く ・足と足のすり合わせ ・エアープローン（飛行機様姿勢） ・ピボットターン（腹臥位でのその場回り）	#肘支持しない（上肢の後退・肘が床から浮く） #手指屈曲と肘の強い伸展での支持 #手指の伸展がみられない #頭部挙上と保持・回旋ができない #膝屈曲や足背屈がみられない #頭部挙上時に下肢の内転，足底屈を伴う	・胸腹下にタオルを入れた腹臥位（手支持と頭部・上部体幹の伸展を促す）図8 ・追視などで頭部挙上と保持回旋を促す ・足部や足指，足底に玩具を置き下肢刺激にて自発運動を促す ・腹臥位での一側上肢リーチを促す
座位	・腰を支えると座れる ・手支持で座れる ・介助座位で頭部が立ち直る（前後左右）	#腰や体幹を支えても座れない #膝伸展での介助座位を拒否 #頭部の空間での保持・コントロールの欠如	・骨盤や体幹を介助しての座位保持 ・手支持座位 図9ab ・手離し座位 図9cd
立位	・介助立位で足底接地での下肢体重支持	#下肢で支持しない	・股伸展位での腹臥位で頭部挙上を促す 図8
バランス反応	・引き起こしで頭部の持ち上げと下肢の持ち上げ ・介助座位での頭部のコントロール（前後左右への体重移動時に頭部が立ち直る）	#引き起こしでの反り返り，下肢の空間への持ち上げ欠如 #頭部立ち直りの欠如と反応の遅れ #手把握反射の持続（手指屈曲の持続）	・背臥位で手で足を持った遊び 図7 ・抱っこで左右傾斜し立ち直りを促す 図10ab ・介助座位での前方への上肢リーチ 図9c
感覚・認知・手指機能	・玩具へのリーチ ・色々な物の把握（手掌把握） ・玩具の持ち替え ・音のほうへ振り向く ・母親など知っている人と知らない人の区別	#玩具に興味を示さない #手指を刺激してもリーチしない，著明な左右差 #玩具を持たせても把握しない	・鮮やかな明るい色の玩具で興味を引く ・音の変化をつけて感じさせる（やさしい音で） ・玩具で手指に触れリーチ，把握を促す ・音の出る玩具を手に巻き付ける
筋緊張・関節可動域	・関節可動域の異常な制限なし	#ハムストリングス，下腿三頭筋が短縮 #SLR，股伸展外転，足背屈方向へ常に抵抗がある	・手で足を持たせる（ハムストリングスの伸張） ・他動運動時に抵抗を示す筋へのストレッチ

図7　手で足をさわらせる（修正6〜7カ月）

座位への抗重力屈曲運動
① 枕を入れて顎を引き（頸部屈曲）やすくし足を見せる。
② 児の骨盤が床から少し浮くように養育者の膝で児の骨盤を挟み，足を持ち上げる。
③ 児の足を見せながら，足が手の方に近づくようにする。
④ 手で足を触らせる。
⑤ 下肢の空間での運動を感じさせる（下肢の抗重力屈曲運動となる）。

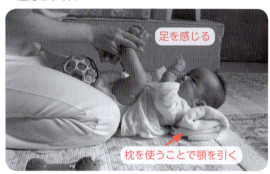

図8　胸腹部下にタオルを入れた手支持（修正6〜7カ月）

座位への抗重力伸展運動
① 胸腹部にタオルを入れ傾斜をつくり，殿部も押さえる。
② ①で重心が尾側にいき，頭部の挙上と手支持が行いやすくなる。

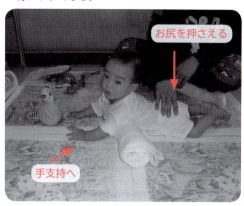

図9　骨盤を少し介助しての手支持座位（修正6〜7カ月）

a：骨盤を少し介助しての手支持座位
① 骨盤介助で手支持座位

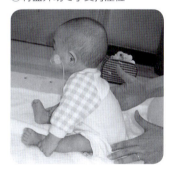

b：一人座りの経験
① 骨盤介助を少しづつ離し，自分でバランスをとらせる。

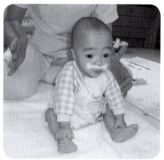

c：両手を支持から離した介助座位
　（養育者の膝の上で，軽度前傾姿勢）
① 骨盤と体幹をしっかり支え，児の殿部と背部に向かって圧迫し，児の殿部に体重をかける（姿勢は軽度前傾位）。
② 姿勢が安定したら，前上方の玩具への追視で頸部と上部体幹伸展を促す。
③ 玩具へリーチを促し，両手を空間へ誘導する。

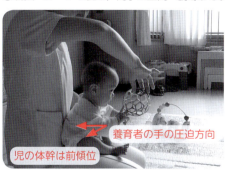

d：両手を支持から離した介助座位
　（養育者の膝の間で，体幹垂直姿勢）
① 養育者の両膝で児の骨盤と下部体幹をしっかり挟み，座位姿勢を安定させる。
② 体幹はほぼ垂直位となるよう介助する。
③ 玩具への追視やリーチで体幹の伸展を促す。

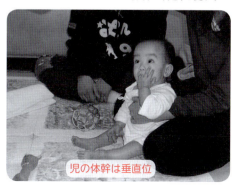

表4 覚醒時の運動評価と運動発達促進の指導
（修正9〜10カ月：手を離した座位保持と腹臥位での移動）

	観察される運動	注意すべき運動・徴候	指導内容
背臥位	・手で足を持つ ・手でつかんだ足を口に持っていく ・背臥位から腹臥位への寝返り	#骨盤の後傾を伴った両下肢挙上がみられない #手で足をつかむことができない #背臥位のまま動かない	・手で膝・足を持つ経験　図7 ・手で足を持たせたまま側臥位への寝返り誘導 ・玩具を側方に置き上肢のリーチで寝返りを促す ・下肢から誘導で腹臥位への寝返りを促す
腹臥位	・手支持で手指が伸展する ・腹臥位でその場を回る（方向を変える） ・後方へ移動 ・匍匐前進（足部膝で床を蹴る） ・四つ這い肢位 ・四つ這い移動	#手または肘で体重を支えられない #手支持時の手指伸展がみられない（母指内転と手指の持続的な屈曲） #股の伸展時に内転と足底屈を伴う #足底屈の持続	・胸腹下タオルでの腹臥位で手支持を促す　図8 ・手背への刺激にて手指伸展を促す ・腹臥位でその場回りを誘導　図11ab ★足部で壁（床）を蹴る経験　図12
座位	・両手支持から離しての座位保持（両手支持→片手支持→両手を離す） ・座位にて体幹伸展できる ・膝を伸ばして座れる ・座位から四つ這い，腹臥位への姿勢変換	#手支持があっても自力で座位保持困難 #両手支持から片手が離せない #体幹伸展や骨盤の前傾運動ができない（脊柱後弯，円背の持続） #座位時いつも側弯となる（殿部体重負荷の左右差） #膝を伸ばすと後方へ倒れる	・両手を支持から離した介助座位　図13,14 （介助量を少しずつ減らす）　図13abc ・前上方へのリーチにて体幹伸展への誘導　図13,14 ・母親の両下肢の間で座らせる　図15 （母親の両脚を少しずつ離していき自力保持経験）　図15bc ・殿部を左右対称に座らせる
立位	・介助立位で体重を支える ・テーブルでのつかまり立ち	#下肢で支えない #立位時の尖足の持続，踵接地がみられない	・養育者の膝の上で足底接地した椅子座位　図16 （足底・下肢への体重負荷）
バランス反応	・座位にて頭部体幹が立ち直る（体幹伸展と回旋） ・座位で上肢の前方，側方への保護伸展反応	#重心移動時に体幹でバランスをとらない（体幹伸展ができない，体幹で立ち直れない） #前方側方へ傾いても手で支持しない（手指と肘が屈曲してしまう）	・座位で座面をゆっくり少しだけ前後左右へ傾斜する ・座位での前方左右側方へのリーチ（片手支持で片手リーチへ） ・腹臥位・介助座位での手支持を促す（上肢保護伸展の促進）　図9ab,11
認知・手指機能	・コイン，小さなものを握る・はさむ（母指と示指での指腹握り） ・両手で物を把持する ・姿勢を変えて玩具を取りにいく ・離れたところからの声かけでも反応する		・座位を安定させ小さなものを触らせる ・軽い大きめのボールなど両手で持たせる ・少し動くだけで届くところに玩具を置いて移動を促す ・2mくらい離れたところからの声かけ
筋緊張・関節可動域		#SLR，股外転と伸展，足背屈への抵抗 #DTR亢進 #可動域制限がある関節がある	・ハムストリングス，腸腰筋，内転筋，下腿三頭筋のストレッチ ・拮抗筋への刺激で動きを誘導，動きの経験

DTR; deep tendon reflex：深部腱反射

図10 抱っこでの左右への頭部立ち直り (修正6〜7カ月)

①児の殿部と体幹をしっかり持った抱っこで，ゆっくりと少し左右傾斜する。
②頭部が傾斜側に倒れず保持できるところで止める。

a
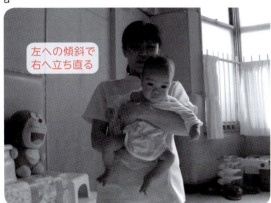

b
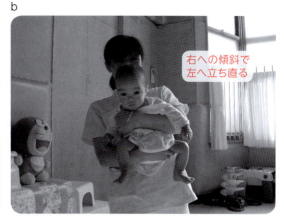

図11 腹臥位でその場回り誘導 (修正9〜10カ月)

①玩具を体幹や骨盤の側方に置くことで，リーチにて方向転換が促される。(a→bへ)
②腹臥位移動への始まりとなる。

a
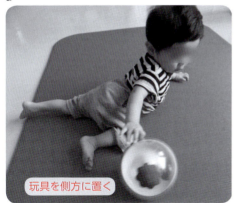

b
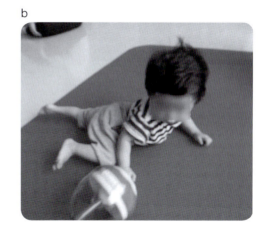

図12 足部で床 (壁) を蹴る (修正9〜10カ月)

①腹臥位での足部に壁 (養育者の下肢) をつくる。
②児の前に玩具を置き，前に進むよう蹴りを促す。
（児は前方の玩具のところに行きたくて壁を蹴る）

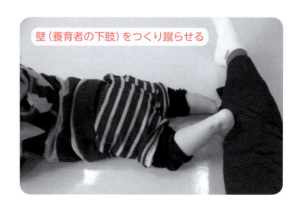

図13 両手を支持から離した座位1（修正9〜10カ月）

一人座りへの練習（介助量を少しずつ減らしていく）

a：①養育者の膝で，児の骨盤と下肢をしっかり挟む。
　　②玩具は斜め上。

b：③座位姿勢が安定したら骨盤だけ挟む。
　　④玩具は斜め上。

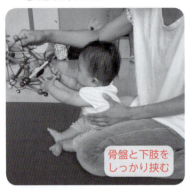
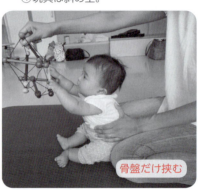

c：⑤bで児の体幹が前に倒れなければ，骨盤を少しだけ挟む。
　　⑥玩具は斜め上か，または児に持たせる。

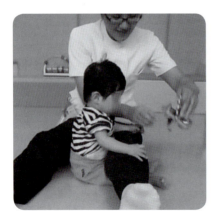

図14 両手を支持から離した座位2（修正9〜10カ月）

一人座りへの練習（下肢を介助して）

a：①児の下肢を床に優しく押し付けるように養育者の下肢で押さえる。

b：②前上方側方へ玩具を持っていき，リーチさせることで体幹伸展と立ち直りを促す。
　　③後側方へ倒れたときに介助できるよう養育者の手を児の後ろに回しておく。

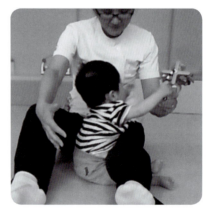

図15　一人座りへの練習（養育者の下肢の間で）（修正9～10カ月）

a：①養育者の下肢の間で児の骨盤を挟む。

b：②養育者の下肢を少し緩める。
　　③少しずつ離す。

c：④（遊びに夢中のときに）養育者の下肢に寄りかからなくなったらそっと介助を離す。

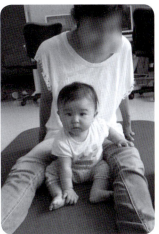
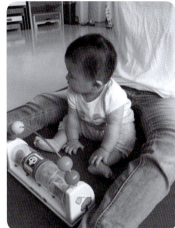
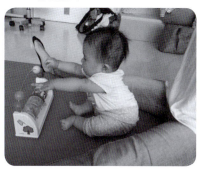

図16　足底に体重をかけた椅子座位（修正9～10カ月）

立位への準備

a：①足底を床につけて，養育者の膝の上で椅子座位をとらせる。
　　②足底で体重を受ける。

b：③前方へ手を伸ばすと足底に，より体重がかかる。

c：④側方へ手を伸ばすと伸ばしたほうの足底に，より体重がかかる（この場合は右下肢）。

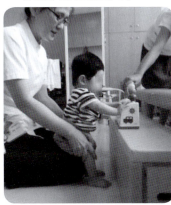
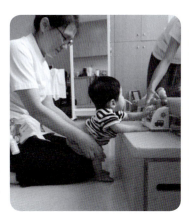
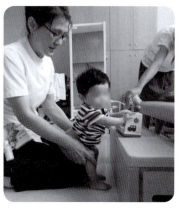

表5 覚醒時の運動評価と運動発達促進の指導（修正11〜12カ月：多様な座位［長座位，横すわり，割り座］がとれる，つかまり立ち，つたい歩き［テーブル］）

	観察される運動	注意すべき運動・徴候	指導内容
座位	● 多様な座位がとれる 　（長座位，左右横すわり，割り座） ● 座位から腹臥位へ姿勢変換し移動する	#長座位保持ができない #左右後方に倒れる 　（骨盤後傾，体幹側屈，円背の持続） #膝屈曲，足趾屈曲で膝が床から浮いてしまう	● 骨盤介助座位での前方，左右側方へのリーチ　図13 ● 膝伸展で床に押し付けた介助座位　図14 ● ハムストリングスのストレッチ後の座位練習 ● 座位→横すわり→四つ這い（腹臥位）への変換誘導　図17
腹臥位	● 四つ這い移動 ● 四つ這いから高這い肢位をとる ● 四つ這いから座位への姿勢変換	#腹臥位で移動しない #四つ這い時の手指の持続的な屈曲と肩内旋 #四つ這い時の足背屈の持続 #四つ這い移動で両下肢が常に同時に出る 　（下肢左右交互ステップの欠如）	● 腹臥位で壁（床）を蹴る　図12,18 　（腹臥位・四つ這い移動への促し） ● 腹臥位移動時の障害物（母親の下肢など）を越える　図18,19 　（四つ這い，高這いへの変換と下肢交互ステップの誘導）
立位	● 壁でのつかまり立ち ● つたい歩き（テーブル→壁へ） ● 手引き歩行，手押し車での歩行 ● 立位で両手を離す	#つかまり立ちしない。下肢で支持しない #立位時いつも尖足，踵接地困難（両側または一側のみ） #踵接地時の足部の過背屈と外反，足趾屈曲 #反張膝に伴う足趾屈曲の持続 #立位姿勢の下肢の著明な左右差	● 足底を床につけたもたれ立位　図20 ● 椅子からの立ち上がり　図21 ● つかまり立ち　図22 　（低いテーブル→高いテーブル→壁へとレベルアップ） ● つたい歩き 　（テーブル→壁へとレベルを上げる） ● つたい歩き（側方へ）
バランス	● 座位での体重移動時の体幹の伸展と回旋 ● 上肢の側方，後方への保護伸展 ● 立位での足背屈反応 ● 立位でのステッピング	#座位で常に円背体幹屈曲で体幹伸展がみられない #座位姿勢の著明な左右差（側彎） #上肢の側方への保護伸展反応が出ない #立位で重心後方移動時の足底屈，足指屈曲 　（背屈反応と逆の運動が出現）	● 座位での前上方・左右側上方へのリーチ　図13,14 ● 座位でゆっくりと体幹を左右側方に傾ける ● つかまり立ちでの側後方へのリーチ　図23
認知・手指機能	● 母指と示指でつまむ ● 示指で玩具の細部に触れる ● 故意に玩具を投げる ● 人見知り		● 大小形の違う玩具に触れさせ持たせる ● 積み木を渡す

図17 座位から四つ這い（腹臥位）への変換（修正11〜12カ月）

a：①養育者の下肢の間に座らせ，養育者の下肢の外（児の斜め前）に玩具を置く。

b：②児が玩具に触ろうとした時に体幹をもって腹臥位へ誘導する。

c：③児が玩具に触れるため四つ這い姿勢となる。

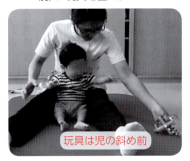 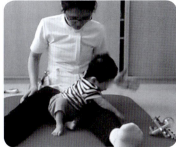 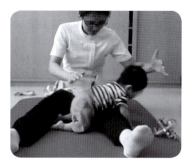

図18 腹臥位移動・四つ這いへの促し（修正11〜12カ月）

①養育者の両下肢と壁の三角エリア内での腹臥位。
②玩具を養育者の下肢の外に置き，児の足部で壁や養育者の下肢を蹴らせる。
③養育者の下肢を越えさせる。

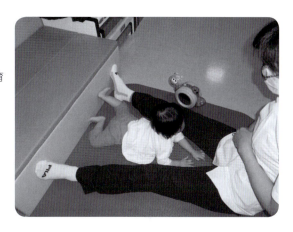

図19 匍匐前進での障害物（養育者の下肢）越え（四つ這いへの誘導）（修正11〜12カ月）

a：①腹臥位移動時に養育者の下肢を越えさせる。

b：②養育者の下肢を越えるときに四つ這い姿勢となる。

c：③越え終わるときに手で頭を支えられるよう，低い障害物から行う（下肢を越えられたら，次は大腿を越えさせる）。

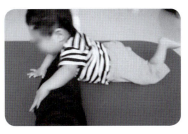 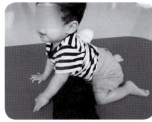 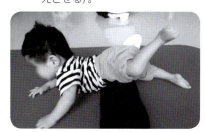

図20 テーブルにもたれた立位 (修正11〜12カ月)

a： ①低いテーブルに体幹を乗せて足底を床に着けた立位をとる。
②下肢を浮かせてしまうときは，足部を床につけ軽く押さえる。

b： ③玩具をテーブルの奥に置くとリーチとともに足で床を蹴り，下肢での支持を促す。

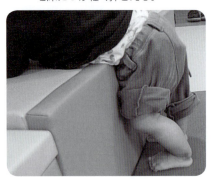
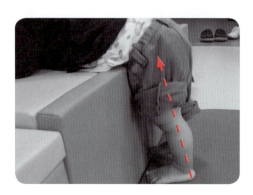

図21 椅子からの立ち上がり，立位への練習 (修正11〜12カ月)

a： ①養育者の膝の上で足底を床につけた椅子座位。
b： ②足底を床につけたまま玩具で遊ぶ。
c： ③玩具をテーブルの奥に置き，立ち上がりを誘導。

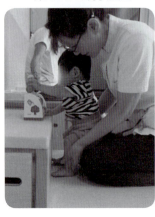
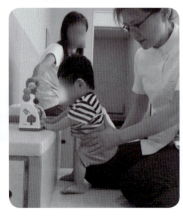
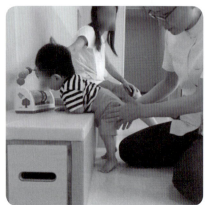

図22 つかまり立ち (テーブル➡壁へレベルアップ) (修正11〜12カ月)

a： ①テーブルでのつかまり立ち (姿勢はやや前傾位)
b： ②テーブルでのつかまり立ちが安定したら，壁でのつかまり立ちへ (姿勢はほぼ垂直位)

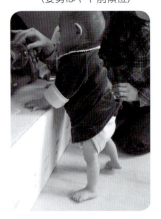
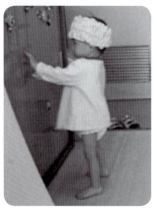

図23 立位バランス・壁のつたい歩き（修正11〜12カ月）

①立位での側方・後方へのリーチ誘導。
②側後方への体重移動とバランスの保持。

a
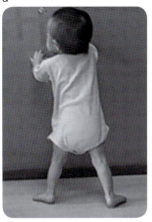

b：側方へのリーチ誘導
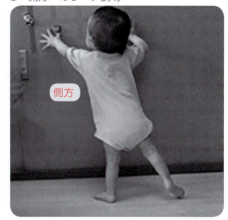

c：右後方へのリーチ誘導
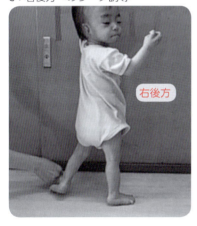

d：左後方へのリーチ誘導
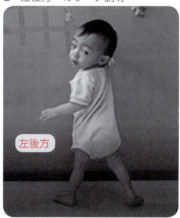

表6　覚醒時の運動評価と運動発達促進の指導（修正13～15カ月：安定した座位，つたい歩き，独歩）

	観察される運動	注意すべき運動・徴候	指導内容
座位	・安定した座位	#両手を離した座位保持ができない	・骨盤や下肢の介助座位で多方向へリーチを促す
立位・歩行	・四つ這い移動で物を越える（高這いへ） ・テーブルによじ登る ・床から立ち上がる ・壁のつたい歩きができる ・立位で両手を離す ・独歩 （ワイドベース，ハイガード）	#腹臥位で移動できない #つかまって立ち上がるときに両下肢が常に同時に伸びる #立位時に常に尖足 #つたい歩きがまったくできない	・つかまり立ちで下の玩具を拾う ・立位で側後方へリーチ　図23 （後方への重心移動） ・壁を背にもたれた立位から自力立位へ　図24 ・つたい歩き （テーブル→壁→物から物へとレベルを上げる）　図25 ・つたい歩き （側方→前方→後方へとレベルを上げる）　図25
バランス	・立位での背屈反応，ステッピング	#足部，足指の背屈反応・ステッピングの欠如	・壁でのつたい歩き・後方への伝い歩き （重心正中～後方へ）　図23
認知・手指機能	・母指と示指でのピンチ ・小さめの箱に物を入れる ・紐の付いた玩具を引っ張る ・「ちょうだい」に反応し，くれる		・手指つまみ促し　図26

表7　覚醒時の運動評価と運動発達促進の指導（修正1歳6カ月：安定した独歩）

	観察される運動	注意すべき運動・徴候	指導内容
立位・歩行	・独歩ができる ・歩行の途中で止まれる ・歩行中に方向転換ができる	#独歩ができない #つかまり立ちから両手を離しての一歩がでない #歩行立脚期の著明な左右差 #爪先立ち，足内反，股内旋で歩く #ゆっくり歩けない #歩き出したら途中で止まれない #つま先が引っかかりすぐ転倒してしまう #独歩距離が伸びない・易転倒	・立位，歩行の諸問題に対しての原因究明と指導
認知・手指機能	・積み木重ね2～3個 ・簡単な指示言葉の理解 （ママに持っていって！などの理解と行動） ・有意語（3つ以上）	#視線が合わない #落ち着いて遊べない，動き回る	・静かで狭い部屋で数個の玩具で遊ぶ （ひとつの玩具をしっかり遊ぶ）

表8　覚醒時の運動評価と運動発達促進の指導（3歳：ジャンプ，走行，階段上り）

	観察される運動	注意すべき運動・徴候	指導内容
立位・走行	・ジャンプ ・走行 ・階段上り（左右交互に）	#強い外反扁平足	・つま先立ちを促す ・アーチサポート付足底板の検討

図24 一人で立つ経験 (修正13〜15カ月)

a：①壁や養育者にもたれての立位 (重心後方)。

b：②前上方へのリーチで重心を後方から正中に移動させ，自力立位を促す (自力立位を経験)。

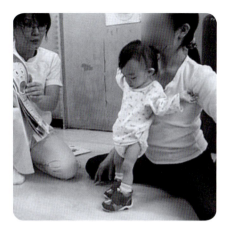
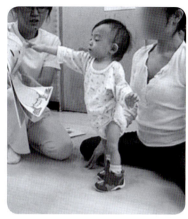

図25 物から物へのつたい歩き (独歩への練習) (修正13〜15カ月)

a：①後方へのつたい歩き。

b：②両腕をひろげて離れたものへのつたい歩き。

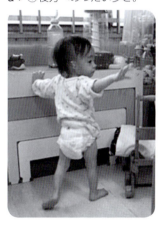
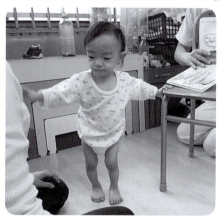

図26 手指つまみ促し (修正13〜15カ月)

a：①養育者の手指でつまんだ卵ボーロを渡す。
(※卵ボーロを使用する際はアレルギーに注意する)

b：②母指と示指でのつまみを促す。

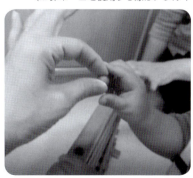
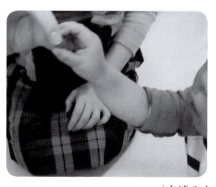

(安達みちる)

運動発達の評価

II すべての年齢に共通したフォローアップの評価と支援

運動発達障害の告知

運動発達が月齢に比較して遅れていると診断される場合の対応

- NICU退院から，歩行が可能になるまでの間の対応では，暦齢と修正齢の差を認識してもらったうえで，運動発達評価を行っていることへの理解のもとに，どのくらいの遅れがあるのかを説明する。1点評価ではなく，前回診察からどのような運動発達がみられるのかを説明，評価することも，親の日常対応へのモチベーションを上げるのに有用である。
- ハイリスク児の両親にとって，運動機能のなかでも独歩はきわめて重要な項目である。
- NICU退院までに告知されている疾患に伴うと考えられる場合は，日常診察を行うなかで月齢の進行に従って説明を行い，家庭での運動の見方のポイント，次の診察のタイミング（何カ月後，修正月齢で評価し説明が妥当な時期）を提案する。
- 家族の疾患の理解度に応じて，診察を通しての発達を交えた知識の追加，修正を忘れずに対応したい。
- リハビリテーションとの連携をもち（NICU入院中から介入があれば役に立つことも多い）日常生活で支援可能な動作補助，遊び方を養育者に実施してもらえるように計画し，自宅での実際を聞き出すことも効果的である。それまで辿ってきた運動発達のプロセスが，その後どのような発達をしていくのかなどを説明したり，家族からのリハビリテーションの状況，評価の情報をもとに，発達支援に向けたアドバイスを行う。
- それまでに家族が自宅でできる日常動作補助を指示し次回受診を約束すると，受診のモチベーションを高めることができる。
- 日常動作での左右差，ぎこちなさ，上肢，下肢の運動で家族が疑問に感じている内容を，順を追って話せるよう，整理しながら問いかけるのも，家族が問題に気付き，異常を受け入れやすい。

脳室周囲白質軟化症（PVL）の告知時期

- 初回の告知時期はNICU入院中にある。病名が意味する"将来早産児特有の「脳性麻痺」となりうる"ことの告知まで行われているかは，フォローアップ者が異なる場合，十分な時間をかけて理解度を確かめたい。

PVL；periventricular leukomalacia＝脳室周囲白質軟化症

- 転居等に伴う紹介でのフォローアップ外来では前医に直接確認することも必要となる。
- NICU退院周辺では，PVLと診断され病態の説明を家族が受けていたとしても，臨床所見から強い痙性麻痺が起こる実感をもつことはきわめて難しい。近年診断技術の進歩，家族も読みやすい書籍の普及で病名は徐々に一般化しつつある。
- 入院中に経過を追って，PVLという病名が告知され，月齢の進行とともに症状が発現することも説明されるようになってきた。フォローアップ中，外来では経時的に頭部超音波検査をする機会も減るため，病名告知の有無と，その後の症状がどのような変化をするのかを家族の理解をもとに，診察を進めたい。四肢，特に下肢の痙性麻痺の出現に注意する。

脳性麻痺という言葉をいかにして告知するか

- 「脳性麻痺」という言葉のもつ響きは家族にとってきわめて重く，安易に用いることは，患児への子育てへの積極的姿勢を損なうおそれがある。とりわけ，外来で初対面での診察において「脳性麻痺」の告知は避けるべきである。
- 患児をフォローアップしている他の診療科，職種と協働して病状とその予後について平易な言葉で説明を行いつつ，家族の状況，症状の受け入れなどを十分配慮したうえで告知を行う[1]。このような告知には，心理士，児童精神科医の協力も重要である。
- 告知を行う医師は，それ以前，また告知後も児を他職種とともに広い視野で診察しつつ家族への援助を行う心構えが必要である。
- 早産児の場合は，PVLに伴う下肢または四肢の痙性麻痺，成熟児では重度仮死に伴う不随意運動など，告知を行う医師は症状の推移の説明を行いながら，家族の思いへの共感をもつ時間が必要なことを認識する。
- 告知を行うにあたっては，患児への治療，日常生活のアドバイス，家族の心のケアも必要であることを，関連する職種と確認し，療育，福祉についての情報提供が適切にできる状況で行うように配慮する。

（側島久典）

1) 岡 明：脳性麻痺 小児科診療 2010；73（suppl）：726-8.

II すべての年齢に共通したフォローアップの評価と支援

精神発達の評価

精神発達の評価の要点

- 新生児期，乳児期から精神発達を含めた精神運動発達の経過をみることは，神経学的予後を予測する観点から重要である。
- 早産児の場合，運動発達の評価と同様に，3歳未満では修正月齢で評価を行い，3歳以降は暦年齢で評価を行うことが適切とされている。
- 新生児期，乳児期，幼児期の精神発達評価は，診察時の様子に加えて，視線の合い方，声の出し方，物や人への興味，睡眠と覚醒リズム，食事内容などに関して，日常生活のなかでの様子を両親，家族から話を聞くことで評価できることが多いので，問診が重要になる。
- ハイリスク児フォローアップ研究会では，出生体重1,500g未満の児に対して，修正1歳6カ月，3歳に心理検査で評価を行っている。修正1歳6カ月は発達経過の過程であることの認識が必要である。
- 早産児，特に在胎28週未満の児の精神発達は，ときに修正月齢よりも緩徐に経過することもある。
- 早産児，極低出生体重児の認知能力は必ずしも良好な経過とはいえず，境界知能または知的能力障害の割合が正期産児，1,500g以上の児に比して高い。
- 早産児，極低出生体重児の発達経過をみていくなかで，自閉スペクトラム症（ASD），や注意欠如・多動症（ADHD），限局性学習症（SLD）と診断される場合もあり，その際には適切な対応が求められる。
- 精神発達の遅れ，発達障害の診断は一度の診察でできることでなく，ときの心理検査に加えて，児の発達を経時的に観察することで総合的な判断が必要である。

（竹下暁子）

ASD；autism spectrum disorder＝自閉スペクトラム症
ADHD；attention-deficit/hyperactivity disorder＝注意欠如・多動症
SLD；specific learning disorder＝限局性学習症

心理検査

- 行動や発達評価の目的は，その子ども自身の発達の特徴や，能力を知ることで，一人ひとりの子どもの発達と家族に合った援助の方法を見出していくことにある。そのため査定が，評価や分析のみにとどまることなく，その結果を基に適切な援助や助言を行い，子どもにとって適切な刺激を適切な時期に与えることで，その子ども自身の発達を促すという側面があることを忘れてはならない。

新版K式発達検査

- 新版K式発達検査は子ども自身に実際に検査を行うテストであり、上手にテストにのせることができれば、子どもの全体的な発達について客観的な情報を得ることができる。
- テストを実施できるかどうかは、知能水準には関係なく、個人差や情緒的な反応などによることが大きい印象がある。
- このテストでは、全体の発達指数（DQ）のほかに、「姿勢・運動（P-M）」「認知・適応（C-A）」「言語・社会（L-S）」の3領域の発達プロフィールを得ることができる。
- テストを実施する際、子どもの課題への取り組みを母親と一緒に観察しながら行うことによって、子どもの反応パターンや発達の理解を養育者に促し、母子相互作用に介入できるというメリットがある。
- 発達的な遅れや偏りをもつ児の場合、育てにくかったり、反応がわかりにくかったりする子が多く、母子の相互作用の過程や環境との適応過程に問題が生じやすい。そのため、養育者へ結果を伝える際には、評価のみを伝えるのではなく、発達の積極的な面を強調しながら、全体像をフィードバックすることで、より適切なかかわりができるように説明していくことが必要である。また、乳幼児期の発達は変化してくることがあるため、1回のテストですべてを判定するのではなく、経過を追って判断していくことが重要となる。

DQ；developmental quotient
P-M；postural-motor
C-A；congnitive-adaptive
L-S；language-social

WISC-Ⅳ知能検査

- WISC-Ⅳ知能検査[1]は知的レベルや知能構造の偏りの大まかな把握ができ、全検査IQ（以下FSIQ）とともに、言語理解（以下VCI）、知覚推理（以下PRI）、ワーキングメモリ（以下WMI）、処理速度（以下PSI）の4つの指標得点が算出でき、プロフィール分析が可能である（表1）。
- FSIQは平均が100で標準偏差が15、平均的IQ値は、85〜115が正常範囲となる。指標得点は、平均が100、標準偏差が15となっており、4種類の群指数のうち、どれが高いか低いかをみることによって、4つの能力のうち強い能力と低い能力の個人内差の診断が可能となる。また下位検査の評価点（SS）は、平均が10、標準偏差が3、平均SSは7〜13が正常範囲となる。
- なおWISC-Ⅲは言語性IQ（VIQ）、動作性IQ（PIQ）の大きな分類のなかに群指数として言語理解、知覚統合、注意記憶、処理速度が位置付けられていたが、WISC-ⅣではVIQとPIQを廃止し、流動性、推理能力やワーキングメモリの測定を強化したことが特徴である。

IQ；intelligence quotient
FSIQ；full scale intelligence quotient
VCI；verbal comprehension index
PRI；perceptual reasoning index
WMI；working memory index
PSI；processing speed index

1) Wechsler D, 2003, Wechsler Intelligence Scale for Children®-Fourth Edition (WISC®-Ⅳ), Pearson.（＝2010, 上野一彦, 藤田和弘, 前川久男ほか；日本版WISC-Ⅳ刊行委員会編,『日本版WISC-Ⅳ 理論解釈マニュアル』, p1-5, 日本文化科学社.）

表1　WISC-Ⅳ知能検査の枠組み

	指標得点	下位検査項目	内容	能力
FSIQ 全検査IQ	VCI（言語理解）	類似	2つの単語の共通概念	論理的な抽象能力
		単語	単語の意味	言語発達水準・単語に関する知識
		理解	社会的判断と状況理解	実際的知識の表現／過去の経験・既知の事実を正確に評価
		＊知識	一般常識の質問	一般的な事実についての知識量
		＊語の推理	なぞなぞ	言語的推理能力／衝動性
	PRI（知覚推理）	積み木模様	見本モデルの再生 空間関係の把握	全体を部分に分解する能力
		絵の概念	視覚情報から共通項の発見	論理的な分析能力
		行列推理	図形の関連性	論理的・分析的な解決能力
		＊絵の完成	絵の欠落部分の発見	
	WMI（ワーキングメモリ）	数唱	数字の順唱・逆唱	聴覚的短期記憶
		語音整列		
		＊算数	算数問題（暗算で）	文章読解力・計算力
	PSI（処理速度）	符号	対になった記号の再生	視覚的短期記憶／視覚運動協応
		記号探し	見本図形の再認	視覚的短期記憶／視覚運動協応
		＊絵の抹消	絵の発見	複雑な視覚刺激から必要な情報を抽出

＊は補助検査

検査結果の評価上の注意

- WISC-Ⅳ知能検査は，CHC理論に基づき，10種類の知能のうち，発達障害や適応に関係があるとされている7つの側面に焦点を当てている。WISC-Ⅲで測られていた知能が，習得度も含んでいるという指摘から，知識や算数は補助項目に変更となっている。また書字等の学習の習得状況は測定できないため，注意が必要である。フォローアップの際には，身体イメージや，空間関係の理解などをみることを目的としてグッドイナフ人物画知能テスト（DAM）を組み合わせたり，5歳以降であれば視覚－運動協応，構成行為を測定するテストであるベンダー・ゲシュタルト・テスト（BGT）などを他のテストと組み合わせて実施したりすることが望まれる。また就学年齢に達した後，学習の習得状況を測定するには，K-ABC心理教育アセスメントバッテリーⅡも有用である。
- テストというある一定の構造化された場面での子どもの行動や，反応パターンは，その子自身の特徴をとらえることができる最良の場となりうる。そのため，母子分離の状況，検査への取り組み，検査者との距離のとり方，教示の理解，注意集中などを注意深く観察すること，

CHC理論；Cattell-Horn-Carroll（理論）
Cattellによって考案された知能の流動性＝結晶性（Gf-Gc）理論と，さらに多くの因子を見出したHornの理論と，Carrollの三層理論を統合した形で提唱された知能のとらえ方。

DAM；draw-a-man

BGT；Bender Gestalt test

K-ABC；Kaufman-assessment battery for children

また，そのテスト課題の取り組み方，戦略の立て方，具体的な失敗の仕方などを検討することが重要となる。その情報と，検査結果を合わせて検討することで，その子どもの発達の特徴を明らかにし，支援計画を立てることができる。検査で得られた指数は，あくまでも大きな目安であり，経過を追っていきながら，さまざまな角度から，子どもの精神発達をとらえることが重要といえる。

（永田雅子）

II すべての年齢に共通したフォローアップの評価と支援

ことばの遅れ

　ことばの遅れとは，ことばのもつ3つの意味，すなわち発声，意味理解，コミュニケーション，この3つの要素のいずれかが遅れている状況である。1〜3歳まではその発達度合いの個人差が大きいことが知られているが，ことばの発達は後の知的能力，ソーシャルスキル，認知の偏りなどに影響するため，それぞれのタイミングで的確にアセスメントする必要がある。

ことばの発達（表1）

表出性言語の発達

異常の早期発見

- **乳児期喃語（babbling）の発達**：乳児期早期から「あーあー」「うーうー」など，こちらの働きかけに合わせて発声をするのは喃語であり，コミュニケーションツールとしての言語の最初の徴候である。7カ月頃から大人の会話から言語を選択することをしはじめる。乳児の言語の発達で口の動きと合わせた聴覚刺激は重要で，乳児期には言語の獲得のた

表1 ことばの発達

年齢	理解	発語
0〜1歳	音に応じる→音やことばの聞き分け→ことばと物の関係	喃語→身近な人・声の模倣→ことばの模倣
1〜2歳	ことばと意味の関係づけ 簡単な指示に従う	欲求→1歳：1〜3語，1歳半：15〜20語，2歳：200語　さかんに真似をする
2〜3歳	〜2歳半：400語 〜3歳：800語 2つの指示に従う	状況の報告（どうする，どうしている，どうした）→2語文「おかし ちょうだい」「なに？」「どこ？」「だれ？」
3〜4歳	複文可 日常生活に関する言葉はほぼ完成 色や大きさ　現在形，過去形など	3〜4語文「はこの おかし ちょうだい」 助詞→単文　大人と会話できる 1700語　「いつ？」「どうして？」「どんな？」
4〜5歳	数字の概念	4〜6語文「さっきの あかい おかし ちょうだい」 構音もほぼ完成
5〜6歳		5〜6語文「さっき コンビニでかった あかい おかし ちょうだい」 相手や話題に合わせる→複文
就学時	6000語　概念理解には個体差 比喩など文字通りではない意味の理解も可能	日常生活に用いる語彙や構文：3000語 単語の音節分解，文字との対応

（加我牧子編著：新版 小児のことばの障害．医歯薬出版，東京，2000．より引用）

- 反復喃語の発達：「わんわん」（動物ならなんでも「わんわん」），「ママ」（人に向かって誰でも「ママ」），「ジュージュー」（飲み物はみな「ジュージュー」）などは音声の反復で，反復喃語とよばれる。
- 有意語の発達：1歳を過ぎると有意語が出始める（ママに向かって→「ママ」，パパに向かって→「パパ」，犬に対して→「わんわん」，ジュースのことを→「ジュース」，牛乳のことを→「にゅうにゅう」，「行っちゃった」→「ちゃった」，など）。11カ月頃から音と意味が一致するようになる結果である。視覚刺激（見る）と聴覚刺激（聞く）が一緒にくると，両者を関係付けて記憶できるようになるのは14カ月頃からであり，このあたりから有意語が急に増加する。「ママ」「まんま」「わんわん」のように特定の固有名詞としてではなく，そばにいてくれる人，食べ物，動物などの概念を示すことばから始まるのが正常の発達パターンである。
- 助詞の使用：1歳6カ月以降になると，「〜だね」「〜よ」などの終助詞を使うようになる。2歳を過ぎると「〜ね」「〜よ」の終助詞以外に「○ちゃん**が**だよ」，の「が」に相当する格助詞を使いだす。3歳を過ぎると，「○ちゃん**と**●ちゃん**で**」のように接続助詞も使い出す。言語発達の障害があると助詞の使用が始まらないので，返事は「○ちゃん」，だけの短いものになる。
- 説明する能力の発達：3歳になると，「○ちゃんがぶった」などの状況説明が場を離れてもできるようになる。絵本のストーリーの説明や状況の詳しい説明は，4歳以降により発達する。5歳以降は，事柄の原因と結果の説明や行動の理由の説明ができるようになる。

受容性言語：言語理解

- 乳児期：音韻の違いは新生児期には聞き分けていると推定されている。7カ月頃には話しことばの言語をとらえられるようになる。喃語に韻律が生じてくるのはこのためである。
- 9カ月頃には急速に言語が分節化して聞き取ることができるようになるため，意味の理解が急速に進む。「だめ」に反応するなど，問いかけに応じるようになるのはこの時期である。これら11カ月までに言語と意味が急速に関連付けられて，12カ月前後の有意語の発語につながる。発語がなくても，9カ月以降の意味理解能力との乖離を評価することで，機能的，解剖学的な発声，構音の障害と，言語獲得の障害を区別できる。
- 幼児期前半：かなりの名詞を指さし可能であり，発語がなくても，「わんわん，どれ？」という問いに指さし可能であれば，言語理解およびコミュニケーションに問題がない可能性が高い。2歳には体の名称の理解（お口はどこ？　お耳はどこ？　などと聞いて指さしできるか）や，2歳後半には2語文，3語文などの指示に従うことができるように

なる。
- **幼児期後半**：3歳を過ぎると色の理解や物の性質，形の名称，また，大小・長短などの対立概念がわかるようになる。4歳頃には数の概念がわかり，用途による物の指示が可能となり言語機能の基本的土台を獲得し，認知発達とともにさまざまな言語概念の理解が進んでいく。

ことばの遅れとその原因

難聴
- 早期診断が大切であり，疑われたらまず専門機関に紹介する。診断のポイントとして，家族歴，NICU入院歴や抗菌薬使用状況などのリスク要因の有無，呼名や音への方位反応など，養育者に家庭における音への反応についてよく聞くことが大切である。特徴としては発語，言語理解とも遅れが生じるが，幼少時期は比較的情緒豊かで，対人コミュニケーションは保たれていることなどが挙げられる。

知的能力障害
- ことばの遅れを主訴に受診するなかで最も多いといわれる。診断に際しては，神経学的所見を正確にとり，知的能力障害の原因となる器質的疾患について精査を行う必要性がある。また発達・知能検査を行うことが必須であり，特徴としては，ことば以外の面でも日常生活習慣，身辺自立などを含めた全般的な発達に遅れを認める。

自閉スペクトラム症
- 診断基準として，①社会的コミュニケーションの障害，②限定した興味と反復行動，の2つの軸を特徴とする。早期発見，早期介入は適応障害などの二次障害を減らすことが可能であるため，疑わしいケースは，決してそのままにせず，専門外来，療育センターなどの専門機関に紹介する必要性がある。健診の際には対人コミュニケーションスキルの観察を行うことである程度の鑑別が可能となる。

コミュニケーション症
- DSM-Ⅳにあった特異的言語発達障害は，言語障害の「表出型（言語の理解はできるが表現が上手くできない）」と「表出受容型（言語の理解も表現もどちらも上手くできない）」の区別がなされていたがDSM-5では廃止された。理由として，「表出型」は児童期以降に自然に言語を獲得して話せるようになるケースが多いため言語障害のカテゴリーから外されたが，臨床的には，理解言語の発達は比較的良いが発語の遅れを認めるケースはハイリスク児には多い。このようなケースは確かに経過とともに発語の発達を認めるが，目にみえる発語の少なさから生じる養育者の不安や焦り，本人自身の情緒機能への影響，またその後の知的能力，認知の偏りと関連することも多いため，定期的に支援しフォローアップを行うことが望ましい。
- 「社会的（語用論的）コミュニケーション障害」は「社会性・対人関係の

障害」を意味する。これは、「言語の未獲得の障害」ではなく「言語の使い方の障害（言語は獲得して覚えているがそれを適応的に使いこなすことができない障害）」を示唆している。

環境性言語遅滞
- 周囲からの働きかけが少ない環境で育った場合なども、ことばが遅れる要因となりうる。例えば母親の抑うつ状態、テレビやビデオを観過ぎるといった不適切な養育方法、極端な例としてネグレクトなどの虐待などが挙げられる。

会話音声症
- 音声言語を上手く発音・発声できないために会話が障害されるという内容である。発達早期に発症する『流暢性障害』とは、話しことばを流暢に話すことができずにことばがつかえたりどもったりするという障害であり、DSM-IV以前の「吃音（きつおん、stuttering）・どもり」といわれていた症状である。子音の構音は4～7歳までには完成するといわれており、4歳前後に構音障害が目立つ場合は、専門機関の受診を勧める。

ことばの遅れを診た際の主要診察所見と検査

- 言語発達には個人差が大きいことはよく知られているが、1歳半から2歳で有意語がないものや3歳で2語文のないものは言語発達リスクをもつとして、注意しながら経過をみていく必要がある。また言語発達は、他の発達領域とも密接に関係しており、言語のみの評価ではなく、運動面、行動情緒面、認知面など発達全般をみる必要がある。また、言語領域は、理解言語・表出性言語・コミュニケーションなどに分類され、それぞれにおいて詳細に評価する必要性がある。

主要診察所見と検査

- 通常の診察と同様に、出生前、周産期、新生児期の異常、発達歴、家族歴の聴取、一般的な小児科診察、神経学的診察、発達評価を行う。聴力については外来での行動観察に加え、普段の子どもの状態を知ることも重要である（例えば、好きなコマーシャルだと小さな音でも飛んでくるなど）。必要に応じて、聴力検査、心理検査（発達・知能検査）などを行い、専門施設に紹介を行う。
- 周産期の異常、発達歴、家族歴などの聴取、一般的な小児科診察に加えて、神経学的診察、発達スクリーニングを丁寧に行うことが大切である。

発達スクリーニング
- DENVER II デンバー発達判定法[1]では、おもちゃなどを用いて実際に子どもの反応を観察する方法も取り入れることができ、比較的簡便に外来で使用できる検査法でもあり、フォローアップの際には引用す

1) Frankenburg WK, 1989, Denver Developmental Screening Test: DENVER II, (= 2009, 日本小児保健協会編,『DENVER II：デンバー発達判定法 第2版』, 日本小児医事出版社.)

ることを勧める．

発達・知能検査法
- 発達障害が疑われる場合は，新版K式発達検査，BayleyⅢ[2]，田中-ビネー知能検査，Wechsler知能検査などを用いて，発達状況の分析的評価を行い，介入指針などを計画する．

発達障害に特化した検査
- 日本語版M-CHAT[3),4)]などのスクリーニング方法は健診でもすでに活用されており，発達障害を念頭においた対人コミュニケーションスキルを観察することが可能である．

評価方法の実際

- **乳児期**：喃語の有無は問診から聴取し，また聞こえの有無に関しては，母親の膝の上に子どもがお座りした状態で，検査者はその後方からベルやガラガラ，積み木を入れたコップを揺らすなどの聴覚刺激を左右別に行い，子どもの方位反応を確認する．
- **1歳6カ月**：絵柄を用いる（図1）．
  - 言語理解をみる場合，「バナナはどれ？」「スプーンはどれ？」と子どもに問う．子どもが指さし，もしくは手さしなどでの反応をみる．
  - 発語の有無をみる場合は，絵柄を用いて，「これなあに？」と各絵を順次指さしながら子どもに問い，回答できるかについてみる．
  - 対人コミュニケーションスキルの評価として，検査者とのアイコンタクト，指さした先を見るなどの共同注意力や，視線追従などを評価する．
- **2歳**：2語文の表出について確認し，人形などを用いて，「お目目はどこ？」「お鼻は？」という問いに指さしが可能かをみる．

2) Nancy Bayley : Bayley Scale of Infant Development 3rd Edition (Bayley-Ⅲ).Pearson Education, London, 2005.

M-CHAT；Modified Checklist for Autism in Toddlers

3) 稲田尚子：乳幼児期の対人コミュニケーション行動アセスメント―健診スクリーニングと心理相談のあり方―神奈川県乳幼児心理相談研究会資料．

4) Kamio Y, et al : Effectiveness of using the Modified Checklist for Autism in Toddlers in two-stage screening of autism spectrum disorder at the 18-month health check-up in Japan. J Autism Dev Disord. 2014;44:194-203.

図1 1歳6カ月健診で用いる絵柄例

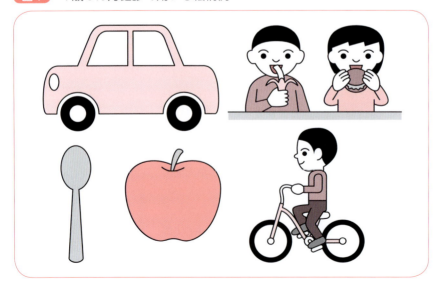

- 3歳：写真などを用いて，「このお友達は何をしていますか？」と質問し，「何か食べている」，などの文章で説明ができるか，大小の理解があるかなども確認する。また色のついた積み木などを用いて，「赤色の積み木はどれ？」などの問いに返答できるかを確認する。
- 対人コミュニケーション評価のポイント（表2）：日常において他児を交えたごっこ遊びができているかなどの問診や，健診時の指さし，視線追従，注意の共有の有無など，総合的に評価し，気になる点が多い場合は，発達障害を念頭に専門機関の受診を勧める[5]。

ことばが遅い子どもへの支援

- 発達障害や難聴が疑わしい場合，早期診断，早期療育が重要であるため可及的早急に専門医に紹介をすることが必要である。また原因を知る努力をしながらも，その後の対応を明確に示し，また日常で何ができるのかについて，家族が前向きに実行できるような内容をアドバイスしていく姿勢が求められる[6]。

言語環境を整える基本姿勢

- 言語を強制，言い直させるという態度は，子どもの話そうとする意欲を減弱する可能性があり，何より子どもの自信を低下させてしまう可能性もあるので，控えることを勧める[7]。生活のなかでかかわる大人が，豊かな言語表現を行う，例えば散歩しながら「お花きれいね」と話しかけ，子どもの反応を促したり，わかりやすく，短く話すことを心がけたり，手遊びなどのやりとり遊びをしながら非言語的にも他者とのコミュニケーションをとることの楽しさや方法などを促す，などのアドバイスができるとよい。

5) 田中恭子：言葉発達：言葉の遅れの評価と対応方法について. 周産期医学 41:1322-8. 2011.

6) 市川宏伸, 内山登紀夫：発達障害—早めの気づきとその対応. 中外医薬社, 東京, 2012.

7) 田中恭子：第5章　精神・心理機能. 新・小児保健. 21-30. 戸谷誠之編著, 光生館出版, 東京, 2008.

表2　対人コミュニケーションスキルの評価

- やりとり遊びへの注目
  - 機能的遊び（1歳〜）
    積み木を積む，車を前後に押すなど
  - 表象遊び（1歳過ぎ〜5歳）
    関係性：自己へ　　例）自分の髪をとくふり
    　　　　他者へ　　例）人形の髪をとくふり
    見立て・表象遊び　例）積み木をおにぎりに見立てて食べるふり
    想像遊び　　　　　例）タオルがあるふりをして人形の顔を拭く
    段階的・多様なスキーマをもつ遊び
    　　　　　　　　　例）ご飯食べさせて，ねんねさせて……
- 注意の共有：指さした先を見る
- 視線追従：他者の視線を追従する
- 非言語的コミュニケーションの使用　（模倣やジェスチャーなど）

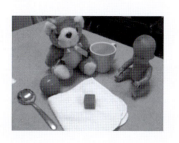

社会的資源の活用

- 保健センター，療育センターでは心理士，言語聴覚士などが配置され，指導や相談などを行っており必要に応じて情報提供し，つなげることが必要となる[8]。

（田中恭子）

8) 田中恭子：言葉の遅れの評価と対応．ラジオNIKKEI放送内容集「小児科診療UP-to-DATE」40-5, 2013.

コラム　赤ちゃんとテレビ

「2歳以下の乳幼児にはテレビ，ビデオをみせるのをやめましょう！」

1999年に米国小児科学会（AAP）が，2004年には日本小児科医会が提言している。長時間テレビやビデオを観ることが"ことばの遅れ"と関係しているという報告があり，内容ではなく長時間一方向の刺激がよくないと考えられている（長時間視聴は，認知機能や社会性・情緒的発達の遅れとも関連する）。

乳幼児期は，お父さん，お母さん，あるいは保育してくれる人との"双方向性の直(じか)に触れあうかかわりあい"がとても大切である。にもかかわらず，スマホ（スマートフォン）で赤ちゃんをあやす親御さんを見かける時代になった。

"親の顔と声と手は，赤ちゃんにとって最高のおもちゃ"である。スマホを置いてしっかり目を合わせてたくさん語りかけるよう，身体を触れあって遊ぶようアドバイスする。

※AAP最新の提言：Media and Young Minds. Pediatrics. 138:e20162591, 2016.

（佐藤和夫）

Ⅱ　すべての年齢に共通したフォローアップの評価と支援

知的能力障害・境界知能

知的能力障害の評価と要点（表1）

- 知的障害は，DSM-5では神経発達症群の知的能力障害に分類され，発達期に発症した知的能力が有意に低く，社会生活上の適応に困難をきたしている状態のことである。一般的にはIQ70未満の場合に知的な遅れがあると判断される。
- IQ70〜85程度の場合にははっきりした遅れとはいえないため，境界知能と表現する場合が多い。幼小児期は知的な面だけでなく，運動面も遅れていることも多く，精神運動発達遅滞と表現されることもある。DSM-5では，5歳未満で重症度などに対して妥当性な評価ができない場合には全般的発達遅延（global developmental delay）というカテゴリーが設けられている。知的機能のいくつかの領域において標準的な発達マイルストーンに到達していないような児にはこのような診断名があてはめられる。このような診断は一般的な知能検査を受けるのが難しいような人にも適応されるが，より年長になったときの再評価が必要である。
- このように知的能力障害児は運動面も含めて遅れが認められることが多いので，地域のなかでの生活全体のサポートや指導ができる適切な療育機関を紹介し，児の発達の状況に応じた介入を早期に実施することが望ましい。

IQ；intelligence quotient ＝知能指数

表1　知的能力障害の分類

知能指数		知的レベル	
IQ＜70（−2SD以下）	IQ＜30	重度	知的能力障害
	30≦IQ＜50	中等度	
	50≦IQ＜70	軽度	
70≦IQ＜85（−1SD未満）		境界知能域	
85≦IQ		正常知能域	

- 極低出生体重児の場合には，修正1歳6カ月の新版K式発達検査では発達指数が境界域であることは少なくないが，多くの場合は3歳ではキャッチアップしてくる。よって修正1歳6カ月での境界域の発達指数は経過をみることが重要であり，3歳でキャッチアップしていない場合には療育的介入を積極的に考える必要がある。就学前にはほぼ正常知能域に追いついている場合でも就学後の学習困難さが目立ってくることもあり，6歳のWISC-Ⅳなどによる知能の評価が重要で，結果によって就学先の選択や通級指導の併用などの相談を行う必要がある。

（平澤恭子）

フォローアップにおける問題点

- 知的能力障害の子どもたちは，全体的な発達の遅れを有しており，幼少期より運動発達の遅れやことばの発達に遅れが認められることが多く，地域のなかで療育など適切な訓練機関を紹介し，その子の発達のペースに応じた介入を早期に実施することが望ましい。
- 超低出生体重児や，3歳未満の児で，言語発達はゆっくりであるが，運動発達はよいなど，領域によって発達のアンバランスさが認められる場合は，加齢によって発達の伸びが認められることも少なくない。ただし学齢期になって発達障害など発達のアンバランスさが明らかになってくることもあるため，慎重にフォローしていく必要がある。また，在宅酸素の使用など体調が安定しにくい子どもたちは，体調が落ち着くことで急速に発達が追いついてくる場合も存在している。境界知能の子どもたちの場合，幼少期であれば年齢とともに知的に遅れが目立ってくる場合と，正常知能に入ってくる場合が存在している。
- 就学前は，なんとか同年齢の子どもたちについていけるものの，就学後，学習習得の困難さが明らかになってくることもある。特に抽象的思考が要求されるようになる小学3年生以降になってくると，その差が目立ってくる場合も少なくない。明らかな遅れがない場合は，適切な教育的支援につながりにくいという側面をもっているため注意を要する。また境界知能域の子どもの場合，同年代の子についていける部分とついていけない部分の差があり，本人自身，自分自身の苦手さを認識できるがために，思春期になって二次障害を起こしやすい。
- 知能テストの評価だけでなく，日常生活の細かな様子（対大人との関係，同年代の子どもとの関係，集団場面での適応，学習の習得状況など）を確認しながら，本人の苦手さ，得意なことを両親と話し合い，本人の成長を考えて一番よい対応のあり方を考えていく必要性がある。

親への支援

- 幼少期に発達に遅れやアンバランスが認められる場合，養育上の困難さや不安を強くさせやすいことがこれまでも指摘されており，家族の児の発達の状況の受け入れを見極めつつ，早い段階で地域の療育サービスなどの支援を利用するよう推奨することが望ましい。
- 自分の子どもになんらかの発達の遅れがあることを認めることは，多くの親にとってすぐに受け入れることが難しく，時間がかかることも多い。特に出生時になんらかのリスクを有していた子どもたちの場合，親の自責感を刺激し，一時的に抑うつや不安を強くさせることがある。特に境界知能域の子どもたちは，それなりに同年代の子どもについていけるところをもっているために，親も期待をし，遅れや苦手さをもっているという事実を受け止めにくい。しかし，さまざまな立場の人と一緒に子どもの成長を見守り，その子に合ったかかわりを継続して行っていくことで発達が伸びていく可能性があること，療育などの支援を受けることは，家族が子どもとのかかわりのコツを身につけ，楽しく子育てに取り組めるように援助することが目的となっていることを親に根気よく伝えるとともに，将来に対して悲観したり，子どもの発達の遅れに対するマイナスのイメージをもたせたりしないように配慮し，子育てに前向きに取り組めるようサポートしていくことが重要である。

就学に関する問題

- 全体的な発達の遅れを認める子どもの場合，就学に際して，その子に合った環境をいかに整えていくかが大事なポイントとなってくる。療育や，専門の相談機関に継続してかかっている場合は，そこが就学相談の場となっていくが，通常の保育所（園）や幼稚園に通園している場合は，フォローアップ外来が就学相談の場となってくる。
- 子どもが大人になって自立していくために，今，何を大事にしていきたいと思っているのか，先を見通したうえで，親の思いを尊重しつつ，子どもおよび家族にとってよりよい選択を後押ししていくことが大事である。
- 学校側が子どもに対してどういった配慮やサポートをしてくれるのかは，地域差や学校間の考え方が違うため，遅くとも年長になった段階で，両親に学校の見学や，相談に積極的に出掛けてもらうことを勧めていくことが望ましい。
- 境界知能域の子どもたちの場合，多くは通常学級の入学を希望されることが多い。しかし，集団のなかでの着席や集団での指示の理解が難しい場合，また文字や数の習得に興味をもっていない段階の場合は，特別支援学級を利用しながら，通常学級での指導を受けることも一つ

の選択肢となる。

- **就学猶予**：超低出生体重児で出生し，予定日が翌年度にまたぐ場合や，体格が小さく，体調も安定しないなど，1年遅らせることで，より適応的な就学が可能となることが予測される場合は，1年間就学を遅らせる就学猶予が適応できることもある。自治体によって対応が異なるため，就学猶予を家族が希望した場合は，できるだけ早く地域の教育委員会と相談を行う必要がある。知的な発達の遅れがある場合，1年就学を遅らせることよりも，より早くからその子にあった指導を受けるために特別支援学級の選択をすることがよい場合もあり，慎重な検討が必要である。

- 小学3年生になってくると，学習の内容が抽象的な概念を要するものになり，クラスの人数も増えることで子どもの負担が大きくなること，また中学入学以降は教科担任制となり，細やかな配慮をしてもらえない場合も存在する。子どもが二次障害を起こさないように，学年が上がるときや，中学校への入学のタイミングは，特別支援学級の利用・移行を考える大事な節目となってくる。

- 現在では，特別支援学級に在籍していたとしても，個別支援が必要な教科以外は通常学級で多くの時間を過ごすことができたり，発達が伸びてきたりした場合には，特別支援学級から通常学級への移行も柔軟に行えるようになってきた。各地域により，特別支援教育の枠組みが異なること，また各学校により特別支援学級の構成や内容が異なるため，一律的に就学の問題をとらえるのではなく，家族に就学前に学校側と連携をとってもらうなど，各学校，地域の状況をみながら相談にのっていくことが望ましい。

〔永田雅子〕

Ⅱ すべての年齢に共通したフォローアップの評価と支援

行動の評価と支援

評価の要点

- フォローアップに際し子どもの発達を評価するには，身体面，認知（精神発達）面，行動面の3つの側面からとらえることが重要である。この項では行動面の異常がその問題の主体となってくる自閉スペクトラム症（ASD），注意欠如・多動症（ADHD），限局性学習症（SLD）について述べる。
- 行動面の異常とは，落ち着きがない多動，注意ができない不注意，集団で周りと同じように行動することが困難な集団行動困難，他人とうまく関係がとれない対人関係障害などが代表的なものである。しゃべれるのに会話が成り立たないなどのコミュニケーション障害も含まれる。
- これらの行動特徴は生得的な特性によるものであり，後の年齢別フォローアップ健診のなかでも述べられているように，発達するに従ってその問題が明らかになってくる。当然子育てなどが原因で生じるものではないが，子どもの行動のあり方は自分の置かれた環境や心理状態にも影響されるため，その評価は慎重に行う必要がある。

ASD；autism spectrum disorder＝自閉スペクトラム症
ADHD；attention-deficit/hyperactivity disorder＝注意欠如・多動症
SLD；specific learning disorder＝限局性学習症

自閉スペクトラム症（ASD）

理解と特徴

- 自閉スペクトラム症（ASD）とは自閉症，自閉性障害，自閉傾向，非定型自閉症，Asperger症候群，広汎性発達障害などさまざまな呼び名があるが，すべて一連の連続体に含まれると考えられている。
- ASDは，①対人的コミュニケーションおよび対人的相互交流の障害，②限局された反復する行動や興味をもつことを特徴とし，自分と周囲の世界との関連性を理解しにくい，あるいは通常と異なった理解の仕方をする発達障害の一つである。症状の程度は，重度から一見すると気付かれないほどの非常に軽度のものまで幅広く存在する。

評価と診断

- まず，子どもの示す行動の特徴を**表1**に示したDSM-5の診断基準に当てはめる。①の対人的コミュニケーションおよび対人的相互交流の障害では，興味，情緒，感情，反応を他者と共有することが難しい，視線が合いにくい，一人遊びに夢中である，集団行動困難などといっ

表1 ASD診断基準（DSM-5）

A. 対人的コミュニケーションおよび対人的相互交流の障害（3項目すべて）
　1. 社会的・情緒的な相互関係の障害
　2. 他者との交流に用いられる非言語的コミュニケーションの障害
　3. 年齢相応の対人関係性の発達や維持の障害

B. 限局された反復する行動や興味（2項目以上）
　1. 常同的・反復的な言語，運動あるいは物の使用
　2. 同じことへの固執，習慣や儀式的パターンへの過度のこだわり
　3. 著しく限局的で固着した興味
　4. 感覚刺激への過敏あるいは鈍麻，環境の感覚的側面に対する普通以上の関心

C. 症状は児童期早期に存在しなければならないが，後になって明らかになるものもある

D. 症状全体で日常生活の機能を制限し，損なう

E. 知的障害や全般的な発達の遅れでは説明できない

（DSM-5 精神疾患の分類と診断の手引き．日本精神神経学会監修，髙橋三郎，大野裕監訳，医学書院，東京，2014.より引用）

た行動が当てはまる。②の限局された反復する行動や興味では，ずっと砂や扇風機や木の葉などを飽きずに眺めている，習慣，食べ物などへの過度のこだわり，特定の音や感触を極度に拒絶する，診察室ではパソコンのキーボードやマウスに飛びつき，周りが何を話していても平気などの行動が当てはまる。また，融通が利かず初めての場面では大混乱を起こすといった行動も特徴の一つである。

- いろいろな場面での行動面の評価・スクリーニングを行うためM-CHAT，ASQが用いられ，高機能ではさらにASSQなどのアンケートを行う。また評価をより客観的に行うのに小児自閉症評定尺度（CARS）や自閉症診断観察尺度（ADOS），日本自閉症協会（ASJ）が中心になり作成した「広汎性発達障害の行動評価尺度（PARS）」幼児期版などが用いられている。
- 認知発達の評価をWISC-Ⅳや新版K式発達検査を用いて行う。最近では知的能力障害を伴わない一群を，高機能広汎性発達障害とよび，ひとまとめにして別にとらえていく考え方も多い。この本のなかでも別に項目を設け解説を行った。

M-CHAT； modified checklist for autism in toddlers＝乳幼児期自閉症チェックリスト修正版

ASQ； autism screening questionnaire＝自閉症スクリーニング質問用紙

ASSQ； the high-functioning autism spectrum screening questionnaire＝高機能自閉症スペクトラム・スクリーニング質問用紙

CARS； childhood autism rating scale

ADOS： autism diagnostic observation schedule＝自閉症診断観察尺度

PARS： pervasive developmental disorders Autism Society Japan rating scale＝広汎性発達障害の行動評価尺度

高機能広汎性発達障害

理解と定義

- 知的能力障害を伴わないASDを高機能広汎性発達障害という。DSM-Ⅳでは高機能自閉症，Asperger症候群，知的能力障害のない特定不能の広汎性発達障害の3者を高機能広汎性発達障害として広汎性発達障害の下位分類に位置付けられた。2歳までに単語を用い，3歳までに句を使って意思伝達をすることができればAsperger症候群，単語・句を用いた意思伝達の獲得がそれ以降であれば高機能自閉症として扱

われていたが，Asperger症候群と高機能自閉症は明確に区別することが難しい場合が多く，DSM-5ではこの下位分類が削除された。
- 高機能広汎性発達障害は，知的能力障害は認めないが，「対人行動の質的障害」と「限局された行動・興味」の2つの行動特性により特徴付けられる。すなわち，言葉もかなりしゃべることができ，学習面では大きな問題は認めないが，行動面では大きな問題を抱えている。知的能力障害がなく学業不振がないためついつい見逃されがちであるが，幼少期からの適切なかかわりの重要性はきわめて高く，フォローアップするうえで留意しておくべき点である。

評価と診断

- これらの子どもの多くは通常クラスに在籍しており，休み時間も机の上でひとりで絵を描いていたり，相手の意図がわからずトラブルを起こしたり，自分独自の世界に没頭してしまったりという行動を示す。すなわちASDの症状の，
  ① 対人的コミュニケーションおよび対人的相互交流の障害では，幼稚園や学校においてルールが理解できず集団行動がとりにくい，友達の輪に入れず孤立するといった行動がみられる。また，言われたままに受け止め冗談が通じない，しゃべり方が独特でいつも標準語や丁寧語を話すなどの行動を示す。
  ② 限局された反復する行動や興味では，幼児期では回るものが好きだったり，記号や文字に興味を示す，小学生時代には電車や虫など特定の対象に固執したりする。また自分の見通しと違うと容易にパニックを起こす。

  といった行動がみられる。
- こういった行動特性は診察室のなかだけでは観察することはできないので，詳細な聞き取りや高機能自閉症スペクトラム・スクリーニング質問用紙（ASSQ）や自閉症スペクトラム指数（AQ）なども参考にする。
- これらの行動特性はともすると，「わがままで自分勝手である」「協調性がない」と否定的な行動として評価者の目に映る。そして周囲が皆と同じ感じ方や行動を強制すると，パニックを起こしたり，うつ状態になったり，反社会的観念にとらわれたりといった二次障害を引き起こしてくるので注意が必要である。

注意欠如・多動症（ADHD）

理解と定義

- ADHDとは，不注意症状または多動・衝動性症状を年齢に比して明らかに強く認める状態を示す発達障害の一つである（表2）。ともすれば「サボっている」「態度が不真面目だ」といった理解しか得られず，叱責や非難の対象となり孤立することがある。また，親が「しつけが

AQ；autism spectrum quotient＝自閉症スペクトラム指数

表2　ADHD診断基準（DSM-5）

A1. 以下の不注意症状が6つ（17歳以上では5つ）以上あり，6カ月以上にわたって持続している。
  a. 細やかな注意ができず，ケアレスミスをしやすい。
  b. 注意を持続することが困難。
  c. 上の空や注意散漫で，話をきちんと聞けないように見える。
  d. 指示に従わず，宿題などの課題が果たせない。
  e. 課題や活動を整理することができない。
  f. 精神的努力の持続が必要な課題を嫌う。
  g. 課題や活動に必要なものを忘れがちである。
  h. 外部からの刺激で注意散漫となりやすい。
  i. 日々の活動を忘れがちである。

A2. 以下の多動性/衝動性の症状が6つ（17歳以上では5つ）以上あり，6カ月以上にわたって持続している。
  a. 着席中に，手足をもじもじしたり，そわそわした動きをする。
  b. 着席が期待されている場面で離席する。
  c. 不適切な状況で走り回ったりよじ登ったりする。
  d. 静かに遊んだり余暇を過ごすことができない。
  e. 衝動に駆られて突き動かされるような感じがしてじっとしていることができない。
  f. しゃべりすぎる。
  g. 質問が終わる前にうっかり答え始める。
  h. 順番待ちが苦手である。
  i. 他の人の邪魔をしたり，割り込んだりする。

B.　不注意，多動性/衝動性の症状のいくつかは12歳までに存在していた。

C.　不注意, 多動性/衝動性の症状のいくつかは2つ以上の環境（家庭・学校・職場・社交場面など）で存在している。

D.　症状が社会・学業・職業機能を損ねている。

E.　統合失調症や他の精神障害の経過で生じたのではなく，それらで説明することもできない。

（DSM-5 精神疾患の分類と診断の手引. 日本精神神経学会監修, 高橋三郎, 大野裕監訳, 医学書院, 東京, 2014. より引用）

なっていない」と責められる場合も多い。周囲の不適切な対応は，限局性学習症（SLD）と同じく，不登校・行為障害などの二次障害を引き起こすことになるため注意が必要となる。

- 知能指数に関しての記載はないが，通常はIQ50未満の場合にはADHDと診断されることはまれである。

評価と診断

- 症状が早期から現れる場合には「歩き出してからずっと動き回ってじっとしていなかった」との訴えも聞かれるが，通常は2歳以降に「スーパーやレストランでまったくじっとしていない」「絶えず動き回っている」などの訴えなどから疑われることが多い。
- 保育所（園）や幼稚園に入ってから，先生に「落ち着きがない」「集中できなくて困る」などと指摘されてはじめて気付く場合も多い。
- DSM-5で行動面の評価を行うと同時に，WISC-Ⅳでの認知面の評価を行う。また，質問式検査であるADHD評価スケール（ADHD-RS）も汎用されている。注意力の評価にCPTを行うこともある。

ADHD-RS；ADHD Rating Scale

CPT；continuous performance test＝持続処理課題；課題に対する注意の持続力を客観的に評価する。前頭葉機能が関係していると考えられている。

年齢に応じた評価

- 表3に示すとおり，ASD，ADHDの評価において，年齢に応じたチェック項目や課題は異なることを留意する必要がある．各年齢別の健診項目にも詳しいが，理解しやすいように行動面の問題だけをここではまとめた．

ASD，ADHDの各年齢における行動の特徴（表3）

* 1歳6カ月では，発語の遅れや視線が合わないといった症状が明らかになってくる．
* 2歳では，指示理解の困難さが表に出てくる．
* 3歳では，この頃から言葉が話せている場合でも，会話がちぐはぐなことが明らかになってくる．
* 幼稚園などに通い出す4，5歳時には多動，集団行動困難が明らかになる．
* 6歳では多動に加え，不注意や読み書きの遅れなどに気付かれる．

- ASDやADHDを診断する際に，慣れてくると脳MRIや脳波，ABR，採血などの基本的な医学的検査が省略されることがある．しかし，てんかんや微細な脳奇形，白質変性症，水頭症，もやもや病や軽度の難聴，三角頭蓋，ホルモン異常などが見逃されている事例もあり，常にこれらの疾患の可能性を念頭に診療を行う必要がある．

ABR；auditory brain stem response＝聴性脳幹反応

表3　年齢に応じたチェック項目，評価

1歳6カ月	発語，視線	新版K式発達検査
2歳	指示理解	
3歳	会話	新版K式発達検査
4，5歳	多動，集団行動困難	
6歳	多動，不注意	WISC-Ⅳ

感覚系の特徴：ASD

人から触られるのが嫌いでも自分から触るのは大丈夫

ピストルなどの大きな音や人ごみの雑音などが嫌い

味覚の偏りが強く，白いご飯やスナックしか食べなかったり，野菜が絶対ダメだったり

光がまぶしい目がチカチカ

ナニシテンノ〜 チャント シナサ〜イ

かすかな匂いが気になってしまう

体の使い方が苦手で，ダンスや縄跳びや跳び箱が苦手

人との関係の問題：ASD

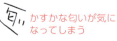

ドウシテツウジナイノ

お母さんが怒ってもきょとんとしてまた同じことの繰り返し

お母さんが話しかけているのに知らんぷりで遊びに夢中

〈学校では〉
一方的に自分の興味のある話題をしゃべり続けてしまう

スーパーやお店でお母さんがいなくても平気でうろうろ

園ではルールがわからず集団から飛び出したり一人で遊びに熱中したり，でも興味のある慣れた遊びなら友だちと一緒に遊べるよ

うまく友だちの輪の中に入れず孤立したり，からかわれたり，友だちの秘密を悪気なく平気でしゃべってしまいトラブル

コミュニケーションや言葉の問題：ASD

人によりその程度はさまざま

ワカンナイヨ〜

幼稚園で友だちとの会話のキャッチボールができない

幼児期には言葉の遅れとして気づかれることが多い

おうむ返しが多い

3歳健診時に二語文が言えず保健師さんから指摘される

〈学校では〉
コミュニケーションの問題として気づかれることが多い
会話の途中で意味を取り違えてちぐはぐな会話になる

しゃべり方がいつも標準語や丁寧語が多く抑揚がない

興味の偏り：ASD

近くで自分のことを話されていても気づかないのにゲームのキャラクターや虫などに夢中になりそのことばかりをしゃべっている

診察室でコンピュータのキーボードやマウスにばかり興味を示す

くるくる回っている扇風機やファンを飽きずにずっと見ている

砂場の砂を一つひとつ飽きずに眺める

2歳前からアルファベットや数字が読める子がいるよ

車や電車や時刻表に夢中
視点の切り替えが苦手で自分のつもりと違うとパニック

新しい場面や道順も苦手で不安で怖がったりする

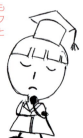

限局性学習症 (SLD)

理解と定義

- LDとは全般的な知的発達に遅れはないが，聞く，話す，読む，書く，計算する，推論するなどの特定の能力の習得と使用に著しい困難をもつ状態を示す発達障害である。新しい診断基準DSM-5では限局性学習症 (SLD) という名称に改められたが，現在でもLDという名称を使う人が多いので，ここではLDという名称を使用する。
- 原因は，視覚障害，聴覚障害，知的能力障害，情緒障害などによらず，中枢神経系のなんらかの機能異常によると推定される。
- 先天的な特性であり，子育てやいじめなどの環境要因が原因で起こるものではないと定義されている。

SLD；specific learning disorder＝限局性学習症
LD；learning disabilities＝学習障害

評価と診断

- 学習に関係する認知能力が出揃うのは，健常で出生した場合でも6歳以降になることが多く，LDの診断は通常，小学校就学後に行われる。
- 診断に際しては臨床症状のほかに，Wechsler知能検査（通常WISC-Ⅳ）の結果がベースになる。その他にK-ABCや読書力テストなどが参考にされることがある（表4）。
- 診断名の示すとおり学習上の問題点が多いため，対応法も教育現場での取り組みが中心となる。親や教師が子どものもつ特性を理解し，具体的なかかわり方や指導法を獲得すると驚くほど子どもの学習態度に変化がみられる。しかし，無理解や叱責・非難などの周囲の不適切な対応が続くと，いくら努力しても正解が得られないという失敗体験に自己肯定感 (self-esteem) の低下が加わり，不安・不登校・心身症などの二次的な障害が引き起こされるため注意が必要である。

K-ABC；Kaufman-Assessment Battery for Children

支援

- 新生児期からのフォローアップ外来では，早期診断・評価のほかに，親の悩みを聞くことにより育児不安を軽減する役割があることが重要である。親はさまざまな不安と焦りをもってフォローアップ外来を受診する。そのときに，医師からどのような声かけをされるかは，医師が思っている以上に，親の気持ちに影響を及ぼす。
- 特に遅れを伴う場合には，言葉を選んで伝える必要がある。「できない」

表4　LDの診断に使用される主なテスト[1]

WISC-Ⅳ	最も汎用されている。言語性と動作性に分けて認知特性を評価。
K-ABC	継次処理と同時処理を分けて評価。指導法の参考にされる。
読み書きテスト	読み書き障害の評価に利用される。

1) 稲垣真澄編：特異的発達障害―診断・治療のための実践ガイドライン．診断と治療社．東京，2010．

- ことに注目をするのではなく,「成長したこと」「できること」に重点をおくとよい.
- 親の不安を頭から否定するのではなく,受け止め共感する態度も必要になる.

両親への心理支援（表5）

- 親の育児への不安を軽減し両親への心理支援を行うことが重要である.
- 両親への心理支援は,まず親の不安やいらだちや,ときに攻撃性となって現れる訴えを傾聴することから始まる.そして,それらの不安定な訴えの裏にある,自責や絶望的な気持ちを理解し,共感することが必要である.
- 母親はハンディのある子どもを生んだことにより,自らの存在意義にすら疑問を感じ子育ての意欲を失っている場合があり,深い気持ちの読みとりが必要となる.
- 訴えの奥にある気持ちを受け止めたうえで,将来の展望を示しながら母親の対応への肯定的な心理的支持を行うことが,大きな励ましになる.たとえば「大丈夫ですよ」「マイペースでいいから」「ひとつずついきましょう」「それでいいんですよ」「成長しましたね」などといった声かけである.

コミュニケーションを育てる（表6）

- 発達障害の子どもは言葉の遅い子が多く,従来から「声かけ」を積極的にしたほうがよいというアドバイスが多く使われている.しかしASDやADHDの子どもは,しばしば自分が何かの遊びに熱中しているときには,周りの声など耳に入らない.こんなときにあえて声かけしても,子どもは遊びを邪魔されたと思って不機嫌になったり怒り出したりして,かえって逆効果なことをよく経験する.
- むしろ子どものほうから,親に対して手をひっぱったり,おもちゃを見せたりといった働きかけがあった場合には,たとえ言葉にならない働きかけでもしっかりと応えてあげることが大事である.なぜなら子どもは,自分の働きかけに対して親が反応をしっかりと返してくれたことがプラスの要素（正の強化子）になり,また次の機会にも自分から親に働きかけようという行動が強まるからである.そうすることが子どものコミュニケーションを育てていく近道である.

表5	両親への心理支援
A. 傾聴	不安, いらだち, 攻撃など
B. 共感	自責, 絶望, 存在意義
C. 支援	肯定的支持, 将来の展望

表6	コミュニケーションを育てる
1.	声かけより応答：正の強化
2.	言語以外のやり取り：play, exercise, game
3.	発達レベルに沿って：small step

- 「子どもとコミュニケーションがとれない」と嘆く親に対しては，声かけを勧めるよりは，「子どもの興味やペースに合わせた応答」を勧めることがよい。また，子どもが興味を示し，意欲的に取り組める遊びや運動やゲームを一緒にすることもコミュニケーション向上に有効である。
- もちろんその場合には子どもの発達レベルに合った課題を考え，少しずつ目標設定を上げていくようにしなければならない。

肯定的・具体的かかわり（表7）

- 子どもの多動や不注意に対し，頭ごなしに叱ったり強制したりするだけではよくならない。むしろどうすべきであったかを示し，できたことを積極的に褒め，積み上げていく肯定的なかかわりが重要である。これは行動修正の原則でもある。
- 子どもに指示するときは，できるだけ具体的，視覚的，肯定的に行うことが有効である。すなわち身振り，手振りを使ったり実際にやってモデルを提示したり，図やカードを利用したりするとわかりやすい。
- 指示は短く，明解に行うとよい。注意が必要なのは，子どもの行動を操作しようとしすぎると失敗することである。あくまで大切なのは，子どもの行動に注目し承認していくことである。

認知特性の理解

- 認知発達の基本レベルは，知的発達（精神発達）に相当する。知的発達と合わない課題を行っても，失敗体験ばかりで自信の喪失や意欲の低下につながるだけである。基本的な知的発達レベルにあった課題を与え成功体験を積み重ねることが重要である。
- 認知には，外界の情報をどのように理解・処理しているかという意味がある。ASDの子どもは一般に耳でゆっくり聞いて理解することよりも，視覚的に画像などからの情報理解が得意であるが，これも認知特性の一つである。発達障害の子どものなかにもその傾向が顕著で，耳からの情報はまったく素通りになるが視覚的な情報はよく理解できる子どもがいる。そういったときには，言葉だけで指示や説明をするのではなく，「身振りや図を用いて説明する」「言葉による指示は一つずつ簡潔に行う」などの工夫が有効である。
- 時間の概念が弱い子どもは，自分のつもりと異なると見通しが立たずに不安になり，パニックを起こす。その場合には，「行動の前には見通しを呈示する」「どこで終わるか示しておく」などの工夫が有効である。
- 視点の切り替えが弱く同じ行動を繰り返すような子どもには，「違う選択肢を自分で選ばせる」「子どもの前で視線を合わせながら，正しい行動を提示する」などの工夫が有効である。
- 子どもの認知特性を理解することは，日常の指導に有効である。新版

表7 肯定的・具体的かかわり
1. 否定より肯定（行動修正の原則）
2. 具体的，視覚的，肯定的指示 ・操作でなく注目と承認 ・身振り，手振り，モデル呈示 ・図やカードの利用 ・指示は短く，明確に

表8 認知特性の理解
1. 新版K式発達検査，WISC-Ⅳ 知的発達：知的レベルに応じた課題 短期記憶：その場で簡潔に指示 数概念：具体物，ゲームの利用 上位概念：切り替えの工夫 時間概念：見通しの呈示，time schedule 状況理解：体験に応じ説明，選択肢 視知覚：ブロック，パズル，オセロなどの利用
2. soft neurological sign 協調運動：滑り台，揺れ遊び，ボール遊び

K式検査やWISC-ⅣやK-ABCなどの検査が認知特性の評価に有用であり，認知特性に合わせた工夫を**表8**に示した。

連携づくりと継続フォローアップ

- ASDに対する専門的支援は，STによる言語訓練，OTによる感覚統合訓練，小集団でのソーシャル・スキル・トレーニング（SST），心理士による母親へのカウンセリングやペアレント・トレーニングなど多数の方法があり，それぞれ一定の効果を挙げている。ASDに関してはTEACCHの考え方が有効であり広く活用されている。
- 発達レベルに合わせたグループ保育などを通して，意欲的に遊んだり行動したりする経験を積み重ねることも効果的な場合があるため，フォローアップ担当医師は，このような専門的な取り組みを行っている医療・教育・福祉機関と日頃から連携をもっておくことが重要である。
- いずれの療法を行うにしろ，言語面・認知面・運動面の訓練だけで子どもが成長するはずはなく，対人面や社会性の発達を幼児期から念頭において日常の生活経験を積み重ねることの重要性を，親にフォローアップ外来のなかで助言しておくとよい。
- 強い自傷，他害，パニック，こだわり，不安などを伴う場合には，児童精神科医または小児神経科医と連携をとり，**薬物療法**を検討する必要がある。
- フォローアップ担当医師は，たとえ各種の専門機関に紹介をした後でも家族が望む場合には，出生時から子どもの成長を親とともに見守ってきたかけがえのない助言者として，フォローアップを続けることが必要である。

（美馬　文，鍋谷まこと）

ST；speech therapist＝言語療法士

OT；occupational therapist＝作業療法士

SST；social skill training

TEACCH；Treatment and Education of Autistic and related Communication handicapped Children

薬物療法：ADHDにはmethylphenidate（コンサータ®），atomoxetine（ストラテラ®）の服用により症状が著しく改善する例がある。また，guanfacine（インチュニブ®）が新しく適応となり注目されている。ASDの易刺激性，興奮性に対しては，risperidone（リスパダール®）やaripiprazole（エビリファイ®）の有用性が示されている。強い強迫行動，うつ症状の合併には，SSRI（selective serotonin re-uptake inhibitor）が使用される場合がある。

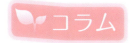
低出生体重児の発達障害の特徴

　低出生体重児で発達障害の合併が注目されている。具体的には，発達性協調運動症（DCD），コミュニケーション症，自閉スペクトラム症（ASD），注意欠如・多動症（ADHD）などが挙げられ，上記の単独の障害にあてはまるというより，複数が合併，もしくは年齢によって顕著な症状が変化していると思われる。よって，フォローアップのどの時点での調査によるかで合併率に相違が生じることも予測される。また上記の障害は，より乳幼児期には発見されにくいことも多い。脳性麻痺などの診断はおおむね1歳6カ月までになされるのに対し，発達障害は学童期までずれ込んでしまうことも多い。

　6歳の健診で日常生活の不器用さやsoft neurological signsの合併を認める児は少ない。自験例では33.3％に認められ，発達性協調運動症（DCD）の合併は低出生体重児では少なくないと推察される。他国の報告では，8歳時の調査で8％に認められたとし，正期産の2％に対しその割合が高かった。感覚統合の問題が基礎にあるとされ，低年齢からの作業療法士などによる感覚統合療法などの介入を考えたいところである。ASDについても多くの研究で在胎週数が短いほど，低体重であるほど発生率は高く，またAspergerタイプより自閉症や比較的症状が弱いDSM-Ⅳにおいて広汎性発達障害とされていたタイプが多いと報告されている。

　自閉性障害の核である社会性の障害が，どのようにして生じるのかについては興味深いところである。超低出生体重児では，早期新生児期にNICU，特に保育器の中で過ごし，多くの触覚・痛覚，また光，モニターなどの物理的刺激が自己や他者の認知の障害を引き起こすことで社会性の発達の障害をもたらす可能性などが示唆されている。さらに，新生児期に脳室拡大をきたすような白質障害を示した児でASDの発症が高いという報告もあるが，まだ関係は不明である。

　ADHDでは，ADHD-RSでみると衝動性より不注意のスコアが高い傾向が高く，低出生体重児のADHDの特徴としては多動衝動優勢タイプより，不注意優勢タイプが多いという指摘が多い。

　限局性学習症（SLD）に関しては，Grunauの8歳児の調査[1]によると，65％と高率にSLDの診断基準に合致しており，書字障害が多く，次いで算数障害，読字障害で，読字障害，算数障害の併存が15％にみられたとしている。SLDの基盤には視知覚，視覚運動供応能力の問題，つまりDCD的な問題があり，幼児期後半にはDCDの問題が全面に，その後それにSLDの問題が明らかになってくると考えられる。

　このように，発達障害は低出生体重児にとっては重要であり，きめ細かい多岐にわたる詳細な，そして9～10歳以降をも含めたより長期的なフォローアップが重要となるゆえんである。

（平澤恭子）

1) Grunau RE, Whitfield MF, Davis C: Pattern of learning disabilities in children with extremely low birth weight and broadly average intelligence. Arch Pediatr Adolesc Med 2002; 156: 615-20.

II すべての年齢に共通したフォローアップの評価と支援

聴力のフォローアップ

入院中の聴覚検査

- 聴覚スクリーニング検査として，修正36週以降には自動聴性脳幹反応（AABR）による検査が可能になる．検査の時期は，先天性難聴を発見するためには修正36～40週，新生児期に生じる障害を発見するためには退院直前が適期である．
- 耳音響放射（OAE）では，auditory neuropathyなどの蝸牛より中枢の後迷路性難聴では検出できない．新生児難聴のリスク因子の一つである極低出生体重児ではAABRによるスクリーニング，聴性脳幹反応（ABR）による精密検査が勧められる．難聴が疑われた場合には，外耳奇形，外耳道，鼓膜，顔面頭部の形態などの診察は重要である．
- ABR検査でのV波が消失する音圧に閾値とする．

   ＊新生児での正常値の目安： V波閾値15～35dB
   　　　　　　　　　　　　　V波潜時4.5～5.9msec

- 検査機種，検査条件により正常値が異なるため，異常の判定には慎重を要する．潜時は成長とともに短縮する．早産児の早期検査の意義は明らかでない．

退院後のフォローアップ

- 健診時には聴性行動・言語発達を，きこえのチェックリスト（表1）[1]を用いて評価し，各月齢でできる項目が半分以下なら他覚的生理検査を行うか，幼児難聴専門の耳鼻科を紹介する．
- ハイリスク児は表2[2]に示すような遅発性難聴発症のリスクがある．入院中にABRで異常を認めた児，また難聴リスクをもつ児では新生児スクリーニングをパスしていても，定期的に（6カ月ごと）聴性脳幹反応（ABR）あるいは歪成分耳音響放射（DPOAE）などの他覚的生理検査も行うことが望ましい．新しい検査法として，聴性定常反応（ASSR）も用いられる．特に先天性サイトメガロウイルス感染症では難聴が進行することが特徴であり，経時的な評価が必要である．

AABR；automatic auditory brainstem response＝自動聴性脳幹反応

OAE；otoacoustic emission＝耳音響放射

ABR；auditory brainstem response＝聴性脳幹反応

1) 一般社団法人日本耳鼻咽喉科学会：新生児聴覚スクリーニングマニュアル．

2) Joint Committee on Infant Hearing: Year 2000 Position Statement. pediatrics 2000; 106: 798-817.

DPOAE；distortion-product otoacoustic emission＝歪成分耳音響放射

ASSR；auditory steady state response＝聴性定常反応

表1 家庭でできる耳のきこえと言葉の発達チェック

月齢	項目
0カ月頃	（　）突然の音にビクッとする （　）突然の音にまぶたをぎゅっと閉じる （　）眠っているときに突然大きな音がするとまぶたが開く
1カ月頃	（　）突然の音にビクッとして手足を伸ばす （　）眠っていて突然の音に目を覚ますか，または泣き出す （　）目が開いているときに急に大きな音がするとまぶたを閉じる （　）泣いているとき，または動いているとき声をかけると泣きやむか動作を止める （　）近くで声をかけると（またはガラガラを鳴らす）ゆっくり顔を向けることがある
2カ月頃	（　）眠っていて急に鋭い音がすると，ビクッと手足を動かしたりまばたきをする （　）眠っていて子どもの騒ぐ声や，くしゃみ，時計の音，掃除機などの音に目を覚ます （　）話しかけると，アーとかウーと声を出して喜ぶ（またはニコニコする）
3カ月頃	（　）ラジオの音，テレビの音，コマーシャルなどに顔（または眼）を向けることがある （　）怒った声や優しい声，歌や音楽に不安げな表情をしたり喜んだり嫌がったりする
4カ月頃	（　）日常のいろいろな音（玩具・テレビ・楽器・戸の開閉）に関心を示す（振り向く） （　）名を呼ぶとゆっくりではあるが顔を向ける （　）人の声（特に聞き慣れた母の声）に振り向く （　）不意の音や聞き慣れない音，珍しい音にははっきり顔を向ける
5カ月頃	（　）耳元に目覚まし時計を近づけると，コチコチをいう音に振り向く （　）父母や人の声などよく聞き分ける （　）突然の大きな音や声に，びっくりしてしがみついたり泣き出したりする
6カ月頃	（　）話しかけたり歌をうたってやるとじっと顔をみている （　）声をかけると意図的にさっと振り向く （　）ラジオやテレビの音に敏感に振り向く
7カ月頃	（　）隣の部屋の物音や，外の動物の鳴き声などに振り向く （　）話しかけたり歌をうたってやると，じっと口元を見つめ，時に声を出して応える （　）テレビのコマーシャルや番組のテーマ音楽の変わり目にパッと振り向く （　）叱った声（メッ，コラなど）や近くでなる突然の音に驚く（または泣き出す）
8カ月頃	（　）動物のなき声をまねるとキャッキャ言って喜ぶ （　）きげんよく声を出しているとき，まねてやると，またそれをまねて声を出す （　）ダメッ，コラッなどというと，手を引っ込めたり泣き出したりする （　）耳元に小さな音（時計のコチコチ音）などを近づけると振り向く
9カ月頃	（　）外のいろいろな音（車の音，雨の音，飛行機の音など）に関心を示す（音の方にはっていく，または見まわす） （　）「オイデ」「バイバイ」などの人のことば（身振りを入れずにことばだけで命じて）に応じて行動する （　）隣の部屋で物音をたてたり，遠くから名を呼ぶとはってくる （　）音楽や，歌をうたってやると，手足を動かして喜ぶ （　）ちょっとした物音や，ちょっとでも変わった音がするとハッと向く
10カ月頃	（　）「ママ」，「マンマ」または「ネンネ」など，人のことばをまねていう （　）気づかれぬようにして，そっと近づいて，ささやき声で名前を呼ぶと振り向く
11カ月頃	（　）音楽のリズムに合わせて身体を動かす （　）「・・・チョウダイ」というと，そのものを手渡す （　）「・・・ドコ？」と聞くと，そちらを見る
12〜15カ月頃	（　）隣の部屋で物音がすると，不思議がって，耳を傾けたり，あるいは合図して教える （　）簡単なことばによるいいつけや，要求に応じて行動する （　）目，耳，口，その他の身体部位をたずねると，指をさす

（文献1より引用）

表2 進行性・遅発性聴覚障害のリスク因子

1	家族や世話をする人が児の聴力，発語，会話，発達に異常を感じるかどうか
2	永続的聴覚障害の家族歴
3	感音性・伝音性聴覚障害を起こしうる，または耳管異常をきたしうる疾病
4	細菌性髄膜炎を含む感音性聴覚障害をきたす感染症
5	CMV，ヘルペス，風疹，梅毒，トキソプラズマの胎内感染症
6	新生児期での推測因子 　交換輸血を要する新生児黄疸，人工換気を要する新生児遷延性肺高血圧症（PPHN） 　ECMOを要する疾患
7	進行性難聴をきたしうる症候群 　神経線維腫症，大理石骨病（Osteopetrosis），Usher症候群など
8	神経変性疾患（Hunter症候群） 運動・感覚ニューロン疾患（Friedreich's ataxia，Charcot-Marie-Tooth病）
9	頭部外傷
10	最低3カ月持続する滲出液貯留を伴う反復性，持続性中耳炎

(文献2より引用)

CMV；cytomegalovirus＝サイトメガロウイルス
PPHN；persistent pulmonary hypertension of the newborn＝新生児遷延性肺高血圧症
ECMO；extracorporeal membrane oxygenation＝体外式膜型人工肺

（河野由美）

Ⅱ すべての年齢に共通したフォローアップの評価と支援

眼科のフォローアップ

- 乳児期には早期に眼科専門医の対応が必要な疾患がある。手遅れになると重篤な視覚発達障害に至ることがある。
- 早産児の眼合併症の頻度は高くkey ageを設けて眼科検診を行うことが重要である。

眼科的異常の徴候

- 乳児期：修正2カ月を過ぎて視線が定まらない。修正4カ月を過ぎて追視がみられない，目が揺れる，斜視。
- 幼児期：片眼が見えなくても気が付かない場合がある。目を細める，顔を傾ける，横目で見る。
- 徴候があった場合，「まだ小さいので様子をみましょう」と経過観察せず，眼科に紹介する。

眼科スクリーニング検査

* 対光反射，角膜反射：ペンライトで30cm離れたところから瞳孔に光を当て，眼位を診る（図1）。このとき，角膜の大きさの左右差，瞳孔の反射光にも注意する。
* 固視，追視検査：両眼開放の場合と片眼を隠した場合と両方の確認が必要。
* 嫌悪反射（図2）：片眼を遮蔽して嫌がらないのに，他眼を遮蔽すると嫌がる→片眼の視力障害の可能性がある。

早期専門医対応が必要な疾患

白内障

- 主訴は「瞳が白いようだ」。手遅れになると重篤な視覚発達障害に至る。
- 混濁の強い白内障では，形態覚遮断弱視の形成を阻止する目的で，片眼性では修正1〜2カ月以内に手術，両眼性では修正3カ月以内に手術する。

図1 角膜反射

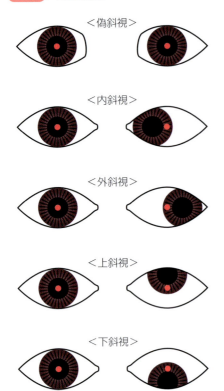

図2 嫌悪反射

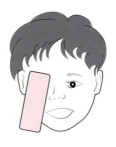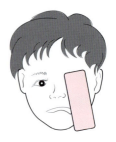

右眼を隠してもまったく嫌がらないが，左眼を遮蔽すると激しく抵抗するのは，右眼の視力が不良であることを示している。

早期発達緑内障
- 症状は黒目（角膜）が白っぽい，黒目が大きいことである。
- 生後数カ月以内に約80％が発症する。
- 基本的に両眼性である。
- 診断後ただちに治療を開始する。

網膜芽細胞腫
- 症状は瞳が白く光ること（夜間光があたると猫の目のように光るCat's eye）だが，視力不良や斜視で発見されることもある。
- 30％は両眼性，70％は片眼性。5歳までに95％が発病する[1]。
- 家族性があるものもあり，家族歴に注意する。
- すぐに治療を開始する。

斜視
- 主訴は「目の向きがおかしい」。
- 斜視は網膜芽細胞腫，白内障，その他器質的な病気のサインになることがある。
- 器質的疾患のない斜視でも，乳幼児期の眼位はその後の視力や立体感

1) 日本眼科学会：網膜芽細胞腫の診断基準．日本眼科学会雑誌 2015；119：410-11．

の発達に大きな影響があり，眼鏡や手術などの早期の治療を要することがある。

眼振
- 目が揺れている。
- 視力障害の程度はさまざま。
- Sunset eye sign（落陽現象）：脳圧亢進時にみられる徴候。眼球が不随意に下方に共同偏位する。

まぶたが下がっている
（血管腫，霰粒腫，眼瞼下垂，重症筋無力症）
- 片方のまぶたが開かない。
- 眼帯などの片眼の遮蔽は数日間でも弱視の原因になるため禁忌。

鼻涙管閉塞
- 片方（あるいは両方）の目から涙や眼脂が多い。
- 抗菌薬点眼で様子をみる。改善がなければ専門医へ紹介する。

低出生体重児に多い疾患

屈折異常
- 強度近視，乱視の頻度が高い。
- 特に重症未熟児網膜症治療後の児は2歳までに急激に近視が進行することがある。
- 強い屈折異常がある場合，眼鏡治療，遮蔽治療が必要な場合がある。

斜視
- 頻度：日本では成人を含めた疫学調査が十分になされていない。正期産2〜4%[2,3]，超低出生体重児26%（自験例169例中44例）。
- 原因：さまざまな原因がある。
  - 脳室内出血児は内斜視の頻度が高い。
  - 未熟児網膜症網膜牽引による黄斑偏位や視力不良。
- 経過：乳幼児期に徐々に斜視になっていく。
- 治療：斜視弱視となることもあり，早期に眼鏡や手術になる場合もある。

緑内障
- 閉塞隅角緑内障：頻度は少ないが，超低出生体重児で網膜光凝固治療を行っている児が緑内障発作を起こす場合がある。発作の症状は機嫌が悪い，白目が赤い，黒目が白っぽい，瞳が大きくなっている，対光反射が消失するなどである。

2) 東　範行：小児眼科学. p.123, 三輪書店, 2015.
3) Fieß A, Kölb-Keerl R, Schuster AK, et al：Prevalence and associated factors of strabismus in former preterm and full-term infants between 4 and 10 Years of age.BMC Ophthalmol 2017；17：228.

- 未熟児網膜症硝子体手術後や白内障手術後の児は緑内障になる率が高い。術後は専門医の定期検査が必須である。

後部視路障害
- 視線が合わない。
- 周産期低酸素脳症，脳室内出血，出血性水頭症，発達障害，精神発達遅滞などの児にみられる。未熟児網膜症の程度が軽くても，脳障害により視力障害が重度の場合がある。

年齢別フォローアップの要点

- 未熟児網膜症治療，特に抗血管内皮増殖因子治療を行った場合は，1年以内に再増殖，再治療の可能性があるので専門医が注意して経過をみる。
- 未熟児網膜症がうまく治癒したにもかかわらず，幼少期に適切な屈折矯正や弱視治療，斜視治療を受けなかったために弱視になっている症例は意外に多い。フォローアップの際に必ず眼科受診を勧める。

乳幼児期
①1〜3カ月：視力0.012〜0.05，眼位正位50％。
- 外界から身を守るために眼球のむき運動が始まり，頸部の発達があり，追視が形成される。
- ペンライトなどを当て，目の大きさ，まぶたの開き具合を確認し，あやすと笑い視線を向けるか尋ねる。低出生体重児では網膜症のあるなしにかかわらず，視機能の発達はゆっくりである。硝子体手術などで水晶体を摘出した児は眼鏡を装用する。

②4〜6カ月：視力0.07〜0.1，眼位は正位のことが多くなる。
- 4カ月頃から手を目の前にかざし，じっと見つめる（ハンドリガード），目を寄せ，ピントを合わせ，縮瞳して両眼で融像するようになる。眼位異常は眼科へ紹介する。

③6〜12カ月：視力0.1〜0.2，1〜2歳：視力0.2〜0.5。
- 2歳までは特に両眼視機能が発達する大切な時期であり，引き続き眼位に注意する必要がある。
- 眼鏡装用や早期斜視手術など適切な治療が必要である。
- 未熟児網膜症の治療をした超低出生体重児は，2歳までの間に急速に屈折が変化し，早めに眼鏡が必要になることがある。

④3歳：視力〜1.0。
- おおむね屈折弱視は3歳から眼鏡をかける。知的能力障害などがあり，視力検査ができない場合でも屈折異常は他覚的に評価可能である。

学童期

- 超低出生体重児は，就学時に眼科受診を勧める。未熟児網膜症治療を受けた児は，専門医による定期検査を年に1〜2回受ける。

眼科フォローアップのための紹介状例

紹介状

患者様は在胎（　　　）週，出生体重（　　　）g，で出生された方です。

・未熟児網膜症に対する治療
　（　網膜光凝固　・　抗VEGF硝子体内注射　）を
　（　○○病院で施行しました　・　せずに自然治癒しました　）。
・現在（　　　）歳で視反応は
　（　良好です　・　やや気になる点があります　）
　（　固視や追視が弱い　・　眼振　・　斜視　・　頭位異常　・
　　　片眼視力不良　・　かなり近くで見る　・　その他　　　）

患者様は眼科的異常を合併しやすいハイリスクな方ですので，屈折異常や弱視のスクリーニング，眼底の経過を含め貴院での経過観察をお願いいたします。

（太刀川貴子）

II　すべての年齢に共通したフォローアップの評価と支援

歯科のフォローアップ

- 歯の萌出とともに口腔の形態は大きく変化し，個人差が大きい。健診時には，萌出時期や歯の形態・歯質などを診る。歯科医師との連携も必要である。

低出生体重児の口腔の特徴[1]

- 低出生体重児では，歯の発育が阻害されることが多い。

乳歯列期（3～5歳）の特徴
- エナメル質減形成や癒合歯，欠如歯の頻度が高い。
- 歯冠が小さく，石灰化が不十分である。
- 狭窄歯列であることが多く，歯列不正が高頻度に認められる。
- 頭蓋顔面の幅が圧迫され（未熟児顔貌），下顎骨の劣成長がある。
- 咀嚼能力，咬合力が低い。

永久歯列期の特徴
- 歯冠が小さく，発育が遅れる。
- 混合歯列，永久歯で不正咬合の頻度が高い。

年齢別のフォローアップ健診時の要点

乳児期
口蓋の形態
- 5カ月頃までの乳児の口蓋の形態は，硬口蓋の中央部が円形に陥凹した形態を呈している。
- 低出生体重児では，口蓋の陥凹部が前後に長円形になっていることが多く，哺乳障害の原因になることがある。

乳歯の萌出時期
- 一般的には，生後7～8カ月頃に下顎の前歯（乳中切歯）から萌出が始まり，次に上顎の乳前歯が10カ月頃に萌出が始まる。
- 乳歯の萌出は個人差が大きいが，低出生体重児は，暦年齢では平均（6.8カ月）よりかなり萌出が遅れる傾向がある。

1歳時（修正月齢）
- 1歳前後には，さらに2本ずつ乳前歯が萌出し，乳前歯が4本ずつ合

1) 池田正一：極低出生体重児の口腔の特徴と機能．日本未熟児新生児学会雑誌2002；14：19-24．

計8本くらい萌出するが，個体差は大きい。この頃までに歯の萌出がなければ，歯科医師に相談するとよい。

1歳6カ月時（修正月齢）

- この年齢では，乳歯が12〜14本萌出している。
- この時期の歯科検診では，むし歯（う蝕）の有無を診る。また，むし歯予防のために日常生活，特にその食習慣について適切な指導を行う。
- 低出生体重児は歯の形成不全のため，むし歯になると一気に重症化してしまうので，就寝時の哺乳習慣が続いている場合は特に，乳前歯のむし歯には注意が必要である。
- 歯磨き習慣を身につける開始時期になり，養育者にていねいに磨くよう指導する。

3歳時（暦年齢）

- 乳歯が生えそろって，歯列が完成する時期であるため，一度，歯科（小児歯科専門医）を受診するのが望ましい。
- むし歯の多発期が継続するため，歯磨き習慣を含め，日常生活習慣の定着に注意する。
- 乳臼歯が生えそろって，歯列や咬合の状態の評価が可能となるが，低出生体重児では乳歯列弓や口蓋の形が左右から押されたように狭窄している場合が多い（図1）。それに伴い，歯列不正が高頻度で認められる。
- 指を吸う，爪を咬むなどの癖は，口腔周囲筋の正常な発達を損なうことがある。
- 上顎前歯が前に出ている場合は，継続的に指しゃぶりをしている可能性がある。習癖をやめさせることは簡単ではないので，強制的指導は控えるようにし，経過を観察していく。
- 乳歯列と永久歯列の不正は直接的には関連はないが，顎骨の成長，奇形あるいは習癖などが原因になっている不正咬合は，その傾向が永久歯になっても残る。このような原因がある場合は，これらの治療を早期に行い，習癖を早めにやめさせることが必要になる。

図1 狭窄歯列弓

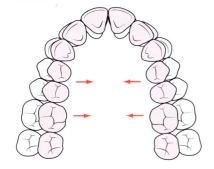

6歳時（就学前健診）

- 下顎前歯の生え変わりが始まり，永久歯で最もむし歯になりやすい6歳臼歯（第一大臼歯）の出る時期にあたる。フッ素塗布やシーラントのむし歯予防処置が効果をあげる。
- 永久歯の発育が遅れ，混合歯列，不正咬合の頻度が高いため，この時期に歯科を受診するのが望ましい。

むし歯の治療

- むし歯の治療は，大人と同じ器具を使って行われるため，実質的な治療は3歳を過ぎないと難しい場合が多い。乳歯の場合は，緊急を要する場合を除き，フッ素塗布を行い経過を観察する。
- 歯が白くなってきたり，歯に着色がみられたりするようなら，歯科を受診するのが望ましい。

フッ素塗布

- 萌出後間もない歯は，歯の表面エナメル質の成熟度が十分ではない。しかし，歯質が未成熟であるためフッ素への反応性が高く，最も効率よく取り込まれる。フッ素を塗布すると，歯の表面のエナメル質の成熟が助けられてむし歯になりにくくなる。
- 歯が生えたときに，1歯単位で重点的にフッ素塗布を行っていくのが好ましい。

かかりつけ歯科医へ

- 小児のむし歯は進行が速いのが特徴である。またハイリスク児は歯質が弱く，歯列不正の頻度が高いため，早い段階でかかりつけ歯科医（小児歯科専門医）をもつことが必要である。以下のホームページが参考になる。
  日本小児歯科学会　http://www.jspd.or.jp/

（向井美惠，大河内昌子）

III 年齢別フォローアップ健診

乳児期健診
乳児期(退院直後から歩行開始まで)の健診

健診の要点

- 基本的に，極低出生体重児においては，3歳までは修正月齢で考える。予防接種だけは暦年齢で積極的に接種を行う。
- 身体発育の評価：特に退院後早期は，体重増加をチェックする。
- 栄養の評価，貧血・未熟児くる病の評価と治療：体重・身長・頭囲の増加を観察する。血液，尿，X線検査等での評価を行う。
- 身体所見：一定の時期までに発見すべき疾患(先天性股関節脱臼など)もあるので，注意深く診察を行う。
- 運動発達・神経学的評価：人見知りなどで診察が難しい場合もあるが，できるだけ泣かないように診察を試みる。
- 視覚・聴覚：必要に応じて眼科を受診する。また，新生児聴覚スクリーニングの結果のみでなく，聴覚のチェックを健診の度に月齢相応の方法で行う。
- 精神発達の評価：知的発達については，対人関係(人見知りなど)の評価を行い，各種発達検査も併用する。
- 行動の評価：対人関係(人見知りや指さしなど)の観察を行う。
- フォローアップ外来は，在宅医療(在宅酸素療法，経管栄養，気管切開など)の支援，療育やレスパイト施設への紹介など，コーディネーターとしての役割も大きい。普段からアンテナを張り，最新の状況を確認しておく。
- その他：予防接種の接種歴を確認する。家庭における父親の児へのかかわりを確認する。ハイリスク児は，虐待のリスクにもなる。さらに多胎，慢性疾患，要在宅医療や育児不安が強いなどのケースではリスクが増加するので，虐待，ネグレクトの徴候に留意する。

身体発育の評価

- 健診のたびに身長，体重，頭囲，胸囲の計測を行い，母子手帳などに記載する。
- 母子手帳に掲載されている乳幼児発育曲線に修正月齢でプロットし，身体発育評価の一助とする。
- 極低出生体重児(特に超低出生体重児)は，当初頭囲のみ正常範囲で，身長や体重は曲線を下回ることも多い。たいていは徐々にキャッチアップし，身長，体重の順に正常範囲に入ってくることが多い。

- 超低出生体重児，特にSGA児の場合は，なかなかキャッチアップがみられず，発育曲線の下に位置し続けることもあるが，プロットした線が発育曲線と平行であれば経過観察とし，無理に過栄養を勧めないようにする。特にSGA性低身長症の項目に当てはまる児は，乳児期以降も注意深く発育を見守る。
- 急激に体格（特に体重）がキャッチアップすると，将来の生活習慣病（高血圧，糖尿病，肥満など）との関連も指摘されているため，肥満度の評価も行う。
- はいはいをする頃からは運動量が増え，そのために体重増加が鈍くなる例もある。身長が伸びていて健康であれば，しばらく経過観察でよいであろう。

栄養の評価，貧血・未熟児くる病の評価と治療

栄養の評価
- 特に退院後数カ月は，母乳か人工乳か，1回量，授乳間隔，体重増加を評価する。
- 低出生体重児も原則母乳育児とする。

離乳食の指導
- 離乳食は修正月齢で開始し進めていく。頸定が認められれば修正5カ月頃より開始する。
- 特に体重が小さい児では摂取量が少ないこともある。
- スケジュール通りにいかない場合も，無理強いをせず，「食事は楽しいものである」という概念が崩れないようにする。できれば養育者と一緒に食事をするように提案する。

未熟児貧血，未熟児くる病
- NICU入院中に未熟児貧血，未熟児くる病を認めた例は，健診時に適宜血液検査，手根骨X線，骨密度検査などを行い，必要な例には，鉄剤，ビタミンDの補充を行う。
- 鉄剤補充ガイドライン作成小委員会の『新生児に対する鉄剤投与のガイドライン2017（案）』を参考にする。

身体所見

- 全身の診察を行い，この時期に現れてくる下記のような身体的異常の有無を確認する。
- 頭蓋骨早期癒合症，筋性斜頸，先天性股関節脱臼，尿膜管遺残，停留精巣，陰唇癒合症，鼠径ヘルニア，臍ヘルニアなどである。

SGA；small for gestational age

⇨「未熟児貧血」(p.152)参照

運動発達・神経学的評価

- 脳性麻痺(痙性四肢麻痺),運動発達遅滞の有無を評価する。
- **姿勢,自発運動**:特に仰臥位における,四肢の多様でなめらかな動きや分離性,抗重力運動などを,診察のはじめにしばらく観察する。
- **原始反射**:モロー反射,引き起こし反応などの評価を行う。
- **粗大運動**:頸定,寝返り,座位,はいはい,つかまり立ち,つたい歩き,独歩などを実際に児にさせて評価を行う。
- **協調運動**:手と手,手と口(指しゃぶり),手と膝,手と足,足と口などの協調運動の出現を観察する。足と口の協調運動が確認できれば,将来歩行可能であろうと判断できる。
- **微細運動**:音の鳴るおもちゃや小さめの積み木などを準備し,児に持たせる。把握の仕方の評価ももちろん重要であるが,目の前におもちゃを差し出されたときの児の反応(すぐにとる,しばらく躊躇する,おもちゃに手を伸ばさない,など)の評価も重要である。
- 各運動の月齢における評価は,各月齢の項に委ねる。
- **筋緊張**:超早産児においては,一過性の筋緊張亢進(立位での尖足,引き起こし反応が起こった際の下肢の突っ張り,抱っこでの反り返りなど)を認めることがある。腱反射も亢進する。特に修正3カ月頃に顕著になるが,多くは修正7カ月頃に改善していく。この経過は,特にSGA児にみられる。そのため痙性の評価および療育開始は,筆者は修正7カ月以降に行うようにしている(典型例は除く)。また,反り返る児に対しては,抱っこの仕方の工夫も必要である。
- 超早産児,重症の慢性肺疾患などでNICU入院が長期化した児は,乳児期は修正しても正常発達に追いついていない例も多い。また頭部が相対的に大きいため,頸定も遅れる傾向にある。その旨,養育者などへは説明を行い,養育者が悩み過ぎないようにすることも大切である。
- NICU退院前に頭部MRIを撮る施設も多いと思われるが,頭部MRIで必ずしもすべての病変は発見できない。退院後も神経学的障害の早期発見,早期療育開始に努める。

視覚

- 極低出生体重児は,遠視,乱視,斜視などが多いため,外来においても評価を行う。
- NICU入院中に眼科受診をしていると思われるが,引き続いての眼科フォローアップも重要である。
- 「赤ちゃんは目が見えない」と思い込んでいる養育者もいるので,修正1カ月頃には追視も可能であることを伝え,アイコンタクトを促す。

⇨「眼科のフォローアップ:年齢別フォローアップの要点」(p.72) も参照

聴覚

- NICU入院中に行った新生児聴覚スクリーニングの結果を確認する。検査されていなければ，外来にて検査を行う。
- 新生児聴覚スクリーニングの結果が良くても，乳児期は健診のたびに必ず聴覚のチェック項目を問診する。詳細は聴力のフォローアップの項に譲るが，例えば1カ月であれば，突然の音に対するモロー反射，4カ月では日常のいろいろな音に関心を示し振り向く，7カ月では，テレビで流れる特定のCMなどにぱっと振り向く，10カ月であれば，「ママ」などを真似する，などである。

⇨「聴力のフォローアップ」(p.66)

- 特にNICU入院中のアミノグリコシド系抗菌薬の使用，重症黄疸の既往，新生児遷延性肺高血圧症などを認めた例，耳の奇形を伴う場合などは，難聴のハイリスク児であるので，慎重に経過をみる。

精神運動発達（知的発達）の評価

- key ageごとの児の特徴を理解し，健診に臨む。
- 人見知りは知的発達を観察するうえで重要である。母親とそれ以外（父親は児とのかかわり方にもよる）を認識し，早い児では4カ月頃から人見知りが始まることもある。その時期や人見知りの程度は個人差が大きいが，人見知りがまったくない場合は，発達障害を疑う一つの要素となる。key ageのなかでは，特に修正10カ月頃の人見知りは激しく，児の診察が困難なこともある。その場合は養育者への問診が中心とならざるをえないが，時間が許せば，診察前に児の待合室での様子をこっそり観察するのもよい。一見，人見知りがみられない場合は，抱っこをして，養育者から離れてみると，泣きだす児もいる。
- 言語面では，まずクーイングの有無を確認する。児の発達のみでなく，家族のかかわりが関与している可能性もあるので，クーイングが出ない場合は，かかわり方について問診を行い，場合によっては指導を行う。次に，「ママ」「ダダ」，などの喃語が出現する。クーイングと同様，養育者の応答が児の発達には重要であることを伝える。養育者と児との相互の会話によって，次第に言語が形成されていく。喃語が月齢相当に出ない場合は，必ず聴覚の評価を行う。
- 客観的な発達の評価としては，乳児期には遠城寺式乳幼児分析的発達法や，津守・稲毛式乳幼児精神発達診断を行う。養育者への問診と児の診察によって評価を行う。また，修正1歳6カ月から修正1歳10カ月頃までには新版K式発達検査などを行い，修正月齢での評価を行う。

行動の評価

- 「行動の評価」は，「運動発達の評価」および「知的発達の評価」とも重複することが多いが，指さしは乳児期後半において大切な行動の一つである．自分の意志を積極的に相手に伝えるという，対人関係の発達の重要な指標となる．指さしの前段階として，共同注意がある．これは大人が指をさした方向をみて，児が同じ方向を見るか，という行動であるが，修正10カ月から12カ月頃にはしてほしい行動である．もし健診時に共同注意がなければ，養育者に積極的にかかわってもらうとよい．
- 落ち着きのなさが乳児期後半に顕著になる児もいる．特に極低出生体重児でSGAの男児によくみられる．ADHDなどのリスクも考慮し，引き続き経過をみていくことが重要である．
- 過敏性が高い児も存在する．音や光，接触，場合によっては食事（口腔内）に対して過敏性が高い．それぞれにかかわり方の工夫のアドバイスを行う．

ADHD；attention-deficit /hyperactivity disorder＝注意欠如・多動症

健診時のアドバイス

- 養育者からの質問として多いのが，修正1カ月頃であれば，嘔吐（溢乳），便秘，唸り，鼻閉感，発疹，夜泣き（昼夜逆転），向き癖，不規則な呼吸などである．NICU退院後初回外来であることも多いと思われるため，しっかりと説明し，必要があればアドバイスを行う．
- 体格，特に体重の増加は，乳児期を通して，養育者の大きな心配事の一つである．なかには，かかりつけ医や保健所などで暦年齢で乳幼児発育曲線にプロットされたため，一見標準を下回り落ち込む養育者もみられる．修正月齢で正しくプロットし，正しい評価を養育者に伝えることも大切である．そしてゆっくりであってもキャッチアップしている，あるいは，成長曲線と平行であれば，その旨を伝え，無理に栄養を増やさないように助言する．
- 離乳食の量，内容についての質問も多い．在胎22～23週の児では，修正月齢で考えても若干遅らせたほうがよいケースもみられる．逆に離乳食を食べなくなる児もいる．その場合，一段階進めてみると食べるようになる児もいるので，試してもらう．
- 毎回の健診においては，養育者の疑問や不安にはすべて答えるように心がける．
- 健診では，児の様子を1カ所でいいので褒めることを心がける．次回健診までの目標設定を行うなど，次回も来たくなるような健診にする努力が必要と思われる．
- 育児上の安全面のアドバイスも重要である．乳児期早期であればチャイルドシートや，うつぶせ寝について，はいはいし始めれば階段，お

風呂の残り湯，ヒーターなどの家庭のなかの安全確認を行う。また，なんでも口に入れる時期になるので，誤飲に対する教育（ボタン電池，薬，洗剤など）も重要である。

〔川瀬昭彦〕

III 年齢別フォローアップ健診

乳児期健診
key monthの神経生理学的意味

- 早期産児のフォローアップにおいては，脳性麻痺の早期発見が重要な課題となる．脳性麻痺の診断には，頸定や四つ這い，独歩などの発達指標の評価が重要である．しかし，より早期に発見したり精神発達遅滞などの他の発達障害と鑑別したりするためには，「原始反射の消退」「正常姿勢反応の出現」などの神経生理学的評価が不可欠である．反射・反応の消失時期と発現時期を図1に示す．本項では，乳児健診のkey month といわれる4カ月，7カ月，10カ月の神経生理学的意味について表1のとおりである．

図1 反射・反応：消失と発現の時期

		1カ月	2カ月	3カ月	4カ月	5カ月	6カ月	7カ月	8カ月	9カ月	10カ月	11カ月	12カ月
原始反射	交叉伸展反射												
	モロー反射												
	Galant反射												
	ATNR												
	探索反射												
	吸啜反射												
	手の把握反射												
	足の把握反射												
姿勢反応	立ち直り反応												
	パラシュート反応												
	ステッピング反応												

ATNR；asymmetric tonic neck reflex＝非対称性緊張性頸反射

正常新生児のATNR（生後1日）
（保護者の承諾を得て掲載）

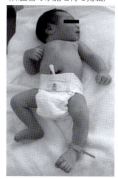

表1 正常乳児の運動発達-key monthの神経生理学的意味について

月齢 4カ月	生理学的基盤	原始反射からの離脱
	獲得する機能	頸定，手と口・手と手の協調，追視，腹臥位での肢支持，咀嚼
月齢 7カ月	生理学的基盤	立ち直り反応の優位性確立
	獲得する機能	寝返り，手と足の協調運動，座位，下肢への荷重，物の持ち替え
月齢 10カ月	生理学的基盤	平衡反応の出現
	獲得する機能	四つ這い，つかまり立ち，安定した座位での両手遊び

4カ月：原始反射からの解放

- 新生児期から生後3カ月頃まではさまざまな原始反射に支配されている。原始反射には，探索－吸啜－嚥下というような生命維持に不可欠な反射だけでなく，モロー反射，Galant反射，TNR（緊張性頸反射）など，子どもの姿勢維持や意図的・合目的的な運動を阻害する反射もある。
- 正常乳児は，3～4カ月頃に脊髄～延髄レベルの原始反射から解放されて，自ら意図した運動を遂行したり姿勢を維持したりすることが可能になる。4カ月健診の着眼点はこの変化を確認することである。

TNR；tonic neck reflex
＝緊張性頸反射

頸定

- 頸定とは，頭の位置や動きが四肢に影響を与えてしまうモロー反射やTNRなどの原始反射から解放されて，全身の反応を引き起こさずに，自由に頭を動かせるようになった状態である。
- 「頸定」の確認方法は，「腹臥位で頭が上がる」「引き起こすと頭部がついてくる（45度で体幹と一線）」「座位姿勢で頭が体幹線上にあり，揺さぶっても安定している」などである。
- 頭部のコントロールの発達とともに頸の立ち直り反応も発達してくる。

追視

- 知的能力の発達に加えて，眼球が頭の動きから分離して動かせるようになることが必要である。そのためには，モロー反射などの原始反射から解放されていなければならない。

指吸い

- ATNR（非対称性緊張性頸反射）から解放され，手を口（顔）にもってくることができるようになって可能になる。身体図式形成の最初の段階として重要な能力であり，おしゃぶりなどで邪魔すべきではない。

⇨ 身体図式
p.162

摂食機能の出現＝離乳食開始の準備

- 4カ月に入ると，3カ月頃までの咬反射〔歯茎（gum）への刺激によって引き起こされる原始反射〕から解放されて固形物が口腔内に取り込めるようになる。下顎も分離運動（上下運動だけではない自由な動き）が可能となって，固形物の咀嚼に必要な回旋運動が出現し，離乳食摂取の準備ができる。

⇨「脳性麻痺（CP）」：原始反射の消失と正常姿勢反応の発達 (p.162) 参照

7カ月：立ち直り反応の優位性確立

- 6カ月から7カ月頃になると，脊髄 – 延髄に対する中脳の優位性が確立し，立ち直り反応を基盤にした運動や姿勢が可能になる（立ち直り反応とは，頭部を垂直に保ち，頭部と体幹・体幹と骨盤の捻れを修正しようとする反応）。7カ月健診の着眼点はこの変化を確認することである。

寝返り（図2，3）

- 頸部または身体から起こる身体の立ち直り反応を基盤として出現する。
- 「寝返り可」の判定は，「背臥位から腹臥位，腹臥位から背臥位の両方

図2　背臥位の発達

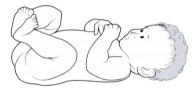

a：正中位指向

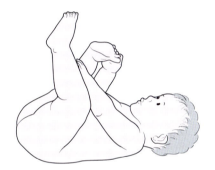

b：抗重力屈曲活動の発達，緊張性迷路反射からの解放

図3　背臥位の発達

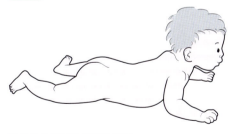 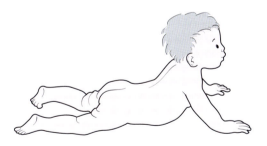

① 心身の発達の基礎的姿勢
② 移動の発達に重要
③ 抗重力伸展活動の発達
④ 上肢の支持機能の発達

緊張性迷路反射からの解放と頭の立ち直り反応の発達が基盤となる。

ができる」「体の回旋がみられる」「意図して途中で止められる」「腹臥位では身体の下に置かれた上肢を引き出せて両肘による支持が可能になる」などである。
- 「腹臥位が嫌いで反り返って背臥位になる」は「寝返り可」としない。

座位（図4）
- 6カ月頃の両手支持を必要とする初期の座位から発達して，この時期には，骨盤の垂直化と体幹の伸展が起こり下肢と坐骨でできる三角形の安定した基底面ができて，手支持を必要としない安定した座位が可能になる。
- 立ち直り反応の確立とともに平衡反応も出現してくる。

咀嚼（下顎の回旋運動）
- 舌（と頬部）が自由に動き食物を歯茎の上にのせることができるとともに，下顎の回旋運動が発達して歯茎の上で食物をすり潰せるようになる。

図4　座位の発達

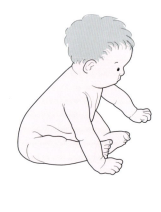
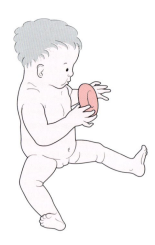

- 頭部・体幹の立ち直り反応とパラシュート反応・平衡反応の発達が基盤となる。
- 「支持する手」から「操作する手」となる。
  体幹の支持性の向上は呼吸の安定をもたらす。

10カ月：平衡反応の確立

- 10カ月になると運動や姿勢における大脳皮質の支配が優位となって，平衡反応やパラシュート反応が確立する。
- この時点で，二足歩行のための準備が完了する。10カ月健診の着眼点はこの変化を確認することである。

> 平衡反応；姿勢の変化による重心の移動に対して姿勢の崩壊を防ぐために起こる全身の適応反応である。

安定したお座り

- この時期，平衡反応が確立し，前・後・側方のパラシュート反応によって安定した座位がとれる。体幹が安定することにより，両手が支持から解放されて自由に使え，手指の細かい動き（巧緻運動）の準備が始まる。また，重心の移動にも対応できるようになる。

四つ這い

- 両手・両膝による安定した四点支持から，不安定な三点支持（両膝と片手）となり交差性の二点支持（片手と反対側の膝）になって基底面を移動していく四つ這いは，平衡反応と四肢の分離運動（上下肢・左右を別々に動かせる能力）が基盤である。
- 四つ這いによって，パラシュート反応や四肢の交互運動，体幹の回旋運動などが強化されて，自立歩行の準備が進む。

立位（図5, 6）

- 重心が高く基底面が狭い立位の維持には平衡反応が不可欠である。
- 体幹の回旋能力とパラシュート反応，ステッピング反応なども駆使しながら独歩が完成する。

図5 立位の発達：つかまり立ち〜つたい歩き

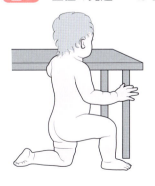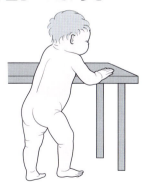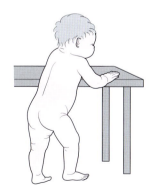

- 動的場面での平衡反応の発達がみられる。手で立つ／手で歩く。

図6 立位の発達：立ち上がり〜二足歩行

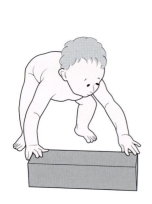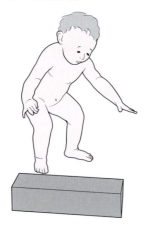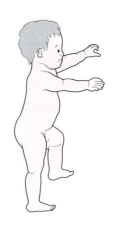

◆正常姿勢反応が完成し，二足歩行を開始する。

（宮田広善）

Ⅲ 年齢別フォローアップ健診

乳児期健診
運動発達の支援（ポジショニングとハンドリング）

よく泣く子・反り返りがある子の抱き方

乳児を抱くときに大事なこと
①手と手の協調を邪魔しない。
②視野を広げる。
③頸定を促す。
④脊柱伸展位。
⑤介助を徐々に減らしていく。
⑥常に座位の形に抱く。

悪い抱き方の例

- 図1の抱き方（多くの親がこの抱き方！）は，反り返りを増強させるだけでなく，子どもに不安感をもたらして泣き止まない。本項の写真は保護者の承諾を得て掲載した。

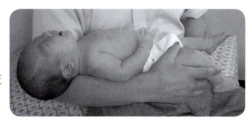

図1　悪い抱き方
- 脇の下に左上肢を抱え込んで，手-手の協調を阻害している
- 左右非対称になっている
- 頭を支えずに頸部を支え，反り返らせている

良い抱き方の例

- 図2のように前向きに座位の形（屈曲位）に抱くとよい。この抱き方に慣れれば，3〜4カ月までの正常乳児は泣き止むことが多い。
- 反り返りが強い子どもでは，後頭部を胸で押さえるようにして頸部を屈曲させれば緊張がゆるむことが多い。
- 抱き方の指導によって，反り返りを抑制し，左右対称位の発達を促す。「抱く→泣き止む」を母親の自信につなげていくことは育児指導にとって重要である。

図2 良い抱き方（前抱き，生後1カ月）

- 左右対称位
- 前向きに座位の形（股関節屈曲位・脊柱伸展位）に抱く
- この抱き方に慣れれば，3〜4カ月までの乳児は泣き止むことが多い

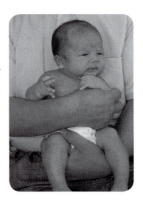

「向き癖」への対応

- 背臥位で寝かされることが多い乳児の多くには「向き癖」がある。正面を向かせようとしても難しいことが多く，逆に正面ばかり向いていると短頭（ぜっぺき）になってしまう。
- 向き癖の強い乳児では，顔面側の上下肢の動きが良く，筋緊張が非対称になるために，一時的に側彎状態になることがある。股関節脱臼がないにもかかわらず大腿の皮膚溝に左右差ができるのは，後頭側に骨盤が引き上げられて，同側の下肢が短くみえるためであることが多い。
- 親が気にしている場合も多く，また整容的にも機能的にも望ましくないので指導が求められる。

向き癖の修正のポイント

①修正のポイントは「頭部が体に対して正面を向く」ことである。解決法は頭の向きを変えるのではなく体全体を側臥位にする。

②反り返りに注意して両上肢は前方に出す。

③抱き方も常に「左右対称」を心がける。

④上記のことは運動発達上も重要なことである。

＜生後1カ月＞

- 側臥位は，基底面が狭いために不安定な姿勢となり，その結果バランス能力も高まる。下側になる上肢の引き込みを防止して手－手協調運動が促され，重力から解放される上側の上下肢の運動も促される。
- 頭の向きを自由に変えられるようになった乳児では，向き癖のある方向を暗いほうか，親がいないほうに向けるように寝かせると自分で頭の向きを変えるようになる。

腹臥位のさせ方（図3～7）

⇨「運動発達の評価」の項（p.19）も参照

- 腹臥位は，抗重力伸展活動の発達を促進し，非対称性の軽減，上肢支持の発達，頸定を促す。
- 胸の下にバスタオルをロール状に敷く方法もあるが，むしろ母親が児の両肘で支持するようセットしてしばらく遊んでやるほうが肩の後退（背臥位しか経験していない児は肩～上肢を床に押し付けているため後退している）を矯正する意味でも効果的である。

| 図3 空中腹臥位－パラシュート |
- 腹臥位が嫌いな子どもに利用する
- 空中で伸展を促す
- 下方へ落とすようにしてパラシュート反応を引き出す

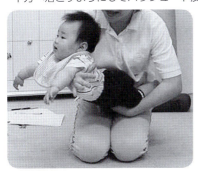

| 図4 空中腹臥位－手支持 |

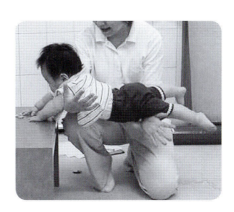

| 図5 空中腹臥位－手使用 |
- 腹臥位が嫌いな子どもに利用する
- 腹臥位での手の使用を促す
- 父親と遊ぶとき（ヒコーキごっこ）などに利用

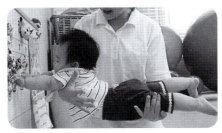

| 図6 ロールを使った腹臥位－手支持 |
- 胸部にロールを置いて体重を負荷させる
- 上肢伸展で体重負荷して腹臥位を持続させる
- 下肢は伸展位，手支持を促す

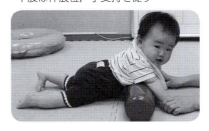

| 図7 | 大腿部を使った腹臥位－遊び |

- 肩が後退し股関節が屈曲して（殿部が上がって）腹臥位がとれない子どもに利用する
- 上肢を前方に出しておもちゃなどを触らせ，殿部を治療者の膝下で股関節を伸展させる

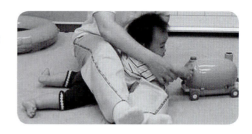

背臥位のさせ方（図8～14）

- 背臥位は，抗重力屈曲活動の発達を促進し，正中位指向（四肢が体の中心に集まってくる）を促す。その結果，目－口－手－足のオリエンテーションが発達し，身体図式（別項）の形成が促される。
- 腹臥位で育てられている乳児は後頭部が突出しているため，背臥位では頭部が不安定になり，モロー反射などのために背臥位をこわがることがある。背臥位にする必要があるときには，児の両手に大人の第1指を握らせ手部をしっかり握ってやるとこわがらないことが多い。

⇨ **身体図式**
p.162

| 図8 | ハンモック
－反り返りの強い子どもへの応用 |

- 対称性屈曲を促す
- 向き癖の強い子どもへの指導にも使える
- タオルをベッドに固定して寝かせてもよい

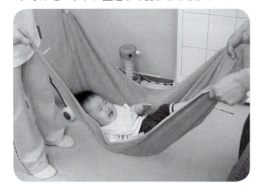

| 図9 | 屈曲－半背臥位－遊び |

- 反り返りの強い子どもに対して伸展を抑制
- 低緊張の子どもに対しては屈曲活動を促す
- アイコンタクトを促す
- 股関節屈曲，頸部屈曲，上肢前方突出を促す
- 顔を見ながら哺乳させることもできる

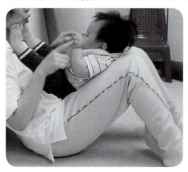

🌱 コラム　おしゃぶりについて

　2カ月頃から始まる指しゃぶりは，手-口の協調を促し，身体図式の形成の始まりとなる重要な発達要素である。おしゃぶりの使用は，このような発達を阻害するだけでなく，不正咬合の原因ともなるので望ましくない。
　ただし，米国小児学会はSIDS予防の観点から，おしゃぶりの使用を勧めている。

図10　抱っこ―屈曲―しがみつき

- 上肢を後退させて，抱かれるときに協力しない（抱きつかない）子どもに利用する
- 前方への立ち直り反応と屈曲活動を促し，母親にしがみつくことを教える

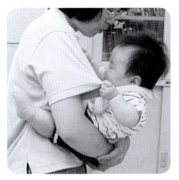

図11　体幹の伸展を促す抱っこ

- 「立ち直り反応」「体幹の伸展活動」を促す
- 下肢を引き上げ屈曲させて体重負荷を嫌う子ども（sitting on the air）には，外転・屈曲を抑制して下肢を伸展させることが立位の準備につながる

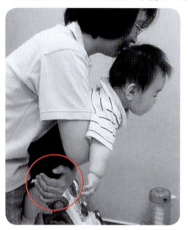

図12　浮き輪を使った反り返りの抑制

- 反り返りの強い子どもに利用する
- 浮き輪の中で屈曲位をとらせ，手-手，手-足，手-口-足の協調運動を促す

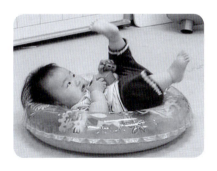

図13　膝-ロール枕を利用した屈曲背臥位

- 向き癖の強い低緊張の子どもの指導に利用する
- 治療者の両膝で子どもの骨盤を持ち上げて左右対称位を保ちながら体幹を屈曲させ，下肢を空中で動かさせる
- 抗重力屈曲活動を促す

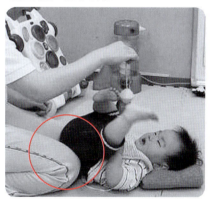

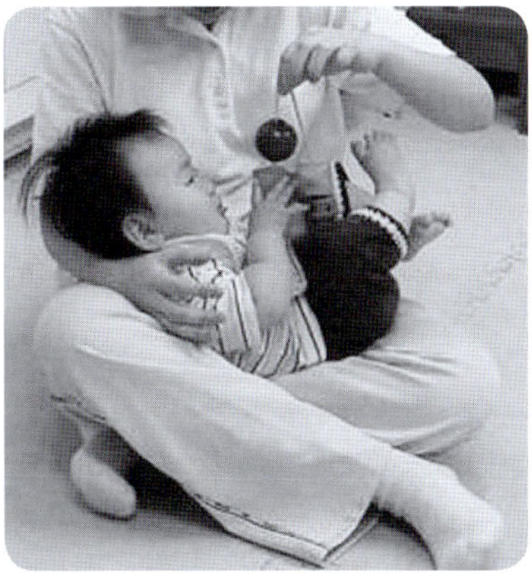

図14　抱っこでの屈曲背臥位

- 反り返りの強い子どもに利用する
- 治療者のあぐらのくぼみの中で，ball-positionをとらせ屈曲を促す

寝返りの進め方

- 下肢からの回旋を利用した背臥位から腹臥位への寝返りのさせ方を図15, 16に示す。
- 正常発達での寝返りは，目や手で玩具などの欲しいものを追いかけた結果である。そのため，寝返りを促す前には腹臥位で遊ぶことに慣れることが必要である。

⇨ 腹臥位のさせ方
p.91 参照

図15 下肢を介助した寝返り1
- 背臥位から側臥位にさせ，下肢→骨盤→上肢→頭部へと回旋を加えていく

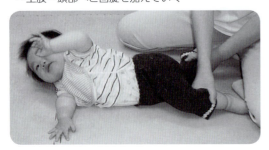

図16 下肢を介助した寝返り2
- 側臥位から腹臥位にさせることで，下肢・上肢での支持が出て頭・体幹が伸展する

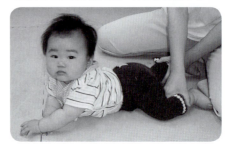

コラム　かご型のベビーキャリーについて

　子どもは，抱かれることによってさまざまな姿勢を経験するとともに，立ち直り反応や平衡反応が促されて姿勢の崩れに対応できるようになる。「抱かれる」という経験は，二足歩行の準備として非常に重要である。

　常に寝た状態となるかご型のベビーキャリーの使用はこのような経験を阻害するため，子どもの運動発達にとっては望ましくない。また，転落事故の発生も問題である。

お座り（床座位）

- 「反り返りの強い子ども」や「筋緊張の低い子ども」への座位指導（図17～22）。上肢での支持ができず，後ろに反り返って座位がとれない子どもには長座位からの前方アプローチを利用する。
- 前方に崩れてしまい座位がとれない子どもには浮き輪を利用する。後ろへ倒れて座位がとれない子どもにはダンボール等を利用する。
- 低緊張で前に崩れて座位がとれない子どもには膝を利用する。前後方向に倒れるため，座位がとれない子どもには壁・机を利用する。

図17　大腿部を利用した「椅子座位」－体幹伸展
- 反り返りが強い子には，股関節を屈曲させ，頸部の伸展も抑制する
- 低緊張の子どもには，腰胸部・頭部を支持して体幹垂直位・頸定を促す

図18　長座位から前方アプローチ
- 治療者の膝を机にして，上肢を前に出し，膝にもたれさせる

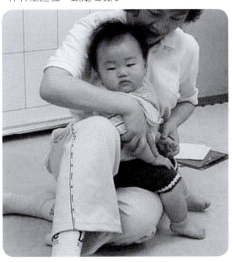
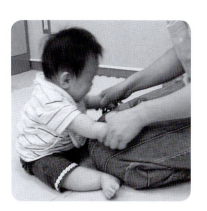

図19　浮き輪を利用した座位
- 前後左右どの方向に倒れても安全
- 上肢が前方に出てきやすい

図20　ダンボールを利用した箱椅子
- 背もたれで骨盤の後傾を抑制
- 横枠で側方への転倒を防止し，下肢の開排を抑制する

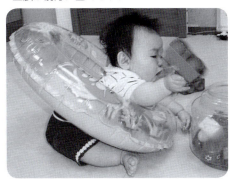
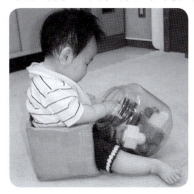

図21 膝を利用した長座位
- 治療者の大腿で子どもの下肢を安定させ，他方の大腿で骨盤を支える
- 子どもの上肢を前に出して，手支持の準備をする

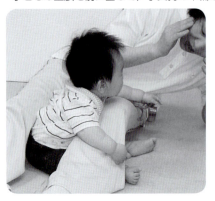

図22 壁・机を利用した長座位
- 壁で後方転倒を，机で前方転倒を防止
- 側方への体重移動は，子どもの立ち直りやパラシュート反応などによって自力で制御される

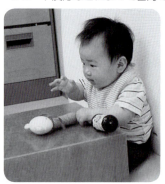

お座り（椅子座位）

- 正常発達では床座位→椅子座位の順に進むが，「手の支えに頼りすぎる子」「下肢を突っ張り立ってしまう子」「足底接地を嫌がり下肢を引き上げてしまう子（sitting on the air）」では椅子座位から始めることもある。椅子座位では足底をしっかり接地させることが重要である（図23〜26）。

図23 大腿部を利用した椅子座位
- 股関節の外転を抑制して足部に体重をかけさせる
- 治療者の大腿部に手をつかせ，手での体重支持を教える

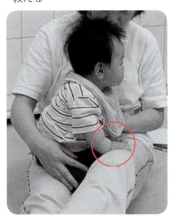

図24 壁−机を利用した椅子座位
- 体幹が不安定な子どもは，机と壁で前後から支えると後方への転倒の心配がなく，かつ体幹の伸展を学習できる。

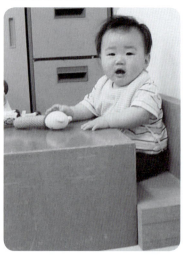

図25　椅子－机座位・片手リーチ
- 前方・上方からおもちゃを提示し，手を伸ばさせる
- 体幹の伸展が促され，上肢支持に頼らない椅子座位へ

図26　椅子座位－上肢と足部への荷重
- 治療者の下腿部を「椅子」にして子どもの殿部を置き，前傾姿勢をとらせ，頭部の伸展を促す
- 子どもの肘を伸展し，治療者の指に体重をかけさせ，手支持を促す
- 子どもの足底に荷重させる

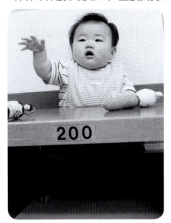
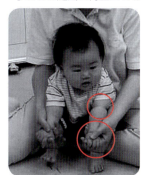

四つ這いの重要性と進め方

- 横座位は，四つ這い位から座位，座位から四つ這い位への姿勢変換の通過姿勢として重要であるため，床座位で遊んでいる子どもを横座位にしてやることは姿勢変換の学習になる。また，四つ這いは初めての

図27　横座位
- 横座位はsitting-upや体位変換に必須の姿勢である
- おもちゃなどで，体重の側方移動を誘導する
- 「安定した座位」から「動きのある座位」への移行を促す

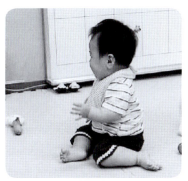
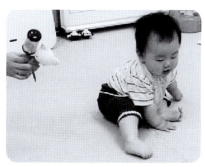

コラム　赤ちゃん用歩行器について

　赤ちゃん用歩行器を使用すると，一般の子どもでも「サドルに体重をのせる」「後方に蹴る」ことが中心となり，足底全体に体重をかける経験が阻害されるため，歩行開始が遅れることも多い。また，転落事故の報告も少なくない。

　筋緊張が強い児では尖足を強くしてしまう。また，筋緊張が弱い児では足底に体重を負荷する経験が阻害されるため，原則的には使用すべきではない。

　シャフリングベビー（p.99）などの立たない子どもにあえて使用するときには，座面を下げて股・膝関節が屈曲し（椅子座位の形），足底がしっかり床面につくように注意する。

自己移動の経験であり「行きたいところに自分で行く」という経験は知的発達にも影響を与える。四つ這いで経験する体幹の回旋や上肢の保護伸展は独歩の重要な要素になる（図27〜31）。

図28　横座位－片手支持
- 手支持の位置を変えて，さらに「座位から臥位へ」「臥位から座位へ」と進める
- 円滑な姿勢変換を促す

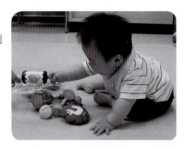

図29　四つ這い位
- 「シャフリングベビー」「上肢支持しない子ども」などに利用する
- 治療者の大腿部をロールにして腹部を支える
- 他方の脚で子どもの膝を屈曲させて固定する

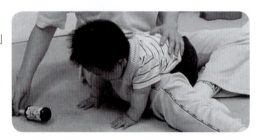

図30　大腿部を使った腹臥位－手支持
- 治療者の大腿部に子どもを腹臥位で置く
- 体幹・下肢は伸展，上肢で体重を支持させる
- 徐々に体重を前に移し，手への荷重を増やす

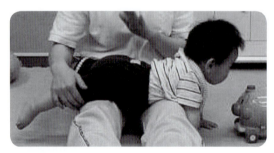

図31　腹臥位－上肢のステップ
- 手で体重を支持させてから，徐々に重心を前に移していく
- 交互に片方ずつステップさせ，四つ這いに導く

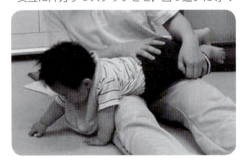 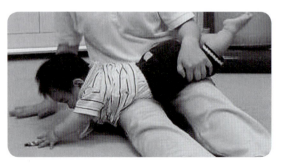

シャフリングベビーへの対応

- シャフリングベビーの原因は，筋緊張低下，手掌・足底の過敏性の残存による荷重の拒否，体幹回旋の弱さなどである。
- このような症状がある乳児を背臥位で育てると腹臥位を拒否するようになり，その結果，四つ這いの発達が遅れる（または四つ這いをしないまま遅れて二足歩行を開始する）。
- 指導法としては，図3〜5のように遊びのなかで腹臥位に慣らしていき，図6, 7，図29〜31のように上肢（手掌）・膝への荷重を経験させていく。
- 床に座らせる場面をできるだけ減らし，図23〜26のように椅子や膝などを利用して足底が床につくような機会を増やす。

> シャフリングベビー (shuffuling baby)；四つ這いをせず，座位のまま移動する子どものこと。

つかまり立ちからつたい歩きへ

- 四つ這いとつかまり立ちやつたい歩きは「手足の四点支持」である点では発達学的には同じ段階といえ，正常発達では，四つ這いができるようになり高い所のものに興味がでてくると，すぐにつかまり立ち，つたい歩きができるようになる。この過程で，下肢の支持性は強化され平衡反応が促されるなど歩行に向けた準備が進む（図32〜35）。

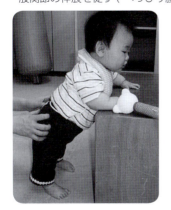

図32 つかまり立ち
- 下肢の支持性を強化
- 下肢は床に対して垂直またはやや前傾，足は骨盤の幅
- 股関節の伸展を促す（"へっぴり腰"の予防）

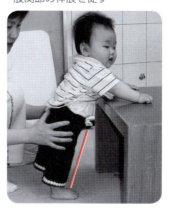

図33 立位－手支持
- 手で支持させて立たせる
- 体幹－下肢は前傾させて伸展活動を促す
- 股関節の伸展を促す

図34　片膝立ちからの立ち上がり
* 両膝立ちから片膝と他側の足部に体重負荷させて，片膝立ちを促す
* 足部への体重負荷をかけて立ち上がりを促す

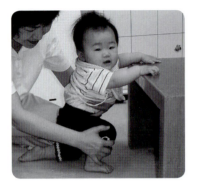

図35　つかまり立ち・側方移動
* つたい歩きへの誘導
* 視線と手が側方に移動
   ・体重の側方移動
   ・平衡反応 (ステップ反応) が促される
* コーナーを曲がるときに手をつく場所がないと平衡反応が出現し，下肢が前へステップする

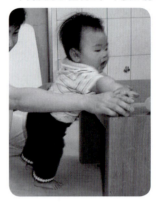

歩き始め (つたい歩き～支持歩行～独歩)

● つかまり立ちやつたい歩きができるようになれば，壁やカタカタなどのより不安定なものに頼って立ち上がったり，歩いたりする経験をさせる。介助立位や介助歩行もより低い部分を支えるようにして独歩を誘導する (図36～40)。

図36　壁対面立位
* 重心を前方にかけて手で壁を押させる
* 子どもの骨盤を治療者の下腿前面で支持，股関節の伸展を促す

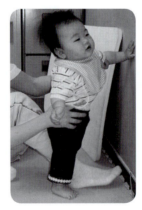 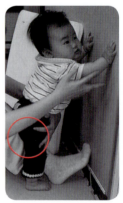

図37 壁立ち
- 股関節を屈曲する"へっぴり腰"の子どもに利用する
- 壁に背中を押し付けることによって，股関節伸展・体幹伸展を促す（体幹前面筋の活動を促す）

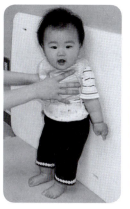
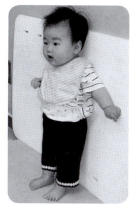

図38 立ち上がりを促す
- 下肢を床につかせ膝を伸展させる（①）
- 体幹を前屈位にすると垂直位に立ち直ってくる（②）
- 治療者の体を壁にしてもたれさせ股関節の伸展を促す（③）

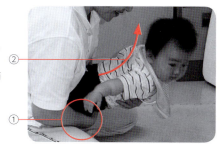
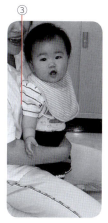

図39 膝で支持した立位－側方アプローチ
- 治療者の膝で子どもの骨盤を前後で支持する
- 介助をできるだけ少なくして，下肢にしっかりと荷重させる
- おもちゃなどで側方に誘導して，体重移動を教える

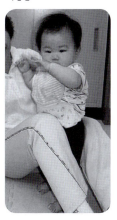

図40 骨盤介助立位
- 骨盤を支持して立位をとらせる
- 骨盤を下方に押し下げ，下肢の体重支持を確かなものにする
- 骨盤を前後左右に動かして，体重移動を教える
- 骨盤を操作すれば下肢の振り出しも促せる

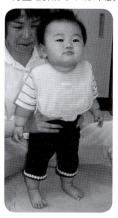

（宮田広善）

III 年齢別フォローアップ健診

乳児期健診
摂食機能の発達

- 摂食機能の発達は，乳汁から固形食物へ移行する離乳期になされるため，乳児期の健診は栄養摂取と機能発達の両面から重要である．摂食機能の発達には表1のように一定の順序があり，それぞれ特徴的な動きを参考に指導するとよい．
- 離乳食の摂取開始にあたっては，哺乳に関係した原始反射の消長を目安とし，離乳の進行は表1のような随意的な口の動きが指標となる．摂食機能は感覚運動系の発達を基本とすることから，五感を意識した介助が望まれる．
- 摂食機能の発達過程は離乳食の食形態と密接に関連する．嚥下しやすいペースト状の食形態から軟固形物，固形食へと機能発達を促す食形態の離乳食を摂食して機能が獲得されていく．
- 低出生体重児の摂食機能発達過程は成熟新生児よりやや遅れる傾向にあるが修正月齢を目安に，歯・口の形態成長の程度を基にして個々の児に合わせて離乳を進める必要がある．
- 離乳食の摂取が著しく遅れる場合は，口腔領域の成長と機能の両面から発育評価のできる専門機関を受診して離乳を進める必要がある．

（向井美惠，大河内昌子）

1) 向井美惠：乳幼児の食べる機能の気付きと支援．医歯薬出版，2013．
2) Okochi M, Inoue M, Itabashi K, Totani M, Mukai Y: Assessments of the Development of Feeding Functions of Low Birth Weight Infants. Spec. Care Dentist 2004; 24: 162.

表1　摂食機能獲得段階の特徴

①準備期	＊唇は半開きで，上下の口唇はあまり動かず，舌は前後運動が中心である
②初期	＊口唇を閉じて飲み込むことができるようになるが，舌はまだ前後運動がみられる
③中期	＊押しつぶし機能獲得期の動きがみられる ＊唇を使って取り込んだ食べ物を，上顎の口蓋に舌で押し付ける動きができるようになり，また口角が左右同時に引かれる様子がみられる
④後期	＊すりつぶし機能獲得期および自食準備期の動きがみられる ＊舌が左右に動かせるようになり，歯茎または歯の上に食べ物を置いて，噛んだりする動きがみられ始める
⑤完了期	＊手づかみ食べ機能獲得期の動きがみられる ＊上肢と手指と口の動きの協調運動ができるようになる
⑥完了後	＊スプーン，フォークなどから食べられる ＊口唇・舌と手の協調運動がみられる

III 年齢別フォローアップ健診

乳児期健診
離乳食の進め方

- 退院後，当初の関心事は，哺乳力や体重増加，運動発達の状況などが中心である。やがて数カ月のうちに離乳開始時期となり，離乳食の進み具合がこれに加わってくる。哺乳と同様，離乳食の進み方も個人差が大きい。
- 低出生体重児では，さらに摂食機能の発達にもより大きな差が生じるため，不安が増す家族も多い。低出生体重児での離乳食は修正月齢で進める場合が多いが，現状では一定の基準があるわけではない。特に未熟性の強い極低出生体重児では，修正月齢を考慮すると同時に，運動機能や摂食機能の発達に配慮して進めることが重要になる。
- なお，極低出生体重児のなかにもさまざまなケースがみられる。合併症がなく発達が順調な場合は，離乳食も修正月齢に沿って進めれば支障がない。しかし，神経疾患・消化器疾患などを合併し摂食や消化機能に明らかな異常をもつ児については，特別な配慮が必要となる。ここでは，重篤な合併症はないが，未熟性が強い極低出生体重児の離乳の進め方について解説する。

極低出生体重児の離乳の基本

- 離乳食とは，乳汁による栄養から固形食に移行していく過程であって，修正年齢1歳半頃までに完了できればよい。
- わが国では，2007年に厚生労働省から公表された「授乳・離乳の支援ガイド」（表1）[1]を指標として行うのが一般的である。この内容は母子健康手帳にも概要が記載されている。この指標には食品の種類・量が詳しく記載されているので，ともすれば固定したものとして考えられがちだが，あくまでも一つの目安と考える。離乳は一人ひとりの成長過程の一つであり，むずかしく考えすぎないことも大切である。
- 低出生体重児では一般に修正月齢を基準として適用するが，出生体重，摂食機能に応じた配慮が必要である。
- 出生体重が小さいほど摂食行動の発達も遅い傾向があり，特に離乳の開始時や2回食に移行する時期では，超低出生体重児の場合は成熟児より修正月齢でみても1〜2カ月以上遅くなるものが多い。また，運動発達や身体発育に遅れのみられるものは，さらに遅くなることもある。一人ひとりの発達段階を確認して，個別にきめ細かく進めていく必要がある。
- さらに，離乳食は大人の食事へのワンステップであるから，食事が楽

1) 母子衛生研究会編：授乳・離乳の支援ガイド実践の手引き．p66-79，母子保健事業団，東京，2008．

しく，生活を豊かにするものであることを体験させていきたい。
- 離乳食を準備する負担を少なくするために，「大人の食事のなかから食べられそうなものを取り分けて」という方法もある。しかし家庭によっては，食生活に問題のある場合も少なくない。離乳食に関する栄養相談をきっかけに，家族の食生活の問題が明らかになれば，その改善にも取り組む必要がある。
- 低出生体重児の場合，鉄欠乏性貧血やくる病を合併していることがある。これらは離乳食を始めてすぐに治るわけではないので，治療を継続する必要がある。

表1　離乳食の進め方の目安

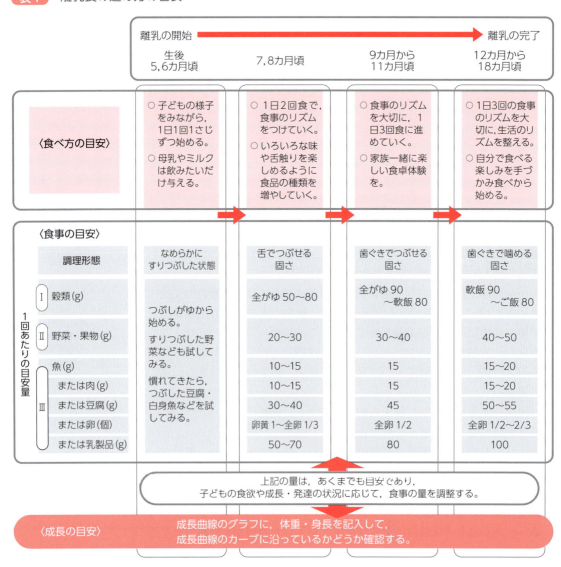

(厚生労働省「授乳・離乳の支援ガイド」平成19年3月[www.mhlw.go.jp/shingi/2007/03/dl/s0314-17c.pdf]より引用)

各時期の離乳食の進め方の目安

退院してから修正月齢5カ月頃まで

- 離乳開始時までは，退院時から継続して，母乳またはミルクで育てる。直接，母乳を飲める場合は，原則として自律哺乳でよい。
- 哺乳瓶で与える場合には，飲み過ぎにならないよう注意する。160 ml/kg/日程度飲めれば，十分な体重増加がみられる。
- 母乳の場合，哺乳回数は，退院直後には1日10回くらいになることもあるが，しだいに7～8回くらいに安定してくる。修正5カ月頃には1日5～6回まで減るものもあるが，個人差が大きい。
- 退院後の体重増加が十分でない場合は，まずしっかり飲めているか確認する。直接母乳がうまくいかない場合には，搾乳した母乳を瓶で与えてみる。瓶哺乳がうまくいかない場合には，乳首の固さ，穴の大きさを調整してみる。このような場合には，実際に健診の場で授乳の様子を観察することが大切である。
- 修正2～3カ月を過ぎると，哺乳回数や哺乳量がそれ以前より減るように感じられることがある。この時期に体重増加不良を心配するものも多いが，哺乳量が少なくみえても，本人が機嫌良く過ごし体重増加もみられるなら，特に心配はない。
- 離乳準備食として従来，果汁を早くから与えることがあったが，この必要性の根拠はなく現在は勧められていない。むしろ，糖分の多い果汁を与えることによって，乳汁の摂取量が減り，結果として，蛋白質，脂質，ビタミン類，鉄，カルシウムなどのミネラル類の摂取量低下が危惧される。米国小児科学会では，6カ月まで果汁を与えないとする勧告を出している。

修正月齢5～6カ月

- 離乳の開始とは，なめらかにすりつぶした状態の食物を初めて与えた時をいう。健康な正期産児では，生後5～6カ月頃が適当とされる。その目安としては，
  - 頸のすわりが安定している
  - 支えると座位をとることができる
  - スプーンなどを口に入れても舌で押し出すことが少なくなる（哺乳反射の減弱）
  - 食事に興味を示す（大人の食事をじっと見つめたり，口をモグモグさせたりする）

  などがある。早期産児では修正月齢5～6カ月頃を目安に，上記の状態を確認し離乳開始のタイミングをみつけるとよい。
- 体重が7kg以上になったら離乳開始という考え方もあるが，摂食機能の発達から考えれば，体重が多少大きくても修正5～6カ月まで離乳開始は待つべきである。逆に，修正月齢6カ月の児で発達が順調であ

れば，体格が多少小さくても開始してよい。つまり，体格より発達段階を重視すべきと考えられる。

- この時期の摂食機能としては，スプーンで食べ物を口に入れると，口唇を閉じて食べ物を取り込み，舌の前後運動によって喉のほうに送り，ゴクンと飲み込む動きがみられる。このような動きがみられないときに，無理に口腔内に離乳食を押し込むようなことをしてはいけない。離乳食を与えるときの姿勢も重要で，膝に抱いた子どもの体を垂直より少し後方に傾ける姿勢にすると，嚥下しやすく食べさせやすい。
- 離乳の開始から，ほぼ1カ月間はなめらかにすりつぶした状態の食品（プレーンヨーグルト程度の固さ）を1日1回から与える。通常は，アレルギーの心配の少ないつぶしがゆから始め，すりつぶした野菜なども試してみる。慣れてきたら，つぶした豆腐・白身魚などを試してみる。食べる量は1さじから始め，2～3日に1さじずつ増やすというペースでゆっくり進める。1回に12～13さじ食べるようになったら，2回食に進む。
- 蜂蜜は，乳児ボツリヌス症予防のため修正1歳までは与えない。
- 離乳開始後も，食後の母乳または人工乳の哺乳は従来どおりに続けていく。また，低出生体重児ではなかなか上手に食べられないことも多い。月齢が進んだからと無理に量を増やしたりせず，摂食機能の発達をみながらゆっくり進めていく。

修正月齢7～8カ月頃

- 1回食を始めて1カ月程度経過し，食べる量がある程度増えたら2回食に進む。
- この時期は舌でつぶせる固さ（豆腐程度の固さ）が目安になる。この時期は上下の口唇をしっかり閉じることができ，舌の上下運動により食べ物を押しつぶす動きが始まる。一人で座れるようになったら，足底が床や椅子の補助板に着くようにし，安定した姿勢で食べるようにする。これは，幼児期に至るまで，落ち着いて食事をとるために大切なことである。
- 低出生体重児では，食品中のつぶつぶとした触感に抵抗を示す場合も多い。粒状の食品で嘔吐しそうになったり，吐き出したりするときは，形態をなめらかな形に戻してみる。時期をみて再び粒状の食品を試してみる。咀嚼力は個人差が大きいので，無理せずゆっくり進めていく。
- 1日2回の食事はある程度決まった時間に与え，食事のリズムをつけていく。
- また，いろいろな味や食感を楽しめるように食品の種類も増やしていく。食器に手を出したり，食品に興味をもつようになったら，パンなどを手に持たせてみてもよい。
- 2回食が十分に摂取できると，哺乳量は自然に減ってくることが多い。

修正月齢9〜11カ月頃
- 2回食を開始して2〜3カ月が経過し，十分に摂取できてきたら3回食に進む。
- 哺乳量に関しては，ほしがる量を続けていく。この時期は歯茎でつぶせる固さ（バナナ程度の固さ）が目安である。舌が上下左右に動くようになり，モグモグと歯ぐきでつぶして食べる。
- 自分で食べる動きが始まるので，テーブルに手が届く位置で，体をやや前傾した姿勢を取れるよう椅子とテーブルの位置を調整する。目の前の食品をつかむ動きが多くなるが，食品の形や感触を手や指で感じ覚えていくので，このような動きを止めないようにする。
- 順調に進んでいるようにみえても，突然食べたがらなくなる「中だるみ」のような状態になることがある。このような場合には，無理強いせずに，時期を待つことも必要である。

修正月齢12〜18カ月頃
- 離乳が完了する時期である。この時期は歯ぐきで噛める固さ（肉団子程度の固さ）が目安である。軟らかく調理してあれば，形のある食品でも食べられる。固くて消化の悪いもの，味の濃いものを除けば，大人の食事から取り分けて食べることも可能である。自分で手に持って食べることもできるようになる。上下の切歯が出ている場合は，手づかみした食品をかじり取らせて，歯を使う感覚を体験させる。スプーンを持ちたがることも多いが，基本は手づかみ食べの時期である。見る，触る，においをかぐ，味わうなど，五感をフルに使って食べる楽しさを覚えさせたい。また，食べさせる側も，食べ方や量のみにとらわれず，家族との食事場面を楽しみたい。
- 運動量も増え，3回の食事だけでは必要量がとれないことも多いので，食事のほかに1〜2回のおやつの時間を決め，食事の不足を補うとよい。母乳，ミルク，牛乳なども1日に300〜400ml与える。

離乳の遅れと育児不安への対応

- 離乳の遅れの原因として，摂食機能の問題をはじめとしたいくつかの要因が考えられる。
- 摂食機能の問題は，先に述べたように離乳食の遅れの主な原因となる。座位の保持や歩行開始など運動発達に遅延がある場合には，摂食機能についても同様の状態が推察できる。離乳食に関する助言もその点を考慮し，個々の状況に合わせて進める。
- 易感染性による遅れもみられる。乳児期には感染症で発熱したり，下痢が続くことがある。極低出生体重児では易感染性のためにその頻度が多くなり，離乳食の中断が起こりやすく，再開時にも過度に慎重になりやすいため，全体の進み方が遅くなる。

- 育児環境あるいは家族の養育に対する意識の問題もある。出生体重が小さいほど一般に入院期間も長く，退院後，家族の育児に関する不安がぬぐえないうちに離乳開始時期が来てしまう。このために，離乳食に対しても消極的になったり，児の食事への態度に過剰に反応したりして，より慎重に進める傾向がある。
- 極低出生体重児の家族は，育児不安を抱えていることが多いが，発達の遅れが予測される児であればさらに不安は強い。離乳を進める際には，摂食機能の発達に注意しながら，児自身の離乳に向けた食行動を確認し，個々に適した時期に始めるのが望ましい。はじめは遅いようであっても，次第に追いつくことも多い。栄養相談では，家族，特に母親の現実の悩みに則して助言していくべきである。
- なお，重症な神経学的後遺症や消化管の異常を合併している児については，個々の状況に応じた離乳が必要なので，主治医とよく相談して進めていく。

（佐藤紀子）

III 年齢別フォローアップ健診

1歳6カ月健診（修正月齢）
1歳6カ月の健診

健診の要点

- 健診は修正月齢で行う。修正1歳6カ月〜1歳9カ月の間に行うことが望ましい。
- ハイリスク児フォローアップ研究会作成の低出生体重児健診用紙を，すべて埋められるような健診を行う。
  ① **問診**：診察前に，ハイリスク児フォローアップ研究会作成の「1歳6カ月問診用紙」を用いて問診を行う。罹病歴，家庭での生活，運動発達，言語発達，行動面，視覚・聴覚，集団保育の有無，家族構成，聞きたいことなど。
    特に1歳6カ月の場合，診察時に泣いて観察が難しいことがあるため，問診は重要である。
  ② **診察**：身体計測，全身の診察，神経学的診察，行動の観察。
  ③ **新版K式発達検査などの発達・知能検査**：臨床心理士らによって施行。
  ④ **発達のスクリーニング**：絵カードによる指さし，積み木2個を積む，言語発達についてスクリーニングを行う。
  ⑤ 健診時点での養育環境，合併症の有無，神経学的検査の詳細，療育の有無，在宅医療の有無などを問診し記載する。

⇨ **1歳6カ月児用問診用紙，健診用紙**
付録 p.233, 237〜239

身体計測

- 身長，体重，頭囲，胸囲の計測を行い，成長曲線に修正月齢でプロットし，身体発育評価の参考とする。

現在の養育環境

- 家族構成は問診票にて確認し記入する。
- 不適切な養育，虐待，ネグレクトなどについては，それらの疑いも含め，慎重に記載する。

神経学的診察所見

- 歩行の状態（可能であれば，待合での観察も試みるとよい），不随意運動，筋緊張，深部腱反射，姿勢・四肢の異常，微細運動，眼球運動などについての診察を行う。
  - **歩行**：可能か不可能か，歩行リズム，安定性，歩行時の上肢の挙上の程度や尖足などの観察を行う。上肢を肩以上に挙げて歩行する場

合は，歩行不安定とする。
- 歩行不能の場合は，つたい歩き，立位，座位獲得の有無を記載する。一人立ちが可能，あるいは後方への立ち直り反応がみられる場合は，2，3カ月のうちに自立歩行を獲得する場合が多い。
- 歩行開始時期：修正月齢で記載する。修正1歳6カ月においては，極低出生体重児でもほとんどは歩行可能となる。
- **不随意運動**：あれば記載する。
- **筋緊張**：筋緊張は休止時，運動時，姿勢・体位性の3つにおいて観察する。各関節を受動的に動かし，そのときに受ける抵抗から筋緊張をみる。また筋肉の硬さ，関節可動域などをみて，正常・亢進（痙直性，強剛性）・低下を判断する。
- **深部腱反射**：膝蓋腱反射は対側の大腿内側筋が収縮すれば亢進，アキレス腱反射はクローヌス様に何回も収縮すれば亢進，上腕二頭筋は指の屈筋群が収縮すれば亢進と判断する。深部腱反射の亢進を認めた場合は，Babinski反射，クローヌスの有無を確認する。
- **姿勢・四肢の異常**：尖足（特に多い），肘関節の異常伸展または屈曲，手指（特に母指）の内転，反張膝，前腕の回内または回外位の有無について診察を行う。
- **微細運動**：児に積み木（一辺3cmのものを使用）を与え，持ち方やつまみ方を観察する。母指と示指でつまめれば「正常」，手全体でつかむ場合は「不器用」「境界」はその間で，指数本でぎこちなくつまむ場合とする。
  - 主に使う手：まだこの年齢で「利き手」はない場合が多いが，主に使う手を記載する。
- **眼球運動**：ペンライトなどを用い，ゆっくり水平・垂直に動かし，追視させることにより，眼球運動の観察を行う。斜視の確認も同時に行うとよい。

神経学的評価

- 上記神経学的診察所見により，運動発達の遅れの有無を評価する。遅れ「あり」の場合，具体的に記載する。
  - 運動障害：歩行時のリズムや安定度，上肢の振り方をみて判断する。
  - 脳性麻痺（CP）の有無：CPの型（痙直性，強剛性，アテトーゼ，弛緩性，失調性，混合型，低緊張型）や，障害の部位（四肢麻痺，両麻痺，対麻痺，片麻痺，単麻痺など）を診察し記載する。

CP；cerebral palsy ＝脳性麻痺

合併症

- てんかん，熱性痙攣の有無を問診し記載する。
- 視力：眼科受診の結果を閲覧し，障害なし，両側失明，片側失明，弱視，内斜視，外斜視などを記載する。眼鏡使用の有無も併せて記載する。

- **聴力**：聴力障害の有無，あれば詳細を記載する。補聴器使用の有無も併せて記載する。
- また，身体的異常所見や，その他の合併症を記載する。

神経学的検査
- カルテなどを参照し，頭部MRI/CT（異常なし，PVL，脳萎縮，小脳形態異常，多囊胞性脳軟化症，水頭症，孔脳症，著明な脳室拡大など），脳波検査，ABR検査の結果や時期をそれぞれ記載する。複数回検査している場合は，最終検査の結果を記載する。

PVL；periventricular leukomalacia＝脳室周囲白質軟化症
ABR；auditory brainstem response＝聴性脳幹反応

行動
- 名前を呼んだときの反応をみて，振り向くか否かを確認する。呼ぶときに口元を隠すことによって，聴力のスクリーニングも兼ねることができる。
- **視線**：視線を合わせる，合わせない，すぐ目をそらす，の判断を行う。
- **対人関係**：他人になれなれしい，はしゃぎすぎる，母にしがみつく，すぐ泣き出す，他人を意識しない行動をするなどを評価する。
- **落ちつき**：落ち着いて診察を受ける，あちらこちらの物に触る，おとなしい，動き回る，泣いて母にしがみつくなどの評価を行い記載する。
- **行動評価**：正常，多動，その他の判断を行う。「多動」は，同年齢の児に比して著しく落ち着きがない場合を多動とする。

発達・知能検査
- 主に新版K式発達検査を臨床心理士などが行う。他の検査（Bayleyなど）の場合は，その旨記載する。
- 全領域DQおよび，領域別のDQ（姿勢・運動，認知・適応，言語・社会）を，暦月齢と修正月齢で記載する。評価は1歳6カ月なので修正月齢で行う。
- DQ85以上を正常，70未満を遅滞，その間（70〜84）を境界とする。
- 修正1歳6カ月での検査では，機嫌が悪い，眠たいなどの要因に結果が左右されることがあるので，DQだけで評価するのではなく，検査の実際の様子などを臨床心理士に聞き，評価することが大切である。

DQ：developmental quotient＝発達指数

発達のスクリーニング
- 新版K式発達検査の施行がなければ必須で行う。
- **絵カードによる指さし**：犬，猫，車，リンゴ，バナナ，ボールの6つの絵を見せて尋ねる。少なくとも1つ指せれば可とする。
- **積み木2個を積む**：手本を示した後，2回までにできれば「可」，不確実の場合は「境界」とする。このときに手指の使い方も観察し，微細運動の評価の参考とする。積み木は原則として一辺3cmのものを用いる。

- 言語発達：有意語を2つ以上言えるか否かを評価する。また，簡単な指示を理解できるか否かの評価を行う。

地域関係
- 管轄している保健所名を記載する。
- 療育を行っていれば，施設名や開始時期も記載する。
- 在宅医療（在宅酸素療法，経管栄養，抗痙攣薬内服，在宅人工換気療法，気管切開，シャントなど）を行っている場合も適宜記載を行う。

発育・発達の評価

- 修正1歳6カ月は，最も重要な健診であるといってもよいkey ageである。
- 今回の健診のチェックポイントは，①自立歩行，②指さし，③複数の有意語である。
- 体格は，乳児期に比べると修正月齢でキャッチアップしてくる児が増えてくる。身長が先に追いつき，体重はまだ3パーセンタイル以下の児も多いが，決して食事の強要などは行わず，経過をみる。逆に体重増加が良すぎる児については，将来の肥満について説明をしておく。

運動
- 粗大運動：極低出生体重児は，修正1歳2カ月～1歳6カ月頃に独歩可能となる児が多い。この時期には，ローガード歩行が主ではあるが，在胎22～23週の児，慢性肺疾患の児などは，体力面の問題もあり，ハイガード歩行，あるいは独歩を獲得していない児もいる。ただし知的発達が相応であれば，経過をみていく。
- 上肢の微細運動：2～3個の積み木を積む，殴り書きをする，スプーンを持って口に入れる，などが挙げられる。

認知・言語
- 認知面：体の部分を1つ指し示せる，言葉のみによる指示に従うことができる（こっちにおいで，それをちょうだい），などができるようになる。
- 言語面：有意語を3～6つ話せるようになる。有意語がまったく出ていない場合は，聴力障害を否定する必要がある。ささやき声に反応するか，などのチェックを行い，疑わしい場合は，たとえNICU退院時の新生児聴覚スクリーニングの結果が良くても，再度聴力検査を行う。聴力障害がなさそうな場合，指示に従うなどのことが相応にできれば，有意語が出なくても2歳頃までは経過をみてもよい。
- コミュニケーション：自分の欲求を伝えるために指をさす。声や身振りで意思を示す。特に指さしは重要であるため，必ず確認を行う。指

さしをしない場合は，共同注意を行うか観察する。

社会性

- **社会性**：人見知りはこの時期すでに終えている児もいるが，診察室では緊張して養育者の後ろに隠れてじっとしている児が多い。早い子ではいわゆる「反抗期」に入っており，育児が難しくなってくる時期でもある。一方で，極低出生体重児は特にこの時期から多動が目立つ児がいる。この時点では異常な多動か否かの判断は難しいが，例えばデパートなどで親と完全に離れて走り回るような場合は，注意深いフォローが必要であろう。
- 自閉スペクトラム症の簡易スクリーニング法として，日本語版M-CHATが有用である。具体的な使用方法は右記リンクを参照して行う。

（川瀬昭彦）

日本語版M-CHAT
http://www.ncnp.go.jp/nimh/jidou/aboutus/mchat-j.pdf

Ⅲ 年齢別フォローアップ健診
1歳6カ月健診（修正月齢）
健診時のアドバイス

アドバイスのポイント

- 他の健診と同じく，養育者の疑問，不安をできるだけ解決して健診を終えるよう努力する。

運動

- この時期まで歩行ができていないと養育者の不安も大きくなるが，知的に発達していて，明らかに麻痺がなければ，いずれ歩行は可能になると思われる。ホッピング反応を促すなどの対応をしてもらってもよい。

認知・言語

- 子どもが何か声を出したときは，意味をくみとって，正しい言葉にして返す。
- 本を読んだり，一緒に見ているものについて話をする。
- 形容詞（楽しい，うれしい，きれいなど）をたくさん使って子育てをする。
- 何か指示をするときは，短く簡潔にする。

社会面

- 歩行が確立し，またいろんなことに興味が出る時期であるため，あちこち動き回り落ち着きがない，という訴えが出てくる。この段階では病的な多動か否かの判断はまだ難しいことが多い。今は行動を抑制するより，注意して見守るようにアドバイスを行う。
- 反抗期の入口の時期でもある。やってはいけないことはしっかりと，しかし穏やかに説明するようにする。周囲の複数の大人が常に同じ基準で対応するように心がける。

栄養面

- 小食や偏食の悩みを抱える養育者も多い。児の発育が順調であれば，あまり気にしないようにアドバイスを行い，食事を強要しないようにする。

（川瀬昭彦）

心理士からのアドバイス

- 低出生体重児の場合，母親など養育の中心となる特定の愛着対象との関係が比較的弱い場合が多い．1歳6カ月の段階で，人見知りがまったくなく，母親をまったく求めないという訴えや，逆に不安が強くて，母親からしがみついて離れないという訴えは，状況の理解や関係性の発達が弱いことを示唆する状態像の一つである．また関係性のなかで発達する遊び（たとえば動作模倣や見立て遊びやごっこ遊び的なやりとりなど）がこの時期においても出現しない子や，指さしがみられず，特に他者と注意を共有するという共同注意が難しい子は自閉スペクトラム症（ASD）の可能性も否定できない．また多動が目立ってくるのもこの時期である．

- 要求が伝わりにくく，またこちらからの指示も通りにくい子どもの場合，家族が「育てにくい」「わかりにくい」と感じることが多く，育児のストレスも強まりやすい．家族がほっと安心をし，希望のもてる明るい気持ちで，わが子の育児に取り組めるように言葉がけをし，具体的な子育てのコツを伝えていくことが大事になってくる．

- この頃の発達のアンバランスさや遅れは，加齢とともに追いついてくるものなのかどうかという判断は難しい場合が多いが，親が子どもの特徴に合った対応をすることで，発達をより適応しやすいように促していくことも可能である．

- 関係性の発達が弱い子の場合，できるだけ意識してこちらからかかわるように心がけ，ふれあい遊びで一緒にやって楽しい体験を積み重ねてもらったり，子どもの行動や動きにできるだけシンプルな声かけを繰り返し行ってもらったりすることも有用である．また，子どものやりたいこと・やっていることを同じようにやってみせることで注意の共有を積み重ねていったり，本人の遊びを尊重しながら遊びのバリエーションを広げる形でかかわったりすることで，伝える・伝わる体験を積み重ねていけるとよいであろう．手遊びなど同じパターンの繰り返しの遊びや，体の感覚を利用したかかわりは，有用である．

- ことばの発達がまだ不十分な場合，自分の要求がうまく伝えられなかったり，感情がコントロールできなかったりして，自傷やパニックなどを呈することもある．指さしやジェスチャーなどを使って自分が伝えたいことが伝わるようにサポートしてもらうなど，ことば以外の表現の手段を増やしていくことを意識したい．また本人がパニックになるときは，どうしていいかわからず混乱していることも少なくない．刺激を少なくして，本人が落ち着くのを支えたり，余分な声かけを行わず，ただ抱っこして落ち着かせるなど，子どもにとって過剰でない刺激でかかわるとよいであろう．また，親が感じた子どもの思いや感情を，シンプルなことばで子どもにフィードバックしていくようなかかわりをしていってもらうことが望ましい．

（永田雅子）

ASD；autism spectrum disorder＝自閉スペクトラム症

コラム　絵本の読み聞かせ

　子どもの発達には，信頼できる大人との相互交流を積み重ねていくことが大事となってくる。乳児期では，「いないいないばぁ」や「一本橋こちょこちょ」などリズムに合わせて子どもの身体感覚を刺激する遊びは，子どもが喜ぶ遊びである。同じパターンの繰り返しのなかで，子どもが相手の動きを予測しその楽しさを共有できるものである。1歳近くになってくると，多くの子どもたちが絵本に興味を持ち始める。絵本は，その描かれているイラストと，書かれている文章のリズムとを一緒に楽しむことができる。最初は絵本をめくるだけであったり，視覚的に興味をひくものしか見なかったりするかもしれない。しかし，絵本に慣れ親しんでいくなかで，自分から手をのばしたり，絵本を楽しむようになっていく。

　一緒に膝の上で絵本をながめ「○○だね」と声をかけたり，絵に合わせて歌を歌ったり，音を発したりすることで，興味をひくようなかかわりを行っていくことが大事となる。最初は，単純な絵や，パターンの繰り返しの本を子どもは好むかもしれない。少し集中をして絵本をみることに興味を持ち始めたら，徐々にストーリー性のあるものを取り入れていくとよいであろう。子どもにとって，親と寝る前に横になって絵本を読んでもらったり，親の膝の上で絵本を一緒に眺めて，そのイメージを共有したりすることは，ことばやコミュニケーションの発達にとって大事な土台となる。

　絵本にあまり興味がないような子どもであっても，1日の決まった時間（寝る前やお風呂のあとなど）に，絵本の時間をとるように意識してかかわると，生活の流れのなかに，絵本の時間が位置付けられ，かかわりやすくなるかもしれない。

　絵本に興味を持ち始める時期は子どもによってさまざまである。焦らず，子どもとの時間をゆったり過ごせる一つのツールとして楽しめるとよいであろう。

（永田雅子）

III 年齢別フォローアップ健診

1歳6カ月健診（修正月齢）
歩き方に関する問題

O脚（両側内反膝），X脚（両側外反膝）

O脚

- 乳児期から子どもは「生理的O脚」である。両下肢とも約10～15度程度の内反膝である。1歳から1歳6カ月頃につかまり立ちから独歩し始めるが，この時期に養育者がO脚を心配して小児科や整形外科を受診するケースが多い。
- その多くは，2歳頃まで経過観察のみで問題のない「生理的O脚」である。しかし，程度のひどいもので足関節の内くるぶしを揃えたときに両膝の間に大人のこぶし1つが楽々と入ってしまうような（大腿骨内顆間距離10cm以上程度）顕著なO脚は「くる病」のような病的なものである可能性がある。また，片脚のみの彎曲が目立つ場合は明らかに病的であるので，専門医に紹介をしたほうがよい。

X脚

- X脚で受診するケースは少なく，また受診するケースのほとんどは「生理的X脚」で問題ないものである。X脚は，歩行の際に膝の内側が互いに接触して「転倒しやすい」という症状をきたし，養育者はこれを心配して病院を受診することがしばしばある。一般的に3～4歳頃が「生理的X脚」のピークである。しかし，成長とともに正常なアライメントの大人の下肢となる。X脚でも両膝内顆を揃えたときに，足関節の内くるぶしに大人のこぶし1つが楽々と入ってしまうような（内踝間距離10cm以上程度）顕著なものは，骨系統疾患や腎疾患に伴う骨の異常である可能性がある。

うちわ（内旋）歩行，そとわ（外旋）歩行

- 歩行時に，進行方向に向かってつま先が内側に入るものが「うちわ歩行」，外側を向くものが「そとわ歩行」である。養育者が心配で来院するものの多くは「うちわ歩行」の場合である。

うちわ歩行

- 「うちわ歩行」を呈するものは，主に次の4つである。
    ① 大腿骨内捻症（過大前捻角症候群）
    ② 下腿内捻症

③内転足（中足骨内反症）
④内反母趾症

- 大腿骨内捻症は，骨形態で大腿骨頸部の前捻角が大きいために大腿骨遠位部すなわち膝関節が内側に捻れるような状態になる。立位では膝蓋骨が内側を向く（図1, 2）。その結果，つま先を内側に入れて「うちわ歩行」を呈する。
- 下腿内捻症は，先天性内反足変形に伴う変形としてよく知られているが「生理的O脚」にも軽度伴うことがある。膝蓋骨を正面にして立たせるとつま先が内側を向いて起立する症状がある。
- 内転足は，先天性内反足の1症状としてもみられるが単独で先天性にみられるものもある。
- 内反母趾は，まれなものであるし，自然治癒傾向の強いものである。これら4つについては専門医を紹介する必要がある。

そとわ歩行

- 「そとわ歩行」を呈するものは，次の2つである。
   ①大腿部外捻症
   ②下腿骨外捻症
- 大腿部外捻症は，子宮内における肢位の名残で両側股関節の外旋拘縮によって生じる。つかまり立ちを始めた直後に目立つことが多いが，すぐに筋力と歩行の安定につれて自然に寛解する。

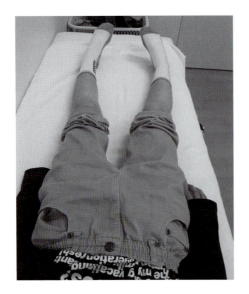

図1 両側大腿骨内捻症の11歳男子例（術前）
仰臥位で寝るときに足趾先が内側に入る。

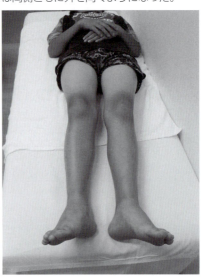

図2 両側大腿骨内捻症の11歳男子例（術後）
両側の術後（大腿骨外捻骨切り術後）は，仰臥位で足趾先は両側ともに外を向くようになった。

- 下腿外捻症は多いものではなく，小学校入学後に目立ってくる。機能的にはまったく問題なく，「うちわ歩行」と異なり，易転倒性はないが，美容的な見地から女子では嫌われる可能性がある。程度が強いときは，自然寛解する可能性も少ないことから専門医による骨切り術治療を考慮する必要がある。

外反扁平足

- 全身関節弛緩性の強い子どもによくみられる足部変形である。その多くは下腿屈筋群の筋力増強に伴って就学時には自然に治癒する傾向がある。軽症であれば放置してかまわないが，精神発達遅滞に伴うものや神経疾患などの全身疾患に伴うものは自然治癒が期待できず，難治性である。
- これらはわずかな歩行時（特に登校時）に足部痛を訴えて，すぐにしゃがみこんだり抱っこをせがんだりすることになる。このようなケースや，歩き始めの幼児期に，足部の外縁を挙げて，土踏まず側で接地して歩くほどの強い外反扁平足変形に対しては，幼少時より室内でも足底装具（アーチサポート）を使用して可能な限り，無理なく疼痛なく歩行ができるような環境をつくる必要がある。

（吉川一郎）

不安定な歩行へのアドバイス

- 歩行時，あるいは小走りになったときに転びやすいという訴えがこの時期に聞かれる。極軽度の脳性麻痺があり，走ったときに尖足位をとりやすく転びやすいこともあるが，下肢のX脚，うちわ歩行のため，膝の内側がぶつかったり趾先がぶつかったりして，もつれて転びやすいこともある。通常，歩行がしっかりしてくると問題なくなることが多い。
- 筋緊張が低下傾向の早産児にあっては，膝関節の過伸展弛緩のため外反扁平足になりやすい。これは，足裏の接地面積が狭小化をきたし，立位，歩行が不安定になりやすい。またX脚を招き，上記のように歩行に影響する。成長に伴い改善するが，程度のひどい場合は足底板を使用し，歩行しながら徐々に矯正することもある。

（本間洋子）

III 年齢別フォローアップ健診

3歳健診（暦年齢）
3歳の健診

健診の要点

- ハイリスク児フォローアップ研究会のプロトコールによる健診を実施する。フォローアップ研究会作成の問診票・健診用紙を利用することで、本項の項目について漏れなく確認することができる（付録を利用する、またはハイリスク児フォローアップ研究会ホームページからのダウンロードで入手可能）。

  ① 問診：（基本的には1歳6カ月と同様。児の発達検査中に記入してもらい診察時の参考にする）
  生活の様子、罹病歴、運動発達、微細運動、言語発達、聴力・視力、社会性と行動、集団保育の有無、癖、家族構成、両親の学歴など
  ② 身体計測、血圧測定、検尿、全身の診察
  ③ 養育環境
  ④ 神経学的診察
  ⑤ 神経学的評価
  ⑥ 合併症
  ⑦ 神経学的検査の有無と結果
  ⑧ 行動
  ⑨ 発達・知能検査：新版K式発達検査、その他
  ⑩ 発達スクリーニング：
  - 名前、年齢を聞く
  - 積み木を積む
  - 第1,2指でタッピングをする
  - 丸の大小がわかる
  - 2語文を言える
  - 言われていることが理解できる
  ⑪ 地域関連（現在の療育の有無と内容）

⇨ 3歳児用　問診用紙
付録 p.234, 240〜242

身体計測値

- 体重、身長、頭囲、胸囲、腹囲を測定。
- 低身長（−2SD未満）が認められる場合には内分泌専門医へ紹介、または骨年齢評価、尿中GH、血中IGF-I、甲状腺機能検査などを行う。

現在の養育環境、神経学的診察所見、神経学的評価

- 虐待・ネグレクトなど養育上の問題のスクリーニング。

- 神経学的診察所見に関しては，1歳6カ月と同様である。
- **粗大運動**：両足ジャンプ，片足立ち
- **微細運動**：
  - 積み木を積ませたときの指の使い方
  - 第1，2指でタッピングをさせタッピングの仕方を見て判定する。
  - 利き手を判定（発達検査時に行ってもよい，3歳は両手利きが多い）

合併症
- 1歳6カ月と同様。
- **視力**：障害の有無に加え，眼科の視力検査結果を記載。
- 在宅医療の有無と内容。

神経学的検査
- 1歳6カ月と同様。
- 神経学的検査とその結果（複数回のときは最終検査結果）を記載。

行動
- 行動についての観察の内容は1歳6カ月と同様。
  - 行動の評価は「正常」「多動」を評価。
  - 「ADHDの疑い」「自閉症の疑い」を，診察場面での行動の観察と養育者の問診票の記載を参考に評価。

ADHD；attention-deficit/hyperactivity disorder＝注意欠如・多動症

発達・知能検査
- 新版K式発達検査の結果を参考に発達の評価。
  - 全領域DQおよび，領域別のDQ（姿勢・運動，認知・適応，言語・社会）を暦年月齢と修正年月齢で記載。（原則的に3歳以降は暦年齢で評価）
  - DQ85以上を正常，85未満70以上を境界，70未満を遅滞と判定する。

DQ；developmental quotient＝発達指数

発達のスクリーニング
- 発達のスクリーニングの判定は，以下の6項目からなる。
  ① [名前，年齢を聞く]は姓，名のいずれかと年齢が言えれば「可」である。どれか1つが言えれば「境界」とする。
  ② [積み木を積む（1辺約3cmの積み木を使用）]は手本を示した後，2回やらせて積めた数を記入するが，6個以上積めれば「可」とする。3歳では通常8個以上積めることが多い。このときに手指の使い方，左右差もみる。
  ③ [第1，2指でタッピングをする]は第1，2指でタッピングして手本を示した後，まねをさせて，指がスムーズに合えば「可」。指は合うが，スムーズではないときは「境界」とする。
  ④ [丸の大小がわかる]は直径6cmと4cmの丸の絵カードを見せて「大

きいほうはどっち？」「小さいほうはどっち？」と聞き，位置を逆にして計2回行い，正解は「可」，不確実は「境界」とする。
⑤ [言語発達] は発語として，2語文が言えるか，単語のみか，有意語がないかを判定する。
⑥ [言語理解] としては，言われていることを理解できるか否かをみる。
⑦ 3歳では [自分の姓名，年齢を言い]，幼稚園などで [名前を呼ばれると返事] をする。[色の識別] ができる。

地域関連
- 現在受けている療育があれば，その内容（施設名）と開始時期を記載する。

（石井のぞみ）

III 年齢別フォローアップ健診

3歳健診（暦年齢）
健診時のアドバイス

3歳頃の特徴

- 早く生まれたことによる幼さが目立たなくなり，成長・発達ともにキャッチアップする子どもが多くなる（従って，修正月齢という考え方が不要になる。ただし，SGA児では，まだまだ小柄である児が多いし，24週未満など在胎週数の少ない児は成長も発達も十分に追いつかない児が残っている）。
- 運動機能・知的発達が進み，発達の個人差も広がる。
- 基本的生活習慣形成の時期であるが，本人の幼さや過保護のために，生活習慣が身に付いていない児が多い。
- 集団生活〔保育所（園），幼稚園〕を経験し始める児が増えてくる。

SGA；small for gestational age

養育者の心配・関心

- 乳児期の病気や体の問題から発達や生活上の問題に変わってくる。

アドバイスのポイント

第一に，軽度あるいは境界領域の発達遅滞／発達障害に丁寧に対応することである。もうひとつは，生活習慣あるいは養育上の問題に対して個別に指導することである。

発達遅滞／発達障害への対応

- 発達に関しては，養育者自身もある程度判断できるようになっているので，「落ち着きがない」「言葉が遅い」などの訴えが出てくる。これらの訴えが経過をみるだけでよい個人差の範囲なのか，発達障害であるかを判断する。
- 新版K式発達テストの結果や養育者からの情報，そして診察場面の様子から，境界〜軽度知的能力障害や自閉スペクトラム症あるいは注意欠如・多動症などの発達障害が疑われたら，安易な経過観察ではなく療育の必要性を十分説明し療育機関へ紹介する（地域によって療育事情が異なるので，療育機関との連携に心がけ，療育体制を把握しておく必要がある）。
- 遅れを感じつつ認めたくないという養育者も多いので，一定期間をおいて繰り返し説明することも必要である。

- 発達遅滞／発達障害の疑いや療育の必要性は，できるだけ両親に説明する。
- 療育機関へ紹介する場合は，受診しやすいようにその場で予約を行うことが望ましい。
- 承諾を得た後，病歴と発達知能検査の結果等の情報を療育機関へ提供し，連携をとりながらフォローする。

発達を促す指導
- 明らかな発達の遅れはなくても，「母子分離ができない」「集団に入れない」など社会的に未熟な児が多い。このような経験不足が考えられる児に対しては，早産児に対する早期介入（親子遊びの会），種々の子育て支援（育児サロン，育児サークルなど）や集団生活〔保育所（園），幼稚園〕，あるいは保健所や療育施設での親子教室などを勧める。
- 保育所では成長発達の程度によってのクラス分けなどの配慮が実施されやすいので，小柄で幼さが残る超低出生体重児は1つ下のクラスに入れて，児の成長や発達に合わせて同級生のクラスに戻すなどの工夫をしてもらうとよい。
- テレビ・DVDやスマホ・タブレットなどの電子メディアの長時間接触は避けて，絵本の読み聞かせや外遊びなど養育者とかかわる時間を多くもつよう指導する。

⇨「コラム：赤ちゃんとテレビ」p.50
⇨「コラム：絵本の読み聞かせ」p.116

眼科・歯科受診
- 乱視・斜視など，眼科受診を設定する。
- う歯の予防のため小児歯科受診を勧める。

養育上の指導・基本的生活習慣形成を促す指導
- 小さく生まれたため，自然と保護的な養育態度が続いている場合が多い。従って「保護から自立へ進む時期」であること説明して，"なんでも自由にさせること"と"しつけ"のバランスをとるよう指導する。
  - 早起き・早寝，あいさつ，衣服の着脱，簡単な手伝いなどの基本的生活習慣をつけるよう指導する。
  - 集団生活を控えトイレトレーニングに悩む養育者も多いので，保健師や看護師とともに指導する。時期を焦らないでよいことと見守ることの重要性を説明する。

その他
- 予防接種で未接種のものがあれば，接種を勧める。
- 一般的な事故予防について説明する（子どもに安全をプレゼント）。具体的にはストーブの安全柵，浴室などの鍵，浴槽の水抜き，チャイルドシートの付け方，医薬品の安全な置き場所，道路への飛び出し注意等である。

（佐藤和夫）

事故防止支援サイト参照；
http://www.niph.go.jp/soshiki/shogai/jikoboshi/index.html）

心理士からのアドバイス

- 3歳になってくると、相手と興味を共有したり、伝えて伝わったりというやり取りのなかで、周りと折り合いをつけて行動できるようになっていくことが課題の一つとなってくる。多くの子どもがこの時期には園など集団生活に入っていく。そのため家庭のなかでは、意識されなかった友だちとのかかわりや、集団行動の難しさが明らかになってきたり、こだわりやパニックなど、かかわりにくさが目立ってきたりするのもこの時期である。特に発達のアンバランスさをもっている子の場合、家族から「マイペースで頑固」「指示が通りにくい」といった訴えで表現されることも少なくない。
- なかなかこちらが言うことをわかってくれないという場合は、子どもにとってわかりやすい言葉がけの仕方の工夫が必要となる。後ろから声をかけるのではなく、顔と顔を合わせ、注意を向かせてから声をかけたり、短いことばで伝えたりして子どもが納得できる約束のさせ方をする、本人が理解し伝わったかどうか確認するなど、意識して行ってもらうとよいであろう。また、あいまいな言い方をせず具体的に伝える、視覚的にイメージしやすいように物を見せる、イラストなどで示してみせるなど、伝え方を工夫することで、子どもたちが理解しやすくなるかもしれない。日常のエピソードを確認しながら、親と一緒に、どうすると伝わりやすいか検討できるとよいだろう。親が対応に苦慮したときに、「だめ」「ちゃんとしなさい」などの言葉がけが多くなりがちである。こうした言葉には具体的な指示が含まれていないため、子どもにとってはわかりにくい。「○○する」「○○しない」など具体的に何をしてほしいか、正しい行動を伝えていくことを意識してもらいたい。
- パニックになる場合は、見通しがもてない（自分が思っていたことと違うことが起こる）ことが要因となることが多い。できるだけ事前に声をかける、視覚的な補助（ここまで）や、数（あと何回）などを使って指示を繰り返していくことで、加齢とともに納得しやすくなってくるであろう。
- パニックになった場合は、刺激をできるだけ少なくし、余分な声をかけないこと、パニックになった刺激から物理的な距離をとることを意識して行い、少し落ち着いたところで、抱っこして落ち着かせるなどの工夫が有用である。

（永田雅子）

III 年齢別フォローアップ健診

3歳健診（暦年齢）
「食べない子ども」の食事指導

- 子どもの食事に関し，「食べない」という訴えのなかにはさまざまなものが含まれている。幼児をもつ母親の8割は，食事に関する困りごとをかかえているという[1]。
- 遊び食い，むら食い，時間がかかる，偏食，小食というものが多いが，年齢により異なる傾向があり，散らかし食い，遊び食いは1～2歳に多く，偏食の訴えは2歳以降で増え始める[1]。
- 小食の訴えは食べ過ぎる訴えよりどの年齢でも多く，3歳以上では20%以上になる[1]。
- 乳児期後半から，発育速度がそれまでよりやや遅くなる。これに伴い体重当たりの栄養所要量が減ることも，この時期の小食やむら食いの原因の一つと考えられる。
- ある程度小食でも，栄養的にバランスがとれており，発育や活動性に問題がなければ，無理に食事量を増やす必要はない。また，子どもの気持ちを無視して，食事を強制してはならない。心理的な食欲不振につながりかねないからである。

小食への具体的対応

摂取量を調べる
- 子どもの食欲には，個人差がある。また体格の小さい者は，同年齢の子と比べて小食であるのは当然である。小食という訴えのある場合には，実際に食べている量を検討し，同年齢の基準と比較するのではなく，体格に対応する必要量と比較する。そのうえで明らかに小食であれば，疾病の関与を否定したうえで，食欲のかかわる因子を検討する。体格，発育速度，運動の質，量，心理的背景，成育環境，親の養育態度などが関係する。

生活リズムを整える
- 1日の生活を振り返って，睡眠時間や，活動の量・質に問題がないか調べる。夜更かし，朝寝坊は，1日の健康なリズムを阻害する。早寝早起きをし，日中，体を使う遊びを積極的に行う。食事が食欲を満たす楽しい行為であることを感じるためには，食事と食事の間隔を2.5時間から3時間程度あけて，適度な空腹を感じられる生活リズムが大切である。

1) 山口規容子，水野清子：育児に関わる人のための小児栄養学，改訂4版．p131-3，診断と治療社，東京，2002．

食事する環境を整える

- 食事をするときは，安定した姿勢を取り，落ち着いた環境を保つ必要がある。安定した姿勢を保てるよう体格に合った椅子と食卓を準備する。座った状態で足底が床に着かないときは，足を載せる台を用意して安定させる。食事中にテレビがついていたり，気になるおもちゃが近くにあったりして，食卓の周囲が落ちつかないと，気が散って食事に集中できない。食事の最中に口の周りや手を拭くことも最小限にするほうがよい。食後に口の周りを拭き，手を洗わせればよい。食べ方を注意するより，食品を話題にしての声かけなど，食事時間が楽しい家族団らんの機会となるよう心がけることが大切である。

間食は食事の一部

- 小食といいながら，不適切な間食を与えていることがある。大人の感覚でのおやつはカロリー量が意外に多く，子どもの1食分以上になることもある。食事内容を調べるときは，おやつ，間食もすべて含めての1日量を計算する。
- 小食が心配なあまり，牛乳を多量に飲ませている場合や，ジュース，乳酸飲料などカロリー量の多い飲料を多く飲ませている場合もある。これらは改善するよう促す。
- 親の食習慣も反映される。家族ぐるみで食生活改善が必要な場合もある。

偏食

- 偏食の訴えも多い。食品や味付けへの好悪は誰にでもあり，正常と偏食の限界は定めがたい。野菜，肉，魚など，食感や臭いなどから，嫌う子が多い食品もある。多くは一過性のものであり，栄養障害を起こすような偏食は少ないが，泣きわめいて食べない，食物を口から出す，投げるなどの行動がみられることもある。このときに，叱ったり，無理に食べさせ続けることは，悪循環を生む。物を投げるなど好ましくない行動に対しては，あえて騒ぎ立てたりせず，注目しないようにし，逆に，食事場面で少しでも良い行動があったら褒めるようにする。子どもの年齢に応じて具体的な行動を指示し，例えば食卓に座れただけでも褒めるようにする。また，食品についても一部は自分で選択する形をとるようにすると食事への意欲が増す。
- どうしても嫌いな食品は一時中止する，量を減らすなどし，時期をみて再度試してみる。また，盛り付け，調理法などを工夫する。甘い味付け，濃い味付けに慣れると，それ以外のものを好まなくなるので，食事の味付けにも注意する。
- 一方，極端な偏食がある場合，発達に障害のある子どもでのこだわりや触覚過敏の症状の一つであることがある。この場合は，十分な栄養摂取ができるよう食品の選び方，量など詳しい個別相談が必要である。

遊び食い
- 1〜2歳児では，遊び食いの訴えが多い。しかし，食品を手でつかんだり，感触を楽しむのは，食行動の成長に必要な過程である。遊び食いは一時的には誰にでも起こることなので，敷物や着衣などを工夫して汚れに備え，ある程度子どもの意欲を満足させるようにする。しかし，3歳になれば，日常的な生活習慣を少しずつ習得する必要がある。スプーンや箸，食器などの正しい扱い方を親や周囲の人が示し，教える。また，遊んで食事が進まないときは，時間を決めて食事を切り上げるなどの対応が必要である。

むら食い
- 1歳を過ぎると，体重当たりの栄養所要量が減るため，食欲が減るようにみえることがある。また2〜3歳以降の子どもでは，自我の発達とともに自己主張が強くなり，食事に対しても気まぐれな反応を示すことがある。
- むら食いはあっても，1週間，1カ月という単位である程度食べ，発育発達に影響がないことが多い。無理に食べさせようとせず，欲しがるタイミングをうまくとらえるようにする。

食べるのが遅い子
- 食事に時間がかかるという場合も，小食と食事の強制が重なっていることがある。さまざまな原因が考えられるが，子どもの意欲をそぐ育児環境が背景となっていることがある。原因がわかれば，それを改善するよう促す。具体的な対応としては，空腹を感じる食事間隔の設定とし，1回の食事時間は30分くらいで切り上げる習慣をつける。また1回の盛り付け量を減らして，時間内での完食を経験させ，これを褒めることで食事に自信をもたせるのも有用である。
- 一方，食品の固さや，切り方が発達段階に見合っていないため時間がかかる場合もある。離乳が完了しても，幼児期の子どもは大人と同じ咀嚼力はない。食べ物の形態や固さへの配慮が必要である[2]。材料を細かくする，やわらかく煮るなどの工夫も試してみる。

心理的要因
- 食事の強制や不規則な生活リズムは食欲不振の原因となる。
- 弟妹が生まれる，集団生活に初めて参加したなど，生活の変化も心理的負担となり，食欲不振の原因となる。健診では，親との面接のなかで原因となりうるものをみつけ，周囲の気づきや改善を促すことも必要である。

（佐藤紀子）

[2] 母子衛生研究会編：授乳・離乳の支援ガイド実践の手引き．p80-5，母子保健事業団，東京，2008．

III 年齢別フォローアップ健診

6歳健診（就学前）
6歳の健診

健診の要点

- 問診票の質問により，身辺自立の程度，罹病歴，運動発達，言語発達，社会性と行動，集団生活での問題の有無などを調べる。
- 健診は，身体計測（身長，体重，頭囲，胸囲，腹囲，血圧），検尿，全身の診察，養育環境，神経学的診察，5項目の運動障害のスクリーニング，神経学的評価，合併症，神経学的検査，知能検査，地域関係（療育など）の確認を行う。
- 知能検査はWISC-Ⅳを用いて評価する。

⇨ 6歳児（就学前）用 問診用紙
付録p.235, 243〜245

身体計測値，現在の養育環境，神経学的診察所見

- 1歳6カ月，3歳と同様である。
- 就学前健診であるので，入学予定校，特別支援クラスの利用，就学猶予申請予定を確認する。

運動障害のスクリーニング

- 継ぎ足歩行，片足立ち，上肢の回内・回外，左右の識別と利き手，図形模写を行う。
- 微細運動，軽微な運動障害や視知覚認知障害をスクリーニングすることができる。

継ぎ足歩行
- 床に幅10cm，長さ2mのテープを貼っておき，その上を歩かせて観察する。
- 踵とつま先はぴったりつかなくても，継ぎ足歩行らしく歩ければよい。

片足立ち
- 素足で立たせて1回目をみる。少しグラついても立っていられる時間を左右で計る。
- 6歳では85％が10秒以上できる。

上肢の回内回外
- 両膝に手を置かせて，手掌と手背を交互に打たせる。
- 上肢の運動と反対側の鏡像運動誘発の有無をみる。
- 麻痺がある場合は，肘が持ち上がってしまい，反対側に鏡像運動が誘発される。
- 通常，非利き手から利き手には誘発されることはあり，その場合，

振幅は半分以下であるが，超低出生体重児では両側ともに誘発されることがある。

左右の識別
- 「君の右手を先生と同じように動かして下さい」などと示して，上肢の回内回外で判断する。

利き手
- 親にも聞いて判断する。

図形模写
- 直径3cmの円と角が接した3×4cmの長方形の模写である。
- 円と長方形を描いたカードを検者が示して隣に描かせる。
- 模写した2つの図形が大きく離れている，または重なっているのは，視知覚認知障害とされる。

⇨ 6歳児（就学前）用　図形模写用紙
付録p.245

神経学的評価

- 神経学的診察所見の結果をもとに運動障害について正常，軽度運動障害，脳性麻痺の判定を行い，脳性麻痺の型と部位，推定される原因も記載する。
- いわゆる「不器用」な児では，発達性協調運動症（DCD）を留意する。

DCD；developmental coordination disorder＝発達性協調運動症
視知覚，触覚，固有覚，位置覚などのさまざまな感覚入力をまとめあげ，運動意図に基づき運動として出力し，その運動の修正を行っていく，一連の「協調」という脳機能の発達に問題がある神経発達症のひとつである。

合併症

- 在宅医療の有無と内容を記載する。

神経学的検査

- 1歳6カ月，3歳と同様である。
- 視力については，眼科での視力検査結果を聴取し記載する。
- 神経学的検査とその結果（複数回のときは最終検査結果）を記載。

行動

- 診察の際に行動を観察し，注視保持，視線，行動障害・対人関係に関連した項目をチェックする。
- 注視保持は，向かい合って50cm離した検者の指を20秒間注視できるか否かをみる。
- 行動・対人関係のチェックには，注意欠如と多動性に関連した9項目と，自閉性に関連した7項目が設けてある（表1）。これらの結果と，診察

表1 行動・対人関係のチェック

注意欠如・多動性	□動き回る □目標に突進する □あちらこちらの物を触る	□いつももじもじしている □忘れ物が多い □順番が守れない	□はしゃぎすぎる □すぐにけんかする □質問が終わらないうちに答える
自閉性	□名前を呼んでも振り向かない □他人になれなれしい □他人を意識しない行動をする	□友達ができない □こだわりがつよい □オウム返しで話す	□手や指をぱたぱたさせる（常同的な運動）

場面での行動を観察し，養育者への問診票の記載も参考にして行動の評価を行う。
- 6歳では「正常」「ADHD」「ADHD疑い」「自閉スペクトラム症」「自閉スペクトラム症疑い」「その他」からなる行動評価を行う。
- 子どもの強さと困難さアンケート（SDQ）を就学前の行動発達のスクリーニングとして用いるのも有用である。

知能検査
- 知能発達の評価はWISC-Ⅳを用いて行う。
- 全検査（FSIQ），言語理解（VCI），知覚推理（PRI），ワーキングメモリ（WMI），処理速度（PSI）を記載する。
- 全検査（FSIQ）85以上を正常，85未満70以上を境界，70未満を遅滞と判定する。

地域関係
- 現在受けている療育があれば，その内容（施設名）と開始時期を記載する。

（石井のぞみ）

ADHD；attention-deficit/hyperactivity disorder
＝注意欠如・多動症

SDQ；strengths and difficulties questionnaire
養育者や保育士が5分程度で回答することが可能な行動スクリーニング質問紙。子どもの困難さ（difficulty）のみならず，強み（strength）も評価できる。
http://www.mhlw.go.jp/bunya/kodomo/boshi-hoken07/h7_04d.html

Ⅲ 年齢別フォローアップ健診
6歳健診（就学前）
健診時のアドバイス

6歳頃の特徴

- ほぼ全員が集団生活〔保育所（園），幼稚園〕を経験して，多くの児で社会性が発達する。
- 友達との関係など，集団生活での問題が生じる場合がある。
- 日常生活は問題なくとも就学後の学業が心配されるケースがある。

養育者の心配・関心

- 小学校に入ってうまくやっていけるかどうか，適切な就学の場はどこかなど就学に関する問題が主になってくる。

アドバイスのポイント

- 就学に向けてのさまざまな指導を行う。関係機関と連携しながら就学全般についてのアドバイスを行う。

集団生活上の問題
- 保育所（園）や幼稚園での実際の問題があれば，園の先生からの意見も聞いて，具体的な対応策をいっしょに考えて，就学までに修正できるよう努める。

就学に関する指導
- あらかじめランドセルを背負って登校してみるなどの慣らすことを勧める。
- 発達障害がある場合，あるいは学業不振が心配される場合は養育者と十分に相談のうえ，就学後の対応の参考にしてもらうために学校への情報提供を行う（例文参照p.137，図1）。養育者の同意のうえで発達知能検査の結果や検査場面での臨床心理士による行動観察などを伝える。この際，客観的な情報に加えて「マイペースで動作がゆっくりという特徴があるので，少し待ってあげる配慮が必要」といった具体的な対応策を伝えることが大切である。
- 周囲の友達や養育者には，児の特性（例えば，行動がワンテンポ遅れるなど）をあらかじめ話して理解してもらうことを勧める。
- 普通学級が難しいと判断される児には教育委員会への相談（就学相談）

- を勧める。
- 学業に不安がある場合，ひらがななどを少しずつ練習しておくことなど予習的なことを勧める。これは無理強いではなく楽しく親子で実施することが前提である（親が教師にならないようにする）。
- 就学猶予は，出生体重が1,000g未満で予定日が翌年度であること，体が著しく小さいこと，ご家族の希望があり幼稚園〔保育所（園）〕での対応が可能であること，教育委員会の了承が得られることなどの条件が満たされるケースなど限定的に考慮される対応である。猶予することにより成長や発達のメリットがあることが大前提である。就学猶予をするかどうかは年中（4〜5歳）のときから検討しておくことが望ましい。

その他

- 低身長が続いている場合（−2SD未満，または3パーセンタイル未満）は成長ホルモン治療について小児内分泌科医を受診させる（低身長の程度に応じて3〜4歳頃から受診させる。遅くとも就学前には受診）。
- 早産低出生体重児では将来メタボリックシンドロームや腎臓病（急速に進行）になりやすい可能性があることを伝え，家族全体で食事や運動など生活習慣に気を付けること，検尿での異常（学校検尿での再検査）は放置せずに必ず病院を受診することを指導する。

（佐藤和夫）

心理士からのアドバイス

- 6歳では，就学を控えた対応が必要になってくる。集団での生活に向けて，大人の指示にある程度従い，頑張って取り組む姿勢がとれるようになってくることが目標となる。そのためには，指示は短く，具体的に行うこと，あいまいな形で提示せず，パターンで身につけていくように何度も繰り返し伝えていくことが必要になる。
- 生活の流れのなかに，1枚だけプリントをこなす時間をつくるなど，遊びながらも取り組める課題に，座って取り組む体験を積んでいくことも有用だろう。その際，決まった時間帯に，本人が興味のある特定の行動の前に行うこと，できたときにはシールを貼るなど，目に見える形で報酬があるほうが，本人を課題にのせやすい。家庭で難しい場合は，課題に取り組む姿勢を練習しておくという意味で，家庭外の学習の場を利用することも有効かもしれない。
- 文字や数に興味がない場合は，遊びや手伝いのなかで大人側が意識して使うことが必要となる。また「わからない」→「できない」→「抵抗が強まる」といった悪循環にならないために，前に比べてできるようになった，頻度が減ったなど，本人のできた範囲での評価を意識してもらうことが大事である。文字に興味がなかったり，うまく書けなかっ

たりする子の場合，まずは線を結ぶ，簡単な形の模写，塗り絵，縁取り，迷路など形態認知や視覚運動協応の基礎となる取り組みを行っていくことも一つの方法である。
- 新しい場面や，生活パターンが変わることに抵抗がある子の場合は，小学校の生活のイメージをつけるため，事前に訪問したり，学校の生活の流れを伝えておいたりしたほうが，入学してからスムーズに適応できることが多い。
- 親に保育所（園）・幼稚園の先生と連携をとってもらうことで，どんなタイプの子で，どういう対応が有効なのか，あらかじめ学校の先生に伝えておくことや，医療スタッフから，発達テストの結果や，学校側への配慮の要請など，親の希望に応じて手紙などを託すことは，本人が混乱することなく学校生活を送れるように環境調整をすることにつながるであろう。

〔永田雅子〕

III 年齢別フォローアップ健診

6歳健診（就学前）
就学について

- 小学校に入学することを一般に「就学」とよぶ。「子どもが小学校に入学する」ことは，養育者にとって重大なライフイベントである。特に発達上のリスクを抱えた子どもの養育者にとっては「ここまで大きくなった」という安堵感と「学校でうまくやっていけるだろうか」という不安感が複雑に交錯する。就学の相談を受ける場合に必要な基礎知識をまとめた。

就学に関する新しい仕組み

- 地域には，通常学級のほかに特別な援助が必要な子どもたちのための学校や学級が設けられている。障がいをもつ子どもがどのような学校に就学するか，あるいはどのような手続きで学校が決定されるかについては，2013年の改正学校教育法の施行[1]に伴い，大きく変わった。以前は就学基準に該当する障がいのある子どもは特別支援学校に原則就学するという仕組みとなっていたが，障がいの状態，本人の教育的ニーズ，本人・養育者の意見，教育学，医学，心理学等専門的見地からの意見，学校や地域の状況等を踏まえた総合的な観点から就学先を決定するようになっている。
- 特別支援教育は，特別支援学校だけではなく，すべての学校において行うべきものとされ，各校に，①特別支援教育に関する校内委員会の設置，②校内の子ども達の実態把握，③特別支援教育コーディネーターの設置，④関係機関との連携を図った「個別の教育支援計画」の策定と活用，⑤「個別の指導計画」の作成，⑥教員の専門性の向上，などが求められるようになった。
- 乳幼児期から学校卒業までの一貫した長期的な計画を医療・福祉・労働などの関連機関と協力して作成したものを「個別の教育支援計画」とよび，単元や学期，学年ごとの学習目標を定めたものを「個別の指導計画」とよんでいる。
- 「特別支援学級」は，障がいの種別ごとの少人数学級で，障がいのある子ども一人ひとりに応じた教育を目指してほとんどの小中学校に設置されている。
- 音楽，体育，美術，家庭科などの授業時間は通常学級の子どもたちと一緒に過ごし，算数や国語などは「特別支援学級」で少人数の個別教育となることが多い。
- 「通級指導」では，通常学級に在籍する子どもが，特定の時間に限っ

1) 文部科学省ホームページ：特別支援教育について．学校教育法施行令の一部改正について（通知）
http://www.mext.go.jp/a_menu/shotou/tokubetu/material/1339311.htm

- て専門教員がいる学級で指導を受けるという形態をとっている。
- 一方，特別支援学校では，障がいの程度が比較的重い子どもを対象に専門性の高い教育を行っている。これまで蓄積してきた専門的な知識や技能を生かし，地域における特別支援教育のセンターとしての機能の充実を図ることが求められている。
- 特別支援学校では，幼稚園から高等学校に相当する年齢段階を各々，特別支援学校の幼稚部・小学部，中学部，高等部が対応している。また，地域の状況に応じて，複数の障がいに対応可能な特別支援学校が設置されている。
- 現在，高等部における知的・情緒障害の子どもの増加が社会的にも大きな問題となっている。

就学決定のプロセス

- 毎年，9月に入ると小児科外来において就学に関する相談が急増する。しかし，教育委員会内での就学に関連した活動はもっと早くから始まっている。学校担当者は，地域における教育情報を十分に把握し，養育者の希望を受け止めながら，本人にとって最もよい選択をともに考えることが重要である。
- 家族にとっても銘記すべき点は，就学時に決定した「学びの場」は，固定したものではなく，それぞれの児童生徒の発達の程度，適応の状況等をみながら，柔軟に転学ができることである。従来，各市町村に設置されていた就学指導委員会は教育支援委員会とされ，教育相談や個別の教育支援計画に基づく関係者による会議などを定期的に行い，必要に応じて個別の教育支援計画および就学先を変更できるようにしていくことが必要である。

ノーマライゼーションとインクルージョン

- ノーマライゼーションとはデンマークで生まれた考え方で，障がいをもつ人々もともに暮らしているのが普通の社会だという考え方である。障がいは個人的なものではなく，個人が環境と接するときに生じるものであり，環境にみられる障がいを取り除く義務が国にあるという前提に立っている。
- インクルージョンとは，①障がいをもつ子ども達を普通の子ども達と同じ教育環境のなかに受け入れる，②その子ども達が障がいを感じないように教育環境を整える，という2つを意味する。

特別支援教育の理念

- 従来行われてきた「特殊教育」は，障がいの種類や程度に応じ「特別の

場」を用意し，健常児に近づけるという認識に立っていた。特別支援教育は，障がいのある児童生徒一人ひとりの教育的ニーズを把握して，その子が生活する場において，その子にあった適切な教育的支援を行うというものである。

- 支援対象者には，通常学級に在籍する限局性学習症（SLD），注意欠如・多動症（ADHD），自閉スペクトラム症などをもつ児童生徒も含まれており，これらの子どもたちへの対応が大きな課題となっている。前述のように，各学校には，特別支援教育コーディネーターが設置され，校内のスーパーバイザーとなるとともに校外の組織との連携を調節する役割を担っている。また，医療的なケアを必要とする重度の障がいをもつ子どもたちへの取り組みも，特別支援教育のもう一つの大きな課題となっている（図1）。

SLD；specific learning disorder＝限局性学習症
ADHD；attention-deficit/hyperactivity disorder＝注意欠如・多動症

図1 学校への情報提供の例文

担任の先生へ

#1　超低出生体重児出身
#2　就学前発達知能検査　ご報告とご説明（学業不振のリスク）

　　○○病院小児科の○○です。○○君のフォローアップ健診を担当しております。これまでの経過および就学前の発達知能検査の結果をご報告・ご説明させていただきます。
　　学校生活（個別教育・集団生活での配慮等）の参考にしていただければ幸いです。

#1　在胎26週1日／825gで出生されています（40週が満期，3,000g前後が平均，1,000g未満が超低出生体重児です）。NICU（新生児集中治療室）で約3カ月間入院治療して軽快退院されました。
#2　外来でフォローアップを続けています。

成長：大きくなりました，よく育ってくれました。やや小柄ですが，伸びはよく集団の範囲内です。
発達：保育園に楽しく通っています。やや落ち着きがない面がありますが集団生活は問題ないようです。
　　　　就学前の発達知能検査（WISC-Ⅳ）の結果は別紙の通りです。IQは80（言語理解82，知覚推理85，ワーキングメモリー76，処理速度94）と正常範囲下限でした。行動観察では，全体的に落ち着きがないこと，表現力の未熟さを指摘されており，就学後の学業不振が心配されます。
　　　　集中できる時間が短いので，就学後はこまめに声かけをしていただくことが必要だと思われます。また，学校でも家庭でも，繰り返し繰り返し学習していくことが必要だと思われます。
　　　　この子の特性をよく理解していただき，個別の配慮をしていただければ幸いです。
　　　　どうぞよろしくお願いします。

（佐藤和夫）

今後の特別支援教育[2]

- 現在，各自治体では特別支援教育に向けての体制再編が活発に論議されている。今後，従来の盲・聾・養護学校には，センター的機能が要求されている。
- 一方，重い障がいをもっていても，地域で支援を受けることができるように，制度や施設，人材を整備していくという方向性が示されている。ここ数年で，デイサービスや放課後等デイサービスなどが急速に増加してきた。これらのサービスと既存の仕組みをうまく組み合わせることが必要であり，限られた人材と予算のなかで発達障害の児童生徒への対応も含めた弾力的なシステムをいかに構築するかが今後の課題である。

（高田　哲）

[2] 中央教育審議会：特別支援教育を支援するための制度のあり方について．2005年12月8日
http://www.mext.go.jp/b_menu/shingi/chukyo/chukyo0/toushin/05120801.htm

III 年齢別フォローアップ健診

小学3年生健診
小学3年生の健診

健診の要点

- 既往歴，身体計測，神経学的評価，運動障害のスクリーニング，知能発達，家庭生活の様子，学校生活への適応状況，限局性学習症（SLD），学校での行動や対人関係のほか，健康面，運動面，性格面から養育者が子どもをどのように感じているかについても確認し，総合的に評価する。

⇨ 9歳児（小学3年生）用問診用紙
付録 p.236, 246〜248

SLD； specific learning disorder＝限局性学習症

問診

- 入院歴，喘息や痙攣などの罹病歴，起床，洗面や衣服の着脱などの身辺自立，読み書きや計算，長文の理解の程度，学校の授業中の様子，学校での得意・不得意科目，対人関係，ルールを理解できるか，集団で遊べているか，などからなる。
- 限局性学習症や，学校生活への適応障害の有無などのチェックを行う。
- 問診の量が多いので，前もって問診票を郵送し，記入したものを健診時に持参してもらってもよい。

診察

身体計測

- 身長，体重，頭囲，胸囲，腹囲に加え，血圧も測定する。

身体診察と検査

- 視覚，聴覚，口腔の形態や機能の評価，心肺機能検査（運動負荷テスト），運動能力テスト，体力テストまでできればなおよい。
- 呼吸機能と内分泌学的な検査もできるかぎり行う。
- 呼吸機能は，慢性肺疾患であった子どもは，対照とした同胞に比べてピークフローが著明に低下し，努力肺活量も半減しており，自覚症状がなくても顕著な呼吸機能障害があるという報告がある[1,2]。
- 呼吸機能の異常の有無は，ピークフローメータにて把握をすることが望ましい。また吸気時の胸郭の陥没や左右差，胸郭変形がないかなどもチェックする。
- 内分泌学的な問題については，低出生体重児は成人期にメタボリックシンドロームを発症しやすく，特に胎児発育不全をきたした児では，筋肉や骨が少なく，相対的に脂肪がつきやすいといわれる。食欲を抑えるレプチンというホルモンがうまく働かないため過食になりやす

1) Fawke J, et al: Lung function and respiratory symptoms at 11 years in children born extremely preterm: the EPICure study. Am J Respir Crit Care Med 2010; 182: 237-45.

2) Hirata K, et al: Perinatal factors associated with long-term respiratory sequelae in extremely low birthweight infants. Arch Dis Child Fetal Neonatal Ed 2015; 100: F314-9.

- く，糖尿病，脂質異常症，高血圧症の発症や動脈硬化の危険が増す。
- 低出生体重児で，学童期までに急速に成長した児は，成人後に糖尿病や冠動脈疾患の危険が増すことも知られている。成長曲線をつけながら異常を早く察知し，食事療法などで早期から対応することも必要である。皮下脂肪厚の測定も役立つ。
- 乳房や外性器の変化，二次性徴発来についても確認する。性早熟が疑われる場合には内分泌学的血液検査なども行う。

神経学的評価

- 歩容の観察，姿勢や四肢の異常，筋緊張，深部腱反射，微細運動などを評価する。
- 神経学的検査については退院以降の検査での検査異常所見の有無と，異常ありの場合は，その内容に関して記載する。

運動障害のスクリーニング

- 片足立ち，上肢の回内・回外，左右の識別，図形模写を行う。
  - 微細運動についても判定する。

片足立ち
- 素足で立たせ，開眼と閉眼の両方を行い，少しぐらついても立っていられる時間を計る。
- 開眼では30秒以上できるのが標準。

上肢の回内・回外
- 児を立たせて自然に上肢を下垂させ，一方の上肢を回内・回外させる。上肢の運動と反対側への鏡像運動誘発の有無をみる。
- 麻痺がある場合は，肘が持ち上がってしまい，反対側に鏡像運動が誘発される。
- 小学3年生では非利き手から利き手に誘発されることはほとんどない。

左右の識別
- 相手の左右が識別できるか否かをみる。
- 「君の右手でこの鉛筆を取って下さい」「君の右手で先生の右膝を触って下さい」「君の右手で先生の左の肩を触って下さい」などと問いかける。

図形模写
- 直径3cmの重なり合う円と直線の模写をさせる。直線が突き出たり，位置が違うのは，視知覚認知障害とされる。

⇨ 9歳児（小学3年生）用図形模写用紙
付録p.248

運動障害の評価

- 正常，軽度運動障害，脳性麻痺（CP）の判定を行う。
- 脳性麻痺の型と部位も記載する。
  - 痙直型，アテトーゼ型，失調型，混合型，など

CP：cerebral palsy
＝脳性麻痺

- 片麻痺，両麻痺，四肢麻痺，など
- 発達性協調運動症（DCD）の評価を行う。

知能検査

- WISC-IVを用いて知能発達の評価を行う。原則的に臨床心理士などが行う。
- 全検査IQ（FSIQ）と，「言語理解（VCI）」「知覚推理（PRI）」「ワーキングメモリ（WMI）」「処理速度（PSI）」の4つの指標得点で評価する。4つの指標間のばらつきを注意してみることが重要である。
- IQ85以上を正常，85未満70以上を境界，70未満を遅滞と評価する。
- 通知票や学校の教師からの情報が得られればその診断には有用である。
- 知能検査は，その結果の値に振り回されることなく，一人ひとりの得意・不得意の分野を見極めていくことが大切である。

行動

- 家庭や学校での様子について，養育者からの問診，診察場面での行動の観察，知能検査結果などを参考にして評価する。
- 小学3年生では，すでに注意欠如・多動症（ADHD），自閉スペクトラム症（ASD）などの診断がついていることも多い。しかし，小学校入学時に顕著でなく，境界児としてフォローされている場合もある。
- 学年が進むにつれて読んだり，書いたり，計算したりするという特定の能力が低い限局性学習症（SLD）を疑われる場合もある。
- 行動の評価は，「正常」「ADHD」「ADHD疑い」「ASD」「ASD疑い」に加えて学習面についても評価する。

（平野慎也）

DCD；developmental coordination disorder ＝発達性協調運動症

ADHD；attention-deficit/hyperactivity disorder ＝注意欠如・多動症

ASD；autism spectrum disorder ＝自閉スペクトラム症

III 年齢別フォローアップ健診

小学3年生健診
健診時のアドバイス

アドバイスのポイント

- 学齢期後半に達したハイリスク児の成長や発達，心理面も含め総合的なフォローアップに基づいたアドバイスを本人と養育者家族に行う。
- 身辺自立の程度や限局性学習症（SLD），対人関係などの学校への適応状況も確認し，学校からの情報も集め，養育者が子どもをどのように感じているかも含めて，心理士とともにアドバイスをする。

SLD；specific learning disorder＝限局性学習症

医師からのアドバイス

- 身体面では，低出生体重児の急速な成長に関連したメタボリックシンドロームの発症リスクについて，本人と養育者に説明し，必要に応じて検査を勧める。過食や偏食への注意，適切な運動と睡眠をとることをアドバイスする。
- 学校検尿は，腎機能障害の早期発見につながることを説明し，きちんと受けるようにすすめ，異常があった場合には受診するように話す。
- 早産児，特に長期に人工呼吸器管理や酸素を要した児では，自覚症状がなくても呼吸機能障害を認める場合があり，能動喫煙，受動喫煙を回避することを本人と家族に話す。
- 学習に困難を感じている場合には，成績表や先生からの情報，知能検査の結果などをあわせて，学校との連携をとりながら個別な対応を検討することを話す。
- 友人関係や家族内での関係など対人関係に強い心配があるときは，こころの専門医への紹介も可能なことを説明する。

（河野由美）

心理士からのアドバイス

学校との連携

- 小学3年生になってくると，友人関係，学習の習得，集団での適応などの問題がはっきりしてくる。明らかな困難さを抱えている場合は，それまでに神経発達症等の診断や専門機関でのフォローを受けている場合も多いが，小学3年生以降になって，難しさがはっきりしてくる例も少なくない。本人や家族が，その子なりの苦手さ，得意さとうまく付き合ってやっていけるように支援していくことが必要である。

- 書字や計算の習得に困難を抱えており，WISC-Ⅳや，視覚模写などの課題等で，視空間認知や，視覚－運動協応の困難さが認められた場合，マス目を大きくする，線の補助を使用する，筆順や言葉で形の意味付けを行って覚えやすいようにするなど，その子の得意な部分を使ったり，苦手な部分を補助したりするような配慮が必要になる。抽象的な概念理解の習得や，集団での指示理解に困難がある場合は，できるだけ短いことばでシンプルな声かけをしてもらうなどの工夫が必要となってくる。
- 家庭のなかで，家族にその子の苦手さ，得意さに合わせて対応してもらうことはもちろんのこと，学校においても，声かけや，課題・宿題の配慮をしてもらうなど環境調整が重要となってくる。そのため，検査結果を踏まえ，学校側に医療機関から「配慮の要請」を手紙で託すなど，積極的に連携をとっていくことが望まれる。

（永田雅子）

コラム　就学後のフォローアップの大切さ

　同一の新生児集中治療室（NICU）で20年以上働きつつ，NICU卒業生のフォローアップ外来を担当してきた。NICU入院中から「極低出生体重児の3人に1人は発達遅滞や発達障害といわれる課題が生じる」「少なくとも9歳（小学3年生）までフォローアップ外来で成長発達を経過観察」を繰り返し伝えている。

　筆者らの施設では在胎23〜25週の早産児の9割を9歳までフォローアップできている。高いフォローアップ率の背景には，NICU入院中からフォローアップ外来の重要性を伝える姿勢に加え，生後早期の厳しい状況を知る新生児科医だからこそ，家族とともに成長や発達を喜んだり，年齢ごとに生じる課題などに向き合う信頼関係を構築できているからかもしれない。

　6歳時に知能検査（WISC）を実施し，児の状況や特性にあった就学先を家族が決めることを支援している。2002〜2007年に筆者らの施設で出生した在胎23〜25週児51例のうち，普通級（通級なし）に就学したのは31人（61％）で，これらの児の6歳時の知能指数（IQ）は「正常域」が65％，「境界／遅滞域」が35％であった。

　就学後に集団場面への適応や行動面で課題が顕在化することがあり，就学後も少なくとも1年ごとのフォローが大切と考える。在胎23〜25週児で普通級に就学した31人は，その20％が小学校3年までに通級もしくは特別支援学級に移行し，その理由は不注意や多動といった発達障害様症状の増悪，不登校などであった。

　9歳時に再度WISCを実施し，学習や集団適応の状況などと併せて，安定した生活・学習環境が得られているかを確認している。6歳時IQが正常域である20人のうち，20％は9歳時IQが境界域へ低下した。本人の発達や特性・学習環境・必要な支援などについて改めて家族と共有し，教育現場にどう伝えていくかを含め，学習環境を調整できるように継続的にサポートしている。

就学後のフォローアップに関する課題は2つある。1つは発達障害の特性など，子どもの困りごとの把握と介入には教育現場との連携が必要だが，十分ではない現状である。子どもが持っている力を伸ばすことや，発達障害の二次障害で学校生活に支障をきたさないことを目標に，その児の特性を理解して前向きに応援できる教育環境の調整を，家族と教育現場との連携で考えていきたい。"教育を支えるための医療"，"医教連携"がこれからの課題と考える。

　もう1つの課題は，9歳時のフォローアップ中止後に学習や学校生活での人間関係にNICU卒業生が困り感をより強く抱き，自己肯定感を損なう場合がある。希望する児には小学校高学年以降でNICU見学をして，家族と一緒にNICU入院中のことを伝えている。NICUで新生児を見守る家族や医療スタッフに触れて，自身の生命のルーツを感じ，自信を持つきっかけになればと考えている。中学や高校への進学，就労などの長期的な転帰を知ることにより，それぞれの問題への支援の方法が見つかっていくと考える。現在は9歳でフォローアップを終了とせず，可能な限り長いフォローアップを目指している。

　多職種の発達支援者や教育現場と連携しながら，それぞれの特性に合わせた社会のなかでの居場所をみつけられるような児の自立支援への応援をフォローアップ医として継続したい。

（豊島勝昭，野口聡子，山口直人）

III 年齢別フォローアップ健診

小学校高学年以降の健診
小学3年生以降から中学・高校生の健診

健診の要点

- 小学3年生以降では，早産低出生体重児に関連する問題は個々の症例で評価すべき内容は異なる。年少時から継続する問題，成長過程での問題，思春期・成人期以降に起こりうる問題について，患児本人にも理解できるよう説明する必要がある。
- 表1にDOHaDの概念に基づく，低出生体重との関連が示唆される成人期の疾患を示した。
- 成人期に至った早産極低出生体重児の特徴として，下記の点が挙げられている。
  ① 体格が小さい
  ② 心血管・代謝系ではメタボリックシンドロームのリスクが高い
  ③ 呼吸機能として，閉塞性障害のリスクが高い
  ④ 認知機能として，年少時から継続した知能指数低値，高次脳機能障害のリスクが高く，学業や就職の問題と関連する
  ⑤ 精神・行動として，不注意優位型のADHDのリスクが高く，不安神経症やうつ病の罹患率が高く，成人期の精神疾患発症のリスクも高い
  ⑥ QOLについては正期産児とほぼ同等で自己評価は低くない
- これらの問題点を念頭に，個々に応じてフォローアップの期間を決めることが望まれる。一方，極低出生体重児全例に成人期までの長期フォローアップを行うことは困難であり，長期フォローアップが必要かどうか決断しなければならない。

DOHaD；developmental origins of health and disease

ADHD；attention-deficit/hyperactivity disorder＝注意欠如・多動症

表1 出生体重と関連が示唆されている成人期の疾患や問題

1. 関連が検証され広く認められている疾患

高血圧，冠動脈疾患，インスリン非依存性糖尿病，脳卒中，脂質異常症，凝固因子の増加，神経発達上の障害

2. 関連が報告されているが検証されているとはいえない疾患や問題

慢性閉塞性肺疾患，うつ病，統合失調症，行動異常，結婚，指紋，左利き，子宮・卵巣のサイズ，思春期早発，乳がん，精巣がん

(de Boo HA, Harding JE: Aust N Z J Obstet Gynaecol. 2006；46：4-14)

小学校高学年〜中学生の健診

- 小学3年生健診までと同様な，成育環境，身体発育，身体的合併症，神経学的合併症に加えて，検尿・腎機能，呼吸器疾患，メタボリックシンドローム，喫煙等の成人期への移行を念頭においた評価項目，ADHD，ASD，SLDの発達障害およびそれらの二次障害，精神疾患等についての評価の追加が必要である．知能検査については過去の結果をふまえて，個々に応じて実施を考慮する．
- 年少児に用いているような画一的なプロトコールでは，症例に応じた詳細な評価は困難である．最低限必要なチェック項目をおさえた健診内容をもとに，個々の症例でさらなる検査や評価，専門医への紹介を検討する．思春期から成人に継続する問題は，本人と家族に説明し，認識・理解が得られたうえで，今後のフォローアップ方法について決定する．

（河野由美）

ADHD；attention-deficit/hyperactivity disorder＝注意欠如・多動症

ASD；autism spectrum disorder＝自閉スペクトラム症

SLD；specific learning disorder＝限局性学習症

小学3年生以降〜高学年頃の特徴と支援

- 多くのハイリスク児といわれるような子どもたちも，小学3年生にもなると健康状態や心身の発達が特別な問題となることは少なくなり，友だちや教師との関係などは他の子どもたちと変わりなく過ごしている．
- しかし，境界知能，軽度の脳性麻痺や限局性学習症を含む発達障害などの課題をかかえる子どもたちのなかには，学校生活で友人と対等な関係を築き，ともに学習していくことに困難な場合もある．
- 教師からは子どもの問題が理解されにくい場合，教師と子どもの間にも軋轢が生じることもあり，不登校の原因になりうる．子どもの自信がなく消極的な態度は，他の子どもからのいじめの原因となることもあり，ますます自信をなくすという悪循環に陥る．
- 学校という社会のなかに置かれたこのような子どもへの対応として，本人の自尊心を大切にすることを，養育者も教師もよく理解して子どもに接することが重要である．そのためにも養育者は教師に理解してもらえるように連絡を密に取り合い，必要に応じて医療側からも教師の理解が得られるよう援護することが必要になることもある．学校のなかに愛情をもって接する教師がいて守ってくれることで，子どもは安心して通学できる．

中学生頃〜高校生頃の特徴と支援

- 思春期になると母親への依存から離れ，友人との新しい関係をもつ時期に入る．身体の変化とともに心も成長し，親友といえるような友人

ができると，母親から離れることができるようになる。なんらかの障害があればあるほど母子は精神的にも密着した状態になっているが，母親は少しずつ意識して子どもから一歩退いて見守ることを心がけるとよい。

- 高校受験も親子ともに大きな課題となってくるが，このようなときも，同じような状況を越えてきた先輩親子のアドバイスは貴重なもので，NICUを退院した親の会などで紹介ルートをつくっておくとよい。
- 中学生や高校生に成長した子どもたちに，未熟児の会などのボランティア活動を依頼することはフォローアップ施設でできる支援である。小さな子どもたちの遊び相手や後輩の相談相手にもなることで，自分が他人の役に立つ喜びを感じ，その後の人間関係への自信へとつながる。
- 思春期以降にNICUを見学すると，自分がどれだけ多くの人たちに大切に育てられたのかという気付きの機会にもなり，自分自身の将来の職業として夢を描く子どもも少なくない。

（渡辺とよ子）

III 年齢別フォローアップ健診
小学校高学年以降の健診
内分泌的問題およびメタボリックシンドローム

内分泌的問題，特に思春期早発について[1]

- 低出生体重児（特にSGA児）は，思春期早発傾向にあると報告されている。思春期の開始は，女子では乳輪が膨らんだとき，男子では精巣容量が4mlになったときと定義される。男子ではそれをとらえるのは困難で，実際には身長が急に伸び始めたときとするのが現実的である。女子では7歳6カ月から12歳（平均10歳頃），男子では9歳から14歳（平均11歳6カ月頃）に思春期が始まれば正常であるが，それ以前にみられた場合，思春期早発症と診断される。

- この診断基準を満たす思春期早発症は，脳（視床下部過誤腫など）や副腎（先天性副腎皮質過形成の非古典型など），性腺などに基礎疾患がある可能性があり，精査と治療を要する場合があるため，小児内分泌専門医へ紹介する。

- しかし大部分の低出生体重児（特にSGA児）は，年齢的にはこの基準は満たさないものの，まだ低身長であるのに身長のわりには早めに思春期が始まってしまうという，"低身長思春期発来"というパターンが多い。しかも思春期の進行が比較的急激で，早くに身長の伸びが止まるため，最終身長が低い。実際，男児で身長が135cm未満で思春期が発来した場合，最終身長は160cmに届かない可能性が高い。まだ小柄な子が，小学校低～中学年で急に身長が伸び出したら喜んではいられないわけである。

- 思春期早発のデメリットは，体の成熟が児の精神的発達や社会的状況に不一致であるということと，最終身長が低いことである。身長は特に男子の場合は心理的ストレスとなりうるため，ボーダーラインのケースではやはり小児内分泌へ紹介し，性腺抑制療法（LHRHアナログの注射など）の適応の有無を検討してもらうとよい。ただし，性腺抑制療法は単独治療の場合はその最終身長改善効果は大きくはないとされており，蛋白同化ホルモン剤の併用を試みている専門医もいる。

- 思春期発来に重要な役割を果たしている副腎の成熟（アドレナーキ）は，子宮内発育不全のあったSGA児では早い傾向にあり，近年この早発アドレナーキがインスリン抵抗性と関連し，成人後のメタボリックシンドロームのリスクを高める可能性も示唆されている。

1) 堀川玲子：早産児の二次性徴，生殖機能．周産期医学39：609-614, 2006.

SGA；small for gestational age

メタボリックシンドローム[2]

- 1980年代のBarkerらの報告以降，低出生体重児は将来，高血圧，糖尿病，脂質異常症などのメタボリックシンドロームや肥満など，いわゆる生活習慣病発症のリスクが高いことが常識となりつつある。
- 低出生体重児には胎児発育不全（FGR）によるSGA児と早産AGA児が含まれるが，早産AGA児は出生後さまざまな合併症により子宮外発育不全（EUGR）を呈する頻度が高く，胎児期にあたる時期の低栄養という点では共通の背景をもつため，SGAのみでなく，早産もリスクの一つと考えてよいであろう。
- 生活習慣病のなかでも最もエビデンスが集積されつつあるインスリン抵抗性については，多数の報告がなされている。たとえば，SGA児ではAGA児と比較して生後早期にすでにインスリン抵抗性が存在する。乳児期の急激なcatch-up growthは小児期や成人期の肥満やインスリン抵抗性に関連がある。SGA児は小児期の5～7歳頃にすでにインスリン抵抗性の指標であるHOMA-Rが高値である，などである。
- フォローアップ健診においては，成長曲線のみでなく，肥満度曲線やBMI曲線にも着目し，まずは肥満のチェックが重要である。
- adiposity rebound（BMIが増加に転じる時期）が3歳前に起こる，すなわち本来生涯で最もスリムであるべき幼児期のうちから体重増加が目立ってきた場合は，学童から成人肥満へ移行する確率が高い。肥満が目立ってきた場合は，食事内容や運動習慣，生活パターンなどを聴取し，栄養指導や適度な運動習慣をもつことを勧める。体重コントロールの指標として肥満度曲線をプリントして渡し，その後の計測値を親にプロットしてもらうのも意識付けとなる。
- 肥満がないSGA児への生活習慣病の意識付けは難しい。SGA児はずっと小柄で細身のままの児も多いため，家族はあえて高カロリーの食事を与えようとしている場合もある。SGA児は外見上の肥満はなくても内臓脂肪がつきやすく，将来の生活習慣病のリスクが高いということを伝え，親子ともにその予防を意識させることが重要である。学校や職場の定期健康診断は必ず受けるように指導する。

（九島令子）

[2] 小児生活習慣病ハンドブック．清水俊明 編，中外医学社，2012.

FGR；fetal growth restriction

AGA；appropriate for gestational age

EUGR；extrauterine growth restriction

HOMA-R；homeostasis model assessment insulin resistance＝インスリン抵抗性指数

⇒ 肥満度判定曲線，BMIパーセンタイル曲線
付録p.268～270

III 年齢別フォローアップ健診

小学校高学年以降の健診
発達障害，精神疾患

- 前思春期から青年期は，年齢とともに移り変わる周囲の環境との相互作用を通じて，親や教師，友人などから受け入れられることで自己を受容し，自己肯定感（self-esteem）を高めていく時期である。また，それまでの単純なごっこ遊びの世界から，子ども同士の世界の複雑なルールへ，思春期には異性との関係へと変化していく時期である。
- 発達障害の子どもは，前思春期から青年期の年代に入ると，幼小児期に周囲への関心が低かった子どもでも少しずつ周囲へ関心が向くようになり，周囲と協調したいという思いが芽生えてくる。同時に，自分が周囲と違うことに気付きだす時期でもある。
- 自閉スペクトラム症（ASD）児のコミュニケーション障害（視線が定まらず挙動不審，場にそぐわない言動），興味の限定（こだわり，興味のない話は聞いていない），注意欠如・多動症（ADHD）児の不注意（何度指摘しても同じミスをする），衝動性（出し抜けに無関係な話を切り出す，話し出すと止まらない）といった症状は，社会的不適合を起こしやすく，周囲からの理解・評価を得られず，怒られたり，いじめられたりすることがある。このような失敗に傷つき，自信を失い，不安を募らせると自己評価が下がり，その思いが自分に向けば不登校やうつ症状，他人や社会に向けば非行や暴力につながる。
- さらに，発達障害に反抗挑発症（ODD）を併存する患者の一部は，適切な診断・治療が行われないと成長に伴い素行症（CD），反社会性パーソナリティ障害（ASPD）と増悪する場合があり，このような悪循環を破壊的行動障害（DBD）マーチということがある。

二次障害と支援

- このように発達障害で生じた症状の結果，誘因された症状や疾患を二次障害という。二次障害には抑うつ症状，不安神経症，不登校後の引きこもり，強迫性障害，解離性障害，選択性緘黙，性別違和などがあり，このような症状をみたときには，背景に発達障害がないか吟味して，発達障害があれば適切に対応していく必要がある。具体的には次のような支援や対応が挙げられる。
  ① 自分の得意なところと苦手なところを本人に知ってもらい，得意なところを評価しつつ自分の特性を理解し，自己受容を促す。
  ② 判断に迷ったときには身近な信頼できる人に聞くように指導し，小さいことでも良い結果が出たら褒め，自己肯定感（self-esteem）

ASD；autism spectrum disorder＝自閉スペクトラム症

ADHD；attention-deficit/hyperactivity disorder＝注意欠如・多動症

ODD；oppositional defiant disorder＝反抗挑発症：大人や社会の規則に対して反抗的・挑戦的態度，拒絶が6カ月以上続く状態

CD；conduct disorder＝素行症

ASPD；antisocial personality disorder＝反社会性パーソナリティ障害

DBD；disruptive behavior disorders＝破壊的行動障害：破壊的行動障害という障害名は患児に周囲の人々の秩序を崩壊させる傾向があることに由来する。最も頻度の高い破壊的行動障害はADHDである。

が高まるように支援する。
③個々の経験は汎化されにくいが，さまざまな場面での経験を積み重ねることで，体験として社会の仕組みを理解していく場合が多い。
④二次障害を認める，あるいは二次障害への進行が懸念される場合は，症状に合わせて投薬も考慮する。
- 以上のような対応を参考にして，社会への基本的信頼と自己肯定感を高める支援が大切である。　　　　　　　　　（美馬　文，鍋谷まこと）

コラム　超低出生体重児の長期予後研究

　34年前，東京女子医科大学母子総合医療センターが開設する際にフォローアップを担当する小児保健部門が設置された。そこでハイリスク児の長期予後研究が開始されたのである。当時スタッフの一人として，健診業務に携わりながら，漠然としたイメージに過ぎなかったが，「長期」とは中学生くらいかなと思っていた。

　予後研究には人手と費用がかかる。今振り返っての率直な感想である。人手とは単に人数が多ければよいという意味ではない。対象児やその家族への熱い思いがある仲間である。上司と同僚に恵まれ，ともにフォローアップを担当できたことは幸いであった。2番目の幸いは，筆者が東京女子医科大学から国立精神・神経センター精神保健研究所に異動となったことである。研究職となってからの14年間は研究テーマの一つに「未熟児の発達研究」を掲げて，長期予後研究に研究費を投ずることが可能となった。

　フィールドは東京女子医科大学，費用は科研費その他を使う枠組みでわれわれの長期予後研究はなんとか継続できた。最初の目標であった中学生の健診は対象とした95例中73例で実施できた。その詳細は別に報告している。

　中学生までフォローして何がわかったのか？　最初に予測した通り，粗大な後障害がなければ，その発達はゆっくりではあるが通常の中学生として生活できていることであった。母親の心配は続いていたが，自分が未熟児であったことへの本人たちの感想は「別に」「関係ない」「大丈夫」云々ときわめて楽観的であった。

　「これで終わりとしてよいのか？」「小児科医としてのフォローアップは思春期までが限界」と自らに言い聞かせながら，一応の長期予後研究の終了を宣言せざるを得なかった。その理由は筆者が研究職を辞し，横浜市の療育センターでの臨床生活に戻ったからである。何より多忙であった。人手なく（チームの解散），資金なし（研究費ゼロ）ではフォローアップのための健診を続けることはできない。

　今，長期予後研究の最後のまとめをしている。公的立場を退き幾分かの時間ができたからである。2年かかったが母親へのインタビュー調査は終わった。現在，本人たちへの質問紙調査に取りかかっている。そのテーマは「大人になった超低出生体重児たちは幸せなのか」である。何人かから結婚の報告をいただいた。カップルたちに子どもが生まれたとして，その子たちが成熟児なら，本当に長期予後研究は終了といえるのではなかろうか？　もちろんすべての対象児たちの生活を知ることはできないが，知りえた資料をまとめて，今NICUにいる子どもとその親に「これからこんなリスクがありますよ」ではなくて，「こんなに幸せに育つ人たちもいるのですよ」という安心メッセージを届けたいと願っている。　　（原　仁）

IV 合併症のフォローアップ

未熟児貧血

- 早産低出生体重児は造血機能の未熟性や胎児期の備蓄の不足などから，貧血をきたしやすく，未熟児貧血と総称する。
- 未熟児早期貧血の主な病因は，エリスロポエチンの産生低下による骨髄での造血能の低下であり，未熟児後期貧血の多くは鉄欠乏によるものである。
- 鉄剤の補充がない場合には，約30％の早産児に鉄欠乏性貧血が1歳までに発症するといわれている[1]。そのため，早産児ではNICU入院中に鉄剤を補充し，さらに退院後も鉄剤の補充を続けることが重要である。
- わが国では，2003年に新生児栄養フォーラム小委員会鉄剤投与委員会により「早産児に対する鉄剤投与のガイドライン」が作成された[2]。その後，新生児の重症貧血の予防および成長・神経発達の向上を目的に改訂され，『新生児に対する鉄剤投与のガイドライン2017（案）』として新しいガイドラインを作成中である。

評価

- 臨床上の貧血の判定項目として，組織でのO_2供給に重要なHb値が一般的に用いられる。早期新生児期には静脈血でHb値13g/dl以下，生後2カ月まではHb値10g/dl以下を貧血とする。低出生体重児では生後1〜3カ月までは8g/dl以下を病的貧血とみなす。
- 貧血の原因は，①赤血球の産生低下，②失血，③溶血に分けられる。
- 症状として，血圧低下，呼吸障害，頻脈，肝脾腫，皮膚の出血斑，蒼白などがある。
- 検査所見としては，鉄欠乏ではまず血清フェリチンが低下し（＜10〜12ng/ml），その後トランスフェリン飽和度（＜10〜17％）と血清鉄が低下し，さらに進むと末梢血で小球性低色素性貧血を呈する[3]。
- 鉄動態において，鉄欠乏状態，鉄欠乏性貧血，鉄の飽和状態，鉄過剰には連続性があり，血液検査で評価をする（表1）[4]。

対応

- 入院中には，エリスロポエチンの投与や輸血が行われ，経腸栄養が確立すれば鉄剤投与も行われ，退院後には鉄剤の投与が治療の中心となる。

1) Halliday HL, Lappin TR, et al : Iron status of the preterm infant during the first year of life. Biol Neonate 1984 ; 45 : 228-35.
2) 楠田 聡，松波聡子ほか：早産児に対する鉄剤投与のガイドライン．周産期医学 2006 ; 36 : 767-78.
3) Mahoney DH Jr : Iron deficiency in infants and young children: Screening, prevention, clinical manifestations, and diagnosis. Up To Date 2013.
4) Baker RD, Greer FR : Committee on Nutrition American Academy of Pediatrics. Diagnosis and prevention of iron deficiency and iron-deficiency anemia in infants and young children (0-3 years of age). Pediatrics 2010 ; 126 : 1040-50.

- 投与量や投与方法は，以前は『早産児に対する鉄剤投与のガイドライン』（新生児栄養フォーラム小委員会鉄剤投与検討委員会）に準じて行われることが多かった。その後，新生児の重症貧血の予防および成長・神経発達の向上を目的に改訂され，『新生児に対する鉄剤投与のガイドライン2017(案)』として新しいガイドラインを作成中である。
- 投与量は，経口鉄剤として，インクレミン®シロップなどを標準的な用量（2〜3mg/kg/日，最大6mg/kg/日）で投与する。
- わが国で使用される経口鉄剤には，ピロリン酸第二鉄（インクレミン®シロップ），クエン酸第一鉄（フェロミア®顆粒・錠），硫酸第一鉄（フェロ・グラデュメット®錠），フマル酸第一鉄（フェルム®カプセル）などがある。新生児〜乳児に対しては，投与しやすさから，インクレミン®シロップが選択されることが多い。
- 経口鉄剤投与中は鉄過剰症の危険性はきわめて低く，モニタリングは積極的には推奨されていない。
- 投与終了時期は明確ではないが，退院後，早産児に対しては，栄養法にかかわらず離乳食が確立するまで経口鉄剤投与を行うことが提案されている。

表1 鉄動態のスペクトラム

	鉄欠乏状態	鉄欠乏性貧血	鉄過剰
血清フェリチン	↓	↓↓	
トランスフェリン飽和度	↓	↓	↑↑
トランスフェリンレセプター	↑↑	↑↑↑	↓
網状赤血球ヘモグロビン含量	↓	↓	正常
Hb	正常	↓	正常
MCV	正常	↓	正常

（文献4より引用）

新生児に対する鉄剤投与のガイドライン2017（案）

- わが国の新生児栄養フォーラム小委員会鉄剤投与委員会では，科学的根拠に基づいた『早産児に対する鉄剤投与のガイドライン』を2003年に刊行した。ガイドライン刊行以降の鉄剤投与に関する根拠に基づく医療の進展として，早産児の栄養管理と神経発達予後との関連が強調されるようになった。
- 『早産児に対する鉄剤投与のガイドライン』の目的は，早産児を対象に，経口鉄剤補充によって，正期産児の鉄貯蔵状態に近づけることであった。改訂にあたり，対象は新生児とし，ガイドラインの目的は新生児の重症貧血の予防（輸血回数の減少）および成長・神経発達の向上に変更した。

コラム　新生児に対する鉄剤投与のガイドライン2017(案)の要点

- 早産児に対しては，栄養法にかかわらず新生児期に経口鉄剤投与を行うことが望ましいが，正期産児に対しての必要性は低い。

- 投与方法として，経腸栄養が100ml/kg/日を超えた時点でインクレミン®シロップなどの経口鉄剤を標準的な用量（2〜3mg/kg/日，最大6mg/kg/日）での投与が提案され，早産児に対しては離乳食が確立するまで投与を行うことが提案される。

- 輸血歴のある新生児には経口鉄剤投与を行ってもよい。

- エリスロポエチン製剤投与中で，未熟児貧血のリスクのある新生児には経口鉄剤投与が奨められる。

- 経口鉄剤投与中に推奨できるモニタリング法はなく，副作用としては消化器症状に注意する。

（相澤まどか）

IV 合併症のフォローアップ

未熟児代謝性骨疾患
（未熟児くる病）

- 超早産児や極低出生体重児では，カルシウム（Ca）やリン（P）の蓄積が不十分で，急速な成長がみられる生後2～3カ月頃から骨塩量の減少やくる病変化が出現してくる。母乳栄養ではリンの不足が，人工栄養ではカルシウムの吸収不良が主な病態である（表1）[1]。
- NICU入院中は適切なカルシウムやリンの補充が最も重要であり，強化母乳栄養や活性型ビタミンD（アルファロール®），近年では低リン血症の治療薬として経口リン酸製剤（ホスリボン®）が投与されている。

評価

血液・尿の生化学的検査
- 血清ALP, Ca, P値の測定や尿中Ca/Cr, ％TRPなどにより評価を行っている。
- 血清ALP高値（1,500 IU/L以上）の場合にはX線診断が必要となるが，単独で判断するのは難しいため，尿所見や児の栄養状態と併せて総合的に判断する。
- 低リン血症（4.5mg/dl未満），高カルシウム尿症（Ca/Cr＞0.5），％TRPの上昇（95％以上）はリン欠乏と判断する。

X線学的診断
- 単純X線で明らかな変化がみられるのは，骨塩量が30～40％以上低下した場合で，長管骨の骨端の骨密度の減少に特徴付けられる。進行すると，骨端中央部の杯状陥凹（cupping），骨端部辺縁の不整（fraying），骨端部の拡大（flaring）などの所見がみられる。
- 二重X線吸収法（DEXA）は高感度で，再現性があり，特異的な骨ミネラリゼーションの評価法である。未熟児代謝性骨疾患の評価には海綿骨で骨代謝回転が盛んな腰椎が利用され，骨塩量と骨密度を測定する。
- QUS（quantitative ultrasound）の測定は超音波の伝播速度と減衰率より骨を評価する方法で，骨密度，骨の力学的特性および海綿骨微細構造に依存し，骨密度を測定しているわけではない。

対応

- 極低出生体重児は未熟児代謝性骨疾患のハイリスク児であり，ミネラルとビタミンDの必要量をAAP[2]（米国, 2008年）やESPGHAN[3]（ヨー

1) 北澤重孝：未熟児代謝性骨疾患とその対応. 板橋家頭夫編, 新生児栄養学. p198-203, メジカルビュー社, 東京, 2014.

2) American Academy of Pediatrics : Committee on Nutrition. Nutritional needs of preterm infants. Pediatric nutrition handbook, 6th ed. Kleinman RE, ed. p79-112, American Academy of Pediatrics, 2009.

3) Agostoni C, Buonocore G, et al : Enteral nutrient supply for preterm infants: commentary from the European Society of Paediatric Gastroenterology. Hepatology and Nutrition Committee on Nutrition. J Pediatr Gastroenterol Nutr 2010 ; 50 : 85-91.

ロッパ，2010年）では表2のとおりに推奨している。
- 入院中は，母乳＋強化粉末（HMS-1もしくはHMS-2）に活性型ビタミンD（アルファロール®），および経口リン酸製剤（ホスリボン®）が投与されている。
- 退院後の補充期間に関するエビデンスはないが，退院後は，強化母乳栄養を終了することが多く，特に完全母乳栄養ではリンの低下をきたすことがあり，外来でもビタミンDを継続することが望ましい。目安として，退院時ALP高値（900 IU/L以上），P低値（4.5 mg/dl未満）の場合には，退院後も継続することを検討する。ビタミンDとしてアルファロール®を0.01～0.1μg/kg/日，1日1回投与する。
- 外来では血清ALP，Ca，P，随時尿でのCa，P，Cr値の測定を，診察日にあわせて2週間から1カ月ごとに行うことが多い。
- 血清Ca，Pの高値，尿中Ca排泄の高値，尿中Ca/Cr比の0.4～0.5以上の持続がみられたときはビタミンD過剰症の可能性があり，ビタミンD製剤を減量または中止する。

（相澤まどか）

表1 未熟児代謝性骨疾患のリスク要因

超早産児	
極低出生体重児	
栄養要因	経腸栄養の遅延，制限 ビタミンD欠乏 リン・カルシウム非強化の母乳・人工乳への不耐症
薬物	出生後のステロイド，利尿薬，メチルキサンチン投与
機械的付加の欠如	鎮静 敗血症など重症化 関節拘縮
消化管異常	壊死性腸炎，短腸症候群
母体および胎盤異常	FGR児 マグネシウム製剤の投与
胆汁うっ滞	
慢性肺疾患（水分制限，ループ利尿薬投与）	

（文献1より引用）

表2 AAP，ESPGHANのカルシウム，リン，ビタミンDの推奨量，および各ミルク含有量

		カルシウム (mg/kg/日)	リン (mg/kg/日)	ビタミンD
推奨量	静脈栄養	60～80 mg/kg/日	39～67 mg/kg/日	40～160 IU/kg/日
	経腸栄養	120～230 mg/kg/日	60～140 mg/kg/日	150～400 IU/kg/日
含有量	母乳含有量	31.6 mg/dl	13.3 mg/dl	－
	強化母乳含有量 　HMS-1を使用の場合 　HMS-2を使用の場合	101 mg/dl 132 mg/dl	53 mg/dl 74 mg/dl	－ －
	低出生体重児用ミルク 　森永GP-Pを15％調乳の場合	49 mg/dl	74 mg/dl	375 IU/dl

（文献2,3より引用して作成）

IV 合併症のフォローアップ

脳性麻痺(CP)

- 1862年，イギリスの整形外科医W.J.Littleによって「異常分娩に伴うSpastic Rigidity」が報告されて以後，脳性麻痺（CP）は新生児医療の重要な課題であり続けている。
- CPは，多彩な運動障害像を呈するだけでなく，知的能力障害やてんかん，高次脳機能障害などの障がいを合併することが多く，子どもの成育に大きな弊害をもたらす。そのため，フォローアップにかかわる医師には，早期発見だけでなく適切な発達支援・育児支援が求められる。

CP；cerebral palsy＝脳性麻痺

定義

- 1968年の厚生省研究班の定義では，「受胎から新生児期（生後4週以内）までに生じた脳の非進行性病変に基づく永続的だが変化しうる運動および姿勢の異常。進行性疾患や一過性の運動障害，将来正常化するであろうと思われる運動発達遅滞は除外する」とされており，現在でもこの定義が使用されることが多い。

CPの発症率

- 人口53万人余りの姫路市における調査では，1983年から5年間ごとの出生千人に対する発症率は，それぞれ1.4，2.0，2.2，2.9，2.0であり，1998～2002年の5年間までは増加傾向，その後の2003年からの5年間では減少しており，1998～2002年の期間の増加原因は多胎出生の増加が影響していた[1]。
- 各地の肢体不自由児施設や医療機関などの報告でも，おおむね出生千人に対して2人前後となっている。

1) 小寺澤敬子，岡田由香，宮田広善：姫路市における1983年から25年間の脳性麻痺発生の推移．脳と発達 2016；48：14-9．

CPの原因

- CPの原因として，黄疸や仮死は減少し，早産と出生前因子（中枢神経系の奇形や染色体異常など）の占める割合が増加してきている。
- 早産に伴うCPの原因としてはPVLが多く，早産によるCP発症の80～90％を占めるとされる。

PVL；periventricular leukomalacia＝脳室周囲白質軟化症

CPの病型

- 痙直型とアテトーゼ型がほとんどを占め，その混合型も少なくない。
- アテトーゼ型は高ビリルビン血症に対する治療の進歩に伴って減少し，早期産CPの増加に伴って痙直型（特に痙直型両麻痺）が高い比率を占めるようになっている。
- その他，失調型や弛緩型などがあるが，失調型はMarinesco-Sjögren症候群などの他の症候群が潜在していることが多く，弛緩型は痙直型やアテトーゼ型の初期症状であったり知的能力障害による運動遅滞のためであったりすることが多いため，独立した病型とするかどうかは議論のあるところである。
- また障害部位の広がりによって，四肢麻痺（両上下肢体幹），両麻痺（両下肢体幹），対麻痺（両下肢），片麻痺（片側の上下肢体幹）などとも分類される。

CPの発生と進行の機序

- 中枢神経が障害を受けて一次的に出る症状は，「原始反射の残存と正常姿勢反応の障害」および「筋緊張の異常」だけである。この状態を基盤にして子どもが発達するとき，身体図式や中枢プログラム（後述）の形成が阻害され，かつ関節の変形や拘縮などの二次障害が進むなかでCPが完成する。

⇨ 身体図式：p.162
⇨ 中枢プログラム：p.163

原始反射の残存と筋緊張の異常

- すべてのCPに共通する症状である。既述のとおり，正常な姿勢が保たれ「二足歩行」や「巧緻動作」などの高度な機能が可能になるためには，筋緊張が正常であることに加えて脊髄・延髄レベルの原始反射が中脳・大脳レベルの正常姿勢反応に統合されることが必要である。
- 大脳皮質や錐体路，基底核などの障害によって原始反射が残存し筋緊張にも異常が生じれば，その後の発達に大きな障害を残すことは自明である。

経験の乏しさ，歪んだ経験の積み重ね

- たとえば片麻痺の子どもは患側の手を使わない。使わない上肢は痙性が増強し筋の短縮や関節の拘縮が起こりさらに動かなくなる。また，下肢に痙性麻痺がある子どもでは，下肢が内転・内旋して骨盤も後ろに引かれるため，座ろうとすれば割座（とんび座り）になってしまう。そして，そのような姿勢の積み重ねは股関節の内転を増悪させて脱臼につながる。片麻痺の子どもは傍脊柱筋の緊張に左右差があり，また座るときに坐骨への荷重に左右差が生じて骨盤が歪むために，座る時間が長くなると側彎が生じ進行する。

- このようにCP児は，中枢神経の障害から一次的に生じる原始反射の残存と筋緊張の異常という「歪んだ土台」の上に，さまざまな「異常な経験」を積み重ねることによって，運動パターンや姿勢の異常を増強させていく。その結果がCPである。

CP児の発達をさらに歪ませる因子
- CP児は，発達の過程で次のような二次的障害を積み重ねながら障害をさらに悪化させていく。

変形・拘縮・脱臼などの出現
- 筋緊張の異常や左右差，異常な運動の積み重ねなどによって，子どもの身体は変形し，異常な方向に力がかかる関節には脱臼が起こり，動かない関節には拘縮が起こる。このような身体の変形によって，CP児の運動はさらに制限されることになる。

身体的成長
- 一般の子どもたちにとっては喜ばしい身体の成長も，CP児にとっては運動をさらに制限する原因になってしまう。
- 身長が急激に伸びる小学校高学年から中学にかけての時期は，側彎発生および悪化の危険性が高い。
- 体重の増加は歩行に対する危険因子ともなる。運動量が少ないCP児は，小学校高学年頃から肥満傾向になることが多く，運動機能はさらに低下する。

心理的影響
- 保育所（園）や小学校に入る頃は，精神的緊張が高まり運動量も増えて筋緊張が亢進する。その結果，関節拘縮や脱臼などが悪化する。
- また，運動量の増加による筋肉疲労はさらに筋緊張を亢進させる。

健康状態の悪化
- CP児は，慢性呼吸器障害やてんかん発作によって入退院を繰り返すことが多い。入院のたびに，一度獲得した運動機能が元に戻ってしまうなど，健康状態の不安定さは発達に対して悪影響を及ぼす。
- 摂食障害による誤嚥や栄養障害なども，同様に健康状態を悪化させて発達に悪影響を及ぼす。

治療

- かつて，「CPは生後4カ月までの超早期に訓練を開始すれば治癒する」といわれていた時代があった。しかし，当然のことながら中枢神経がいったん障害を受ければ回復することはなく，逆に乳幼児期の「訓練漬け」の生活が，子どもたちの発達や親子関係に与えた影響について反省しなければならない部分も多い。
- CPに対する療育（療育という言葉はさまざまな意味で使われることが多いが，この項では小児リハビリテーションの意味に使用する）を，

「障がいがあっても生活できる人を育てる支援」と位置付ける必要がある。

最初に必要なのは「障がい理解への援助」「暮らしや育児を前提とした援助」

- NICUへの長期入院による母子関係の築きにくさ，障がいに伴う育児の難しさ，将来への不安など，乳幼児期におけるCP児の育児には多くの困難がつきまとう。この点を配慮せず訓練だけの援助を継続すれば，親子関係，ひいては子どもの社会的発達に問題を起こす危険性がある。
- 障がいのある子どもとその親への援助は，「障がいを治癒させる」という現実的でない努力以前に，まず障がい像の説明や予後予測などの障がい理解への援助が必要であり，加えて，育てにくく見通しが立てにくい育児に対して抱き方や遊び方などへの具体的な指導が求められる。また，障がい福祉制度や育児支援サービスなどの情報提供や兄弟達への対応など，地域生活・家庭生活への支援やカウンセリングも必要である。
- 障がい像や病名の告知は，新生児科医や小児科医にとっては辛いものである。しかし，障がいを遺した子どもを育てていかねばならない親の立場に立てば，安易な気休めの言葉より厳しいけれども正確な情報提供が必要である。障がい告知後のカウンセリングなどの支援は，フォローアップを担当する医師の責任である。医師は自らの病院の機能だけでなく，地域の障がい児施設や児童相談所，保健センターなどの機能も利用しつつ，アフターフォローの体制を作っておく必要があるであろう。

療育は生活を広げるもの

- CP児の育児が楽になり，子どもなりの成長や発達が保障されるためには，理学療法，作業療法，言語聴覚療法など専門的技術の提供は不可欠である。しかし，これまでの療育は，このような専門的技術の提供が中心になり，「地域社会で育っていく子どもを育てる」という社会的な視点が乏しかった。
- 療育は，現実の生活をイメージして，暮らしや遊びにつながり，そして子ども達の自信につなげられるように提供されなければならない。たとえば，単に「手を動かす」ための訓練ではなく，「この遊びがもっと楽にもっと楽しくなるためには，この手がこのように動けば……」というような姿勢が常に求められる。
- また，（見かけ上の）機能改善にこだわり過ぎて，子どもの生活を狭めたり子どもの自信や意欲を阻害したりすることがないよう注意することも必要である。
- いつまでも「歩けるようになるための訓練」に親子で努力するより，

- 車椅子を選ぶほうが活動範囲は広がり，介助される量も減って子どもの自立度が向上する時期がある。また，言葉にこだわらずカードやコミュニケーションエイドなどを利用して意思伝達を図ることによって子どもの世界が広がることもある。フォローアップを担当する医師は「（歩く・話すなどの）発達指標」の向上だけにこだわらず，子どもの自信や意欲につながり，将来の自立した生活を準備できる支援を心がけるべきである。
- 上記のような支援を実践していくために，フォローアップを担当する医師は，地域の療育機関などとの連携・協力体制を密に作り上げることが必要である。

正常運動発達の基盤となる機能

- 人間は，首も座らない「寝たきり」の状態で生まれるが，たった1年という短い期間で他の動物が到達できなかった「二足歩行」「言語によるコミュニケーション」という高い能力を獲得する。正常発達の歪みの結果であるCPを理解するために，正常発達の過程について解説する。

意欲と経験

- 子どもは，自分をとりまく世界に強い興味をもち，自分の身体を動かして探検を試みる。そのような外界への興味，動くことへの意欲が，自らの運動発達を牽引し，獲得された運動能力はさらなる意欲，興味を引き出し知的発達にも影響を与える。
- たとえば，やっと手をついて座れるようになった乳児が目の前にある玩具などに興味をもって手を伸ばそうとして転倒する。しかし，子どもは転倒しながらも身体を立て直そうとして「立ち直り反応」さらには「平衡反応」が強化される。また，四つ這いの姿勢を取れるようになった乳児を観察すると，常に身体を前後左右に揺らしている。両手，両膝の体重移動を無意識に練習しているのである。そして，両膝と片手の3点で体重が支えられ他方の手が自由になったとき，その手が前に出て四つ這い移動が始まる。
- このように子どもは，胎内でプログラミングされた二足歩行までの道程を，意欲と冒険心をエネルギーにして自ら発達していくのである。
- 運動障害のないはずの知的能力障害をもった児でも乳児期に運動発達が遅れるのは，筋緊張の低下に加えて「意欲の乏しさ」のためである。また，CP児の運動発達を改善しようとする場合においても，理学療法などと併行して（または先行して）保育などによって意欲や興味を引き出す努力が常に必要である。

原始反射の消失と正常姿勢反応の発達

- 生後間もない乳児は,「緊張性頸反射」「モロー反射」「探索-吸啜反射」などの「原始反射（脊髄・延髄レベル）」に支配されている。しかし，頭の向きで姿勢が影響されたり，口唇への刺激が「吸う」「咬む」という原始反射を誘発したりする状態では，頸定もせず離乳食も食べられない。そしてさらに高度な姿勢・運動や立位歩行は不可能である。体幹や上肢近位部の安定が必要な指先の巧緻動作も難しい。
- ヒトが「二足歩行」という高度な機能を獲得するためには，「立ち直り（中脳レベル）」「平衡反応（皮質レベル）」という高位の反応が，原始反射を抑制しつつ順次出現する必要がある。

正常な筋緊張

- 正常な運動は正常な筋緊張の下で可能になる。正常な筋緊張とは，体重を支持できる十分な安定性（筋緊張の強さ）と運動に対して素早く反応できる適当な運動性（筋緊張の低さ）がうまくコントロールされている状態である。ヒトがダイナミックな運動や繊細な巧緻動作を実行できるには，正常な筋緊張（＝安定性と運動性の間の高度な協調性）が不可欠である。

運動の完成（身体図式と中枢プログラム）

- 正常発達をする子どもは，上記の正常姿勢反応の発達と正常筋緊張を基盤にし，意欲や興味といった精神発達をエネルギーとして「身体図式」や「中枢プログラム」を作り出しながら二足歩行に到達する。

身体図式

定義：自分の身体に対する空間的知覚像で，視覚，触覚，深部知覚，運動覚などから構成される。身体図式は，発達の過程でのさまざまな感覚の入力によって形成され，ヒトの運動の基盤となる。その障害は，運動だけでなく認知能力にも影響する。

- 私たちは，見たこともない背中に手を回して服をズボンの中に入れられる。また，目を閉じて菓子を食べるとき，菓子が見えていないにもかかわらずその大きさに合わせてしかもちょうどいいタイミングで口を開けられる。

  見えない部分に手を伸ばせるのは私たちが自分の体のイメージを頭の中に作り上げているからであり，目を閉じて菓子が食べられるのは指や腕の関節の角度や位置の感覚で，菓子の大きさや位置を同定できているからである。

  これを「身体図式」とよび，すべての運動の基盤となる重要な発達である。異常な筋緊張を基盤にして育つCP児では，身体図式に歪みが生じて運動発達障害の原因の一つとなる（たとえば下肢の筋緊張が高い痙直型両麻痺の子どもに人物画を描かせると脚を短く描くことがある。下肢の筋緊張亢進から生じた身体図式の歪みの結果と考えられる）。

中枢プログラム

定義：同時に，もしくは継続して起こる運動のパターンが中枢神経の回路にあらかじめ組み込まれていて，刺激が加わると，そのプログラムに従って運動が起こる。その特性は，胎児期にも出生後にも入力される。

- 中枢神経は学習機構を統合している（Brain is the organ of integration）。人間が学習するのは，個々の筋肉の動きではなく，組み合わされた一塊の「運動パターン」である。
- "脳は筋については何も知らず，ただ運動のことを知っているだけ"。（Jackson, 1985）

● 私たちは歩くとき，「次は右足を出す，その後で左足」などと意識しているわけではない。ピアノを弾くときでも，未熟なときには「ドは親指」と意識しているが，熟達してくれば楽譜を見ただけで指が動く。このように運動発達においては，脳は一つひとつの筋肉の制御から「運動の塊」を指示できるように進化する。つまり，「意識して運動する状態（随意運動）」から「意識せずに運動できる状態（非随意運動）」へと発達していく。このような脳の中に作られる一連の運動の塊を「中枢プログラム」とよぶ。人間は生後，運動感覚を中枢神経にinputして中枢プログラムを作り「意識外」で運動できるようになっていくが，その過程が神経生理学における発達といえる。

　ちなみに，早期療育が必要である最も重要な理由は，「CPの子どもが原始反射と異常筋緊張を基盤に間違った中枢プログラムを作り出してしまう前に，できるだけ正しい中枢プログラムを作らせていく」ということである。

（宮田広善）

Ⅳ 合併症のフォローアップ

てんかん

てんかんとは

定義
- 脳の神経細胞に異常な電気的興奮が生じ、その結果、意識、運動、感覚などの異常を発作性かつ反復性に生じる疾患を指す。

頻度
- てんかんは人口の約0.6〜1.0％が罹患しており、決してまれな病気ではない。
- 発生原因はさまざまであるが、最近の分子生物学の進歩によって一部の疾患と遺伝子との関連が明らかになってきた。

検査
- 脳波検査、MRIが一般的に用いられる。原因検索のためには、必要に応じてアミノ酸分析、染色体検査、胎内感染のチェックなどを行う。
- 最近では、PET、fMRIやMEG（脳磁図）などの脳機能画像との関連が注目されている。

治療
- てんかんの一般的治療は、発作型国際分類に基づいた抗てんかん薬の服用である。薬剤に抵抗性で局在病変のある場合には、手術適応も検討する。

乳幼児期にみられる代表的な難治性疾患

West症候群
- 4カ月から1歳に好発するてんかんで、原因はさまざまである。大田原症候群や早期ミオクロニー脳症からの移行もみられる。頭部前屈、上肢伸展、下肢屈曲の短い強直発作が数秒から数十秒おきに反復する。
- 非同期性の高振幅不規則除波（ヒプスアリスミア；Hypsarrhythmia）が特徴である。
- バルプロ酸やニトラゼパムなどの抗てんかん薬を投与しても反応しないことが多く、治療として抗てんかん薬以外に、ACTH療法やビタミンB6大量療法なども試みられている。発作出現と同時に精神発達が停止または退行することが多く、Lennox-Gastaut症候群に移行す

る例もみられる。

Lennox-Gastaut症候群
- 2〜8歳までに発症する難治性てんかんである。
- 強直発作のほかにミオクロニー発作，失立発作，非定型欠神発作などの多彩な発作型がひとりの患者にみられる。
- 1.5〜2Hzの広汎性遅棘徐波複合と睡眠時の速波律動が特徴的である。
- 発作はきわめて難治で，知的能力障害の合併はほぼ必発である。

幼稚園・学校への連絡

- 修学旅行やキャンプなどの課外活動時における服薬やてんかん発作時の処置[1]については必ず文書で連絡を行う。学校での活動には，できる限り制限を加えることなく参加できるように配慮する。
- 水泳や山登りなどの活動に参加するときには，見守りなど必要な対応を学校に連絡する。
- 通常，学校におけるてんかん発作時の坐剤挿入については，個々の症例での必要性を十分に検討し，投与条件，内容，生じうる副作用を明記のうえ，文書により指示を行う。特に難治性てんかんでは，教職員との密接な連携が不可欠である。
- 保育所（園）でも熱性けいれんに対する予防的な坐剤投与が指示されることが多いが，常に推奨される処置ではないので，個々の症例の状況を検討のうえ，必要性を判断する。

1) 高田　哲：家庭，学校でのけいれんへの対処．小児内科 2005; 38: 244-7.

発作が生じたときの対処法および治療

けいれん時の対応
- てんかんや熱性けいれんをもつ子どもの養育者，養護教諭等の学校関係者に十分理解を得ておく。
- 家族への説明に用いる「けいれんが生じたときの対応」を**表1**に示す。

表1 発作の際の家庭・学校での対応

1. あわてないこと。落ちつくこと。
2. 衣服を緩くする。特に首のまわりを緩くする。
3. 仰臥位にして顔と体を横に向け，頭部を反り気味にする。
4. 吐物，分泌物が口の周りや鼻孔にたまっていたらガーゼで拭き取る。歯を食いしばっているときでも口の中に物を入れない。
5. 体温を測定し，発作の持続時間と性状を観察記録する。
6. 口から薬や飲み物を与えない。
7. 元に戻るまでそばにいる。
8. 5分以上続く場合は救急車を手配する。

学校の保健室などでは，よく目につくところに緊急時の対応法を掲示しておくのがよい。

緊急時の坐剤挿入

- 非医療者による与薬や坐剤（ダイアップ®）の挿入については，厚生労働省の通達[2]のなかでも，原則として医療行為ではないものの例として挙げられている。
- 日本てんかん学会法的問題検討委員会においては，坐剤挿入について次のような条件整備を確認するように提案している[3]。
  ①家族あるいは患者が希望しかつ承諾していること。
  ②与薬や坐剤挿入が家族でも行われている日常的な行為であり，安全であることが確認されていること。
  ③医師により，与薬，坐剤挿入の時期，頻度，副作用などについて，明確な指示と説明があること。
- 表2に養育者からの依頼書（指示書）の例を示した。

2) 厚生労働省医政局長通達．医師法第17条，歯科医師法第17条及び保健師看護師法第31条の解釈について，医政発第0726005号，2005年7月26日.

3) 日本てんかん学会法的問題検討委員会：学校や施設での非医療者による抗てんかん薬などの与薬と坐剤挿入について．てんかん研究 2002; 20 : 201-4.

表2 神戸市の特別支援学校で用いられている養育者からの依頼書（指示書）

```
神戸市立_____学校長　_____様

              緊急薬について

□年□組          氏名 _____

┌─────────────────────────────────┐
│ 緊急時に備えて下記のように緊急薬を処方します。   │
│   1.   使用基準とその薬品名・量              │
│      a  発熱時の使用基準について            │
│                                          │
│      b  けいれん発作時の使用基準について     │
│                                          │
│   2.その他注意すること                      │
│                                          │
│                     平成　年　月　日        │
│                                          │
│  医療機関名          主治医氏名             │
└─────────────────────────────────┘

 上記主治医の処方により緊急薬の与薬を依頼します。
                      平成　年　月　日

              保護者氏名 _____

*この取扱いは，原則として保護者に連絡をとった上で，主治医の指示通りの与薬となります。
```

てんかんと紛らわしい状態（ひきつけ）との鑑別

- 乳幼児では，てんかんと紛らわしい病態として憤怒けいれんが挙げられる．
- 啼泣後に呼吸停止となり，無酸素性のけいれん発作を呈する状態を指す．6カ月から1歳に発症し，4歳以降はまれである．
- 呼気状態のままチアノーゼを呈し全身けいれんに移行するチアノーゼ型と，蒼白になり意識障害を呈しぐったりとする蒼白型の2型があるが，いずれも予後良好で成長とともに消失する．
- 夜驚症は3～6歳の子どもによくみられる睡眠障害で，夜中に突然目を覚まして，激しい恐怖感とともに泣いたり叫んだりする．基本的には，自然に治まるのを待ち治療をしないが，てんかん発作と紛らわしい場合がある．

予防接種

- 現在の法律では，「てんかん発作が抑制され，最後の発作から2～3カ月程度経過している場合には，どの予防接種も問題ない」とされている．
- 発作が抑制されていない場合でも，発作が発熱で誘発されやすい場合には，メリットとデメリットをよく考えたうえで判断する．

（高田　哲）

IV 合併症のフォローアップ

脳室内出血

脳室内出血とは

- 脳室内出血（IVH）は早産児に好発し，特に在胎34週以下では脳室上衣下胚層（subependymal germinal matrix）に出血が起こりやすい。この部位は血管の支持組織が脆弱で，血管壁も未熟という構造的特徴をもち，線維素溶解活性の異常な亢進を伴いやすい。動脈分布が脳室周囲に集中するとともに，静脈はうっ血しやすく，屈曲する血管分布と走行の特殊性がある。さらに自律調節能の未熟性によりうっ血，虚血という血行動態への追従に乏しい。血液量は豊富で，血圧の変動に伴ううっ血性変化に対する血管のautoregulationの欠如により出血しやすい特徴がある。
- 早産児の脳室内出血の発症は，90％が生後72時間までに起こり，24時間以内に50％，日齢1では25％，日齢2では15％が発症する。在胎32週以前の臨床症状では，痙攣，呼吸停止，血圧低下，アシドーシスの亢進，大泉門膨隆などの症状を認める。診断には，頭部超音波断層法が有用である。重症度はPapilleらの分類[1]（表1）が用いられる。
- 成熟児の脳室内出血の頻度は少ないものの，仮死，分娩外傷や，凝固異常，血小板減少に伴う出血性素因によるものがある。

脳室内出血の予後

- Papilleらの分類による重症度と脳実質病変の有無で予後が異なる。Grade I，IIの神経学的予後は比較的良好である。II度を呈したなかには小脳容積の頭蓋内容積に対する比率が少ないことが指摘され[2]，認知，運動機能への潜在的な影響が示唆されている。
- Grade III以上の神経学的予後は不良で，44.5％の児に脳性麻痺，精神発達遅滞など認知障害を伴う後遺症がみられる[3,4]。

表1 Papilleらの分類

Grade I	脳室上衣下に限局した出血。脳室内に血液を認めない ・periventricular hemorrhage(PVH) ・subependymal hemorrhage(SEH)
Grade II	脳室内に出血，脳室の拡大なし
Grade III	脳室内に出血，脳室が拡大
Grade IV	脳実質内出血に拡大している

（文献1より引用）

IVH：intraventricular hemorrhage＝脳室内出血

1) Papille LA, Burstein J, Burstein R, et al：Incidence and evolution of subependymal and intraventricular hemorrhage in premature infants: a study of infants ＜1500gm. J Pediatr 1978；92：529-34.

2) Jeong HJ, Shim SY, Cho HJ, et al：Cerebellar Development in Preterm Infants at Term-Equivalent Age Is Impaired after Low-Grade Intraventricular Hemorrhage. J Pediatr 2016；175：86-92.e2.

3) Payne AH, Hintz SR, Hibbs AM, et al：eurodevelopmental outcomes of extremely low-gestational-age neonates with low-grade periventricular-intraventricular hemorrhage. JAMA Pediatr 2013；167：451-9.

4) 鍋谷まこと，米本直裕：周産母子医療センターネットワーク2003年，2004年出生極低出生体重児の3歳児予後 脳室内出血の重症度と予後．厚生労働科学研究費補助金子ども家庭総合研究事業「周産期母子医療ネットワーク」による医療の質の評価と，フォローアップ・介入による改善・向上に関する研究 平成21年度総括・分担研究報告書．p71-6，2010.

- 出血後水頭症に対しては，VPシャント術を行う例も多い。

脳室内出血児のフォローアップ

- フォローアップでは，脳外科をはじめ，眼科，耳鼻科，リハビリテーション科などと連携を組んで行う。
- 長期予後は，IVHの重症度による。
- 長期追跡で，正期産児IVH 15例と早産児IVH 320例の予後を9歳で比較した報告がある[5]。正期産児群では正常46.6％，精神発達境界域20.0％，知的能力障害6.7％，脳性麻痺26.7％に対し，早期産児群ではそれぞれ56.6％，10.9％，10.3％および22.2％で，両群の予後分布は類似したと報告された。
- VPシャント施行例では，定期的な脳外科との意見交換とシャントトラブルの早期発見も重要な項目である。
- 脳実質内出血を伴うⅣ度は生命予後不良の転帰をとるが，外来追跡ではけいれん発作の頻度，薬剤のコントロールが難しい症例がみられる。
- 脳外科，リハビリテーション科と連携をとりつつ，CT，MRIによる画像検査と脳波を主とした生理的な検査を定期的に行うようにする。
- NICU入院中の頭部超音波検査は，SWIを用いた頭部MRI検査と特にGrade Ⅲ出血でよく相関[6]している。脳室拡大が起こらないⅠ，Ⅱ度では病変の描出が難しいこともあるが，フォローアップをする際，その所見は病巣の把握には有用とする報告がある。

（側島久典）

VPシャント：ventricle-peritoneal shunt＝脳室-腹腔シャント

5) 二木康之，鈴木保宏，鳥邊泰久，ほか：満期産脳室内出血児の神経発達予後―早期産児例との比較―．小児科臨床 2006；59：17-22．

6) Intrapiromkul J, Northington F, Huisman TA, et al : Accuracy of head ultrasound for the detection of intracranial hemorrhage in preterm neonates: comparison with brain MRI and susceptibility-weighted imaging. J Neuroradiol 2013 ; 40 : 81-8.

SWI；susceptibility-weighted imaging

Ⅳ 合併症のフォローアップ

脳室周囲白質軟化症(PVL)

PVLとは

PVLの病態

- 脳室周囲白質軟化症（PVL）とは，在胎32週以前の早産児の脳室周囲白質部に起こる虚血性病変である。周囲にグリオーシスを伴った限局性の凝固壊死がみられる。この部位は脳表面から脳室に向かう穿通動脈と脳室周囲から深部白質に至る前・中・後大脳動脈の灌流境界領域に一致し，血液供給が終末動脈に依存するため，周辺組織の未熟性に加え，容易に虚血による組織壊死を起こす。大脳白質は神経細胞軸索と髄鞘を形成する活発な代謝活動をするオリゴデンドログリア細胞で構築されている。いったん虚血が生じるとブドウ糖が枯渇し，グルタミン酸の放出により障害が起こりやすい状態となる。このため脳室周囲での髄鞘形成が障害される。

- PVLの好発部位は，側脳室三角部から後角上部と外側部脳室周囲白質である。この部分は錐体路にあたり，脳室に近い部分では下肢へと走行する神経線維が多いため，病変による神経線維への障害によって，下肢に強い痙性麻痺が現れることが多い。PVL病変のサイズが大きく拡大するほど障害は拡大し，両側に拡大すると四肢麻痺となる。視放線にまで拡大すれば，視覚障害をきたす。組織反応の結果として生じる空洞形成は，障害発生後13～14日と考えられている。障害発症時期は早産の出生周辺と考えられるものと，出生後，ある安定時期後に発症する晩期循環不全による脳虚血後の病態が指摘されている。

- その発症メカニズムには，虚血，再灌流障害に伴う細胞障害因子の関与がいくつか挙げられている。グルタミン酸をはじめとする興奮性アミノ酸のほか，アストロサイトとミクログリアを活性化させるサイトカインは活性酸素を誘発しオリゴデンドロサイトを障害する。このような状態は，子宮内感染で惹起されやすく，CAM，FIRSとPVL発症との関連が示唆されている[1]。

検査と診断

頭部超音波断層検査

- PVLは在胎32週未満の早産児に多いため，超音波検査が有効で全PVLの60％は本法による診断が可能であるが，残りはMRI，CTによって初めて診断が可能となる。
- **検査時期**：出生時，生後72時間，1週間程度の経時的超音波検査が行

PVL；periventricular leukomalacia＝脳室周囲白質軟化症

CAM；chorioamnionitis＝絨毛膜羊膜炎

FIRS；fetal inflammatory response syndrome＝胎児炎症反応症候群

1) Hofer N, Kothari R, Morris N, et al：The fetal inflammatory response syndrome is a risk factor for morbidity in preterm neonates. Am J Obstet Gynecol. 2013; 209: 542. e1-542. e11.

われる。脳室周囲高エコー輝度（PVE）は生後72時間程度，囊胞性PVL（cystic PVL）は生後2週間過ぎに認められる症例がある。
- PVEは初期所見としてみられ，1～3週間後にはcystic PVLとなるものがある。
- 晩期循環不全発症後，2～3週間は経時的追跡を行う。

頭部MRI検査
- 白質障害ではT1高信号所見となり，点状，帯状などを呈する。囊胞形成が起こるとT1低信号T2高信号となる。cystic PVLに特徴的な所見である。
- PVLにおける特徴は，①脳室拡大と脳室壁の不整，②T1強調画像では低信号，T2強調画像，プロトン強調画像での脳室周囲領域の高信号，③脳梁の菲薄化，④脳室周囲容量の減少である。
- 本検査のT2強調画像において，側脳室体部と周囲の高信号域の存在と痙性麻痺の発症には相関がみられ，早産児では後頭葉側脳室後角周囲の白質容量の減少が顕著なほど，運動機能障害が顕著と報告されている[2]。基底核を含む冠状断面では，内包を走行する錐体路に焦点を当てて分析する。痙性麻痺を予測するうえで錐体路の巻き込みの程度が重要となる。急性期診断で拡散共調画像による受傷部位の高信号域が指摘されている。
- 超音波診断と，MRIによる診断では頻度に差がみられる。
- 在胎28週未満の超早産児で，超音波診断によるPVLは6.6～9.2%で，在胎28週以上では4.0～4.3%と報告されている[3]。一方，MRIによる発症率は，1990年代では8.0～10.7%で，在胎28週以上では6.2～7.0%と報告されている。その後2007年出生の在胎34週未満児を対象とした全国調査では，超音波診断による頻度は2.7%，MRIでは3.3%であった。

脳波検査[4,5]
- 経時的な脳波検査を行うことによって，中枢神経の受傷時期を推測することができる。急性で強い侵襲を受けた後に出現するdisorganized patternは，徐波成分，異常鋭波，異常brushとよばれる異常脳波活動が特徴で，前頭部，中心部，後頭部とどの部位にも認められる。重度のPVLに至る症例ほど異常脳波が多くの部位で認められる。
- 退院後3～6カ月後を目安に，症状に応じて脳波検査を行う。

PVLの予後
- 両側性のcystic PVLでは，そのほとんどが上肢よりも下肢で強い痙性麻痺に至る。病変が広汎にわたると四肢麻痺を呈する。片側のみのcyst形成では，半数から3分の2が脳性麻痺となっている。MRI所見で白質量の減少が広汎で前方にも同様の変化がみられるものほど運動障害は強い。超音波検査法では，脳室周囲のcystの形成確認を主とした診断を行うため，診断結果と予後とはよく相関し，特異度は高い。

PVE；periventricular echogenicity＝脳室周囲高エコー輝度

2) 鍋谷まこと，宮田広善，高田哲ほか：早産児における脳障害の成因とMRI診断に関する研究．日本小児科学会雑誌　1998；102：439-43．

3) Fujimoto S, Togari H, Takashima S, et al：National survey of periventricular leukomalacia in Japan. Acta Paediatr Jpn 1998；40：239-43.

4) Okumura A, Hayakawa F, Kato T, et al：Abnormal sharp transients on electroencephalograms in preterm infants with periventricular leukomalacia. J Pediatr 2003；143：26-30.

5) Hayakawa M, Okumura A, Hayakawa F, et al：Background electroencephalographic (EEG) activities of very preterm infants born at less than 27 weeks gestation: a study on the degree of continuity. Arch Dis Child Fetal Neonatal Ed 2001；84：F163-7.

- 知能，精神運動発達の障害は，成熟児の低酸素性虚血性脳症に比較すると軽度であるものの，四肢麻痺をきたす例では重度となる。四肢麻痺例ではてんかんを合併することがある。West症候群の頻度は多いと報告されている[6]。
- 学童期に至っては，障害部位が視放線に及んでいれば，視知覚認知障害を呈し，限局性学習症にも注意が必要となる[7]。

フォローアップのポイント

- NICU入院中に超音波，MRI診断を受けた症例では，近年早期のリハビリテーションが行われるようになってきた。将来的な発達を考慮した家族への十分な病態説明が必要となる。両親の同席のもと，担当医師，OT，PTを交え，協働するなかで関係を維持するのがよいと思われる。
- 神経学的予後の説明，宣告は，母子，家族の愛着行動を考慮し，時期と場所を選んで行うべきである。
- 極低出生体重児のフォローアップにおけるkey ageでの総合的な評価を行い，特に運動機能面での対応が必要である。
- 両側性のcystic PVLではほとんどの児が痙性麻痺に至り，片側のみの所見でも3分の2は痙性麻痺がみられる。下肢に特に強い痙性がみられ，病変部の進行性変化はみられないが，運動発達に伴い痙性は顕著となる。家族にとっては進行性の変化と感じられることがあるので，リハビリテーションと並行した外来診察で，乳幼児の発達のステップと症状を理解できるようなフォローアップが望ましい。

（側島久典）

6) 高嶋幸男, 出口貴美子, 荒井康裕ほか：脳室周囲白質軟化症（PVL）の発症機序. 日本未熟児新生児学会雑誌 1996；8：21-5.

7) Volpe JJ：Neurology of the newborn, 5th ed, p359-66, WB Saunders, Philadelphia, 2008.

IV 合併症のフォローアップ

呼吸器系合併症

反復性呼吸器疾患

原因

- 早産児であったから，呼吸窮迫症候群（RDS）で人工呼吸を行ったから，気道感染に罹患しやすい，あるいは下気道感染に容易に進展するということはない。むしろ，保育所（園），幼稚園に通園している兄弟がいる場合，多胎児の場合，保所（園）へ預けられている場合などが問題で，気道感染を繰り返す一つの要因となっている。
- 1歳未満でウイルス性気道感染に罹患した場合，喘鳴が聴取されることもあるが，この乳児期のウイルス感染は，その後の幼児期早期の反復する喘鳴の原因となるので，感染防止は非常に重要である。
- また，乳児期早期には細気管支炎を起こし，再入院加療を要する例も多く，その原因であるRSウイルス感染予防法の開発が進められてきた。しかしながら，この時期には喘鳴を聴取する下気道感染の原因はRSウイルスに限ったことではなく，通常の風邪ウイルスであるパラインフルエンザ，ライノウイルスなども原因となりうるので，四季を通しての注意が必要で，風邪を引いている人を近づけないことが肝要である。
- さらに，受動喫煙は，症状の増悪因子であり，その後の喘鳴発症のリスク因子であるので，早産児に限らず，乳幼児の周囲では喫煙は厳に慎まなければならない。

対応

- 正期産で出生した場合も同様であるが，退院後早期の呼吸器感染は，上気道感染であっても鼻閉から周期性呼吸，無呼吸を起こし，酸素投与，入院が必要となる場合も多い。十分な観察が必要である。
- 在胎35週以下で出生した児に対して，RSウイルス感染による重症化を予防するために，RSモノクローナル抗体（パリビズマブ；商品名シナジス®）投与を行う。感染予防ではなく，入院や酸素投与などの重症化を防止する薬剤である。パリビズマブは，投与開始時1歳未満の在胎28週以下の児，同6カ月未満の在胎29〜35週の児，2歳以下の慢性肺疾患で治療中の児などを対象に，RS流行シーズンに毎月筋注で投与する。投与期間は流行状況により判断される。パリビズマブはRSウイルスに対するモノクローナル抗体なので，予防接種のスケジュールになんら影響するものではない。

RDS；respiratory distress syndrome
＝呼吸窮迫症候群

⇨ パリビズマブ
p.185

- その重症化予防に関して効果は報告されているが、パリビズマブでRS感染の重症化を予防することにより、その後の反復する喘鳴の減少に寄与するか否かの検討も行われた。在胎33～35週の早産児を対象とした多施設調査では、パリビズマブ投与群で、3歳までの反復する喘鳴は有意に減少したことが報告された[1]。また、同じ子どもたちを対象とした6歳までの調査では、アトピー型喘息の発症にパリビズマブ投与は関連がなかったが、反復喘鳴の発症は投与群で有意に減少したことが報告された[2]。
- 気道感染罹患時の治療は、通常の去痰薬投与に加えて、症状によっては、気管支拡張薬の内服・吸入、貼付を行うが、喘鳴が聴取される場合のステロイド使用に関しては、結論が出ていない。抗炎症作用を期待して抗ロイコトリエン薬を1カ月間使用するのも効果がある。

慢性肺疾患（CLD）合併症児

病態と対応の基本

- これまでCLD児の肺機能に関して、気道抵抗の上昇、呼気流速の低下、気道過敏性の亢進、small airwayの病変によるair trappingが報告されている。呼吸機能からみれば、気管支喘息とまったく同じ呼吸機能の異常といえる。
- 入院中にCLDと診断されても、特に投薬なしに退院する児もいれば、在宅酸素療法（HOT）、利尿薬、気管支拡張薬の内服および吸入、ステロイド吸入など現在行われている喘息治療のいくつか、あるいはすべての処方をもって退院する児もいるわけである。
- 従ってCLD児において最も注意すべきは気道感染であり、感染を契機に喘鳴が著明となり、気管支喘息同様の呼吸困難を呈する。CLD児の呼吸器疾患罹患の際の危険性について、退院前に両親に十分説明する。鼻汁、咳嗽の上気道症状のみであっても受診するよう指導する。

治療

- 去痰薬を処方するが、抗菌薬の投与はケースバイケースである。上気道炎のみで軽快することもあるが、退院後間もない時期の感染は重症化することが多い。咳き込みがひどくなり、哺乳量が低下し、呼気性の喘鳴が聴取されるようになる。
- 上記のような際に注意しなければならないのは、酸素投与なしでギリギリのところで酸素化を維持していた児では容易に酸素化が悪くなるのでほとんどの場合酸素投与が必要となる。年齢的には細気管支炎と診断される時期であるが、喘息に準じた治療が適応となる。
- β_2 stimulantの吸入を行う。
- ステロイド静注が必要となることも多い。肺性心を合併しているCLD児では、水分の過剰投与は、右心不全をきたすのみでなく、肺

---

1) Yoshihara S, Kusuda S, Mochizuki H, et al : Effect of palivizumab prophylaxis on subsequent recurrent wheezing in preterm infants. Pediatrics 2013 ; 132 : 811-8.

2) Mochizuki H, Kusuda S, Okada K, et al : Palivizumab prophylaxis in preterm infants and subsequent recurrent wheezing. Six-year follow-up study. Am J Respir Crit Care Med 2017 ; 196 : 29-38.

CLD；chronic lung disease＝慢性肺疾患

HOT；home oxygen therapy＝在宅酸素療法

の水分貯留を引き起こし呼吸障害に拍車をかけるので，明らかな脱水症がなければ通常の水分量投与を行う。
- 分泌物により無気肺をきたすことも多く，また，肺炎を合併したときにはCRP，培養を参考にして抗菌薬を投与する。この際，マクロライド系の抗菌薬投与に関して，テオフィリンを内服している場合にはその血中濃度の上昇に注意する。
- HOTの中止基準に一定したものはないが，room airでベースラインのSpO$_2$が95％前後で維持され，瞬間的な落ち込みを除いて90％以下になることがなければ，酸素中止が可能である。

（本間洋子）

IV 合併症のフォローアップ

皮膚疾患

- フォローアップの際に，皮膚のトラブルについてしばしば養育者から相談される．治療を必要としないものから，スキンケアだけでよいもの，適切な治療が必要なものまであるため，フォローアップ医は皮膚疾患に関する確かな知識をもち，皮膚科医への連携ができることが必要である．

母斑[1]

診かた（表1）

- 皮膚色によって大まかに診断がつけられる．数，部位，範囲に注目し，他の全身疾患を伴う母斑症に注意する．

1) 馬場直子：皮膚科的異常の診かた－皮膚科医より－．小児科診療 2004；67：958-62．

コラム　乳児血管腫[2]

　乳児血管腫（infantile hemangioma）は，わが国で従来用いられている「いちご状血管腫」と基本的に同義だが，国際的な分類に則って「乳児血管腫」という呼称が浸透しつつある．典型的には，生後1〜4週に薄い紅斑，毛細血管拡張などとしてあらわれて徐々に鮮紅色となり，1年以内に急速に増大し，2歳頃まで増大する時期（増殖期）を経て，8歳頃までに退縮する．機能障害や潰瘍・出血・二次感染・敗血症の危険性，また将来的にも整容的な問題を惹起する可能性のある病変では，早期に治療を検討・開始する必要がある．そのような可能性が低ければwait-and-see policyで，必要に応じて精神的なサポートを行う．乳児血管腫の治療には，薬物療法のほか，手術療法，レーザー治療，冷凍凝固療法，持続圧迫療法，塞栓療法，放射線療法などがある．最近では慎重な観察下でのプロプラノロール内服療法が薬物療法の第一選択となりつつある．

2) 血管腫・血管奇形診療ガイドライン2017．平成26－28年度厚生労働省難治性疾患政策研究事業「難治性血管腫・血管奇形・リンパ管腫・リンパ管腫症および関連疾患についての調査研究」班，2017．

乳児脂漏性皮膚炎

- 乳児湿疹の一つである．生後1〜2カ月の間は皮脂の分泌が亢進しているため，適切なスキンケアを行わないと脂漏性変化をきたし，脂漏が痂皮化し厚くなっていく．軽い瘙痒感があり掻いて二次的な感染を招くこともある．

スキンケアのポイント[3]

① 1日1回は入浴する。
② よく泡立てた石けんをつけた手で優しく丁寧に洗う。
③ 痂皮がとれないときは，オリーブ油（椿油，ベビーオイルなど）を塗り，30分以上おいて十分に浸軟させてから洗う。
④ すすぎはガーゼにたっぷり含ませたぬるま湯で流すようにしながら石けん成分を拭いとる。

[3] 佐々木りか子：新生児と乳児のスキンケア．周産期医学 2002；32（supl）：526-9.

おむつ皮膚炎

- おむつをしている部位に現れる接触皮膚炎に加え，広義には，カンジダ症，汗疹，脂漏性皮膚炎などを含めた皮膚炎を総称していう。新生児期の便性は緩く頻回な排便があるため，肛門周囲にはびらんを伴う紅斑（新生児肛囲皮膚炎）を生じやすい。

表1 母斑の種類と経過，母斑症

母斑の種類		自然経過	悪性化	合併症	母斑症名
赤色斑	サーモンパッチ	出生時〜乳児期	−	−	
	ウンナ母斑	出生時〜幼児期（半数は成人）	−	−	
	イチゴ状血管腫	生後数日〜幼児期	−	多発で＋	Kasabach-Merritt症候群
	ポートワイン母斑	出生時〜	−	＋	Sturge-Weber症候群
					Klippel-Weber症候群
	色素失調症	出生時〜幼児期	−	＋	Bloch-Sulzberger症候群
	色素血管母斑症	出生時〜	−	＋	（血管腫と母斑性色素斑の合併）
褐色斑	扁平母斑	出生時〜（不変）	−	−	
	カフェオレ斑	出生時〜（増加）	−	＋	Recklinghausen病
	脂腺母斑	出生時〜思春期（疣状隆起）〜（腫瘍化10％）	＋	多発で＋	
黒色斑	色素性母斑	出生時〜	まれに＋	多発で＋	神経皮膚黒色症（悪性化あり）
	獣毛性母斑	出生時〜	時に＋	＋	
青色	異所性蒙古斑	出生時〜乳児期（〜成人4％）	−	−	
	太田母斑	出生時（または思春期）〜	−	−	
白色斑	脱色素性母斑	出生時〜	−	−	
	白皮症	出生時〜	−	＋	
	伊藤白斑	出生時〜	−	＋	
	結節性硬化症	生後週数〜	−	＋	

（文献1より引用して作成）

スキンケアのポイント[3]

① おむつをこまめに点検し，濡れていたらすぐ取り替える。
② おしりを拭くときは擦らずにそっと拭き取る，できればシャワーで流すのが一番よい。
③ 清拭したあとは擦らないようにガーゼなどで水分をよく拭き取る。
④ 強い発赤やびらんがみられたら，白色ワセリン，アズノール®軟膏，亜鉛華単軟膏などをおむつ替えのたびに塗るとよい。
⑤ カンジダ症の場合には，抗真菌薬を1〜2週間塗りカンジダ菌を除去する。

乳児湿疹

- 生後3カ月になると，新生児期とは反対に皮脂腺からの分泌が減少し，角質水分量が少ないが水分蒸発量は成人と差がないため乾燥性の皮膚炎を起こしやすくなる。特に冬季には乾燥がひどくなる。乾燥と紅斑から，やがて湿潤し湿疹病変を生じる。顔の凸部は唾液や食物を頻回に拭かれるため刺激を受け，角質層が破壊されるため湿疹が生じやすい。

スキンケアのポイント[3]

① 顔は石けんを用いて洗う。汚れを落とし，洗い残しをしないよう，強くこすらないよう，ぬるま湯で洗う。
② 唾液や食事の汚れは何度でも顔を拭く。
③ 入浴洗浄後，清拭後には白色ワセリンや市販の保湿クリームなどを外用して必ず保湿する。毎回行うのがコツである。

汗疹（あせも）

- 皮膚単位あたりの汗腺数の密度が高いため，容易に汗疹を生じる。角層内に貯留する汗が小水疱状に透見される水晶様汗疹は，自覚症状はなく経過観察のみでよい。発赤や瘙痒を伴う紅色汗疹はしばしば湿疹化するため，ステロイド外用治療を行う。

スキンケアのポイント[3]

① 高温多湿の環境に放置しない。
② 汗をかいたら早めに拭く。シャワー浴をして清潔に保つ。

アトピー性皮膚炎

- 乳児のアトピー性皮膚炎は，生後5～6カ月頃に明らかになってくることが多い。近年の情報氾濫により「アトピー」という病名や，ステロイド治療，食事アレルギーに対する過剰な反応も見受けられ，正しい情報を提供し，養育者の不安を取り除くよう，慢性の経過をとる病態をきちんと説明するとともに，アレルギー科，皮膚科との円滑な協力体制を作ることが重要である。

定義[4]

- アトピー性皮膚炎は，増悪・寛解を繰り返す，瘙痒のある湿疹を主病変とする疾患であり，患者の多くはアトピー素因をもつ。
- 「アトピー素因」とは，気管支喘息，アレルギー性鼻炎・結膜炎などの家族歴・既往歴や，IgE抗体を産生しやすい素因のことなどをさす。

診断

- 『日本皮膚科学会アトピー性皮膚炎診療ガイドライン2016年版』による診断基準では，以下の①，②，③を満たすものを症状の軽重を問わずアトピー性皮膚炎と診断するとしている[4]。
  ①瘙痒
  ②特徴的な皮疹と分布
  - 皮疹は湿疹病変である。急性病変は紅斑，湿潤性紅斑，丘疹，漿液性丘疹，鱗屑，痂皮を，慢性病変は浸潤性紅斑・苔癬化病変，痒疹，鱗屑，痂皮を示す。
  - 分布は左右対側性で，好発部位は前額，眼囲，口囲，口唇，耳介周囲，頸部，四肢関節部，体幹である。参考となる年齢による特徴として，乳児期では頭，顔から体幹，四肢に下降するなど，幼小児期では頸部，四肢関節部，そして思春期・成人期では上半身（頭・頸・胸・背）により皮疹が強くみられる傾向がある。
  ③慢性・反復性経過：乳児では2カ月以上，その他では6カ月以上を慢性とする。

皮疹の診かた

- 左右対側性にみられる。全身の乾燥皮膚に加えて，乳児期は主に顔にみられる湿疹，幼小児期には頸や肘・膝関節の屈側など，擦れやすく汗がたまりやすい部位に好発する。
- **重症度のめやす**：軽度の皮疹のみみられるのは軽症，強い炎症を伴う皮疹が体表面積の10％未満にみられるのを中等症，10～30％を重症，30％以上を最重症という。

[4] 日本皮膚科学会アトピー性皮膚炎診療ガイドライン作成委員会：アトピー性皮膚炎診療ガイドライン2016年版．日皮会誌2016；126：121-55．

アレルギー検査

- 比較的容易にできる特異IgE抗体測定が行われることが多いが，抗原により信頼度が異なる。
- 総IgEが高い例では全体に陽性が出やすく，特に食物はアレルギーでなくても陽性値を示しやすい。
- プリックテストは血液検査より適しているが，必ず陰性コントロールを同時に行い判定する。

治療

スキンケア指導

①日常生活

- 食前に白色ワセリンを顔に外用する。食物が付いてもこすっては拭かない。唾液が多い児にも白色ワセリンを塗っておく。乾いたタオルで押さえるように拭く。
- お湯で顔や殿部を何度も過度に拭かない。
- 痒くて掻いているときは「痒いのは塗れば治るからね」と話し，保湿剤を外用する。

②入浴・入浴後

- 1日1回は顔を含めた全身を必ず石けんで洗う。くびれている部分は丁寧に。石けんは皮脂量を調整するのに役立つ。冬は脱脂力の弱い，夏は洗浄力の強いものを使用。低刺激性，低アレルギー性，無香料のものがよい。
- 入浴後（スイミング後も），まだ体が湿っている間に，必ず保湿剤を外用する。

外用療法（図1）[5]

①保湿外用薬を併用

- 白色ワセリン，ヘパリン類似物質含有軟膏（ヒルドイド®ソフト）のような保湿剤を併用する。可能な限り保湿剤でコントロールする。

②必要に応じてステロイド外用薬を使用

- ガイドラインに沿って，皮疹の性状や重症度，部位，年齢などを考慮して適切なランクのものを選択する（図1）。

③非ステロイド系消炎外用剤

- 時に強い接触皮膚炎を生じたり，刺激症状を起こすことがあるため注意が必要。安易に使用しない。

④難治例

- 年齢が上がるにつれて難治例が増加する。中等症以上では2歳以降でタクロリムス外用薬の使用の適応があり，専門医に紹介する。

5) 加藤則人：湿疹，皮膚炎　アトピー性皮膚炎．小児内科 2016；48：459-63.

図1 アトピー性皮膚炎の治療における外用療法の基本例

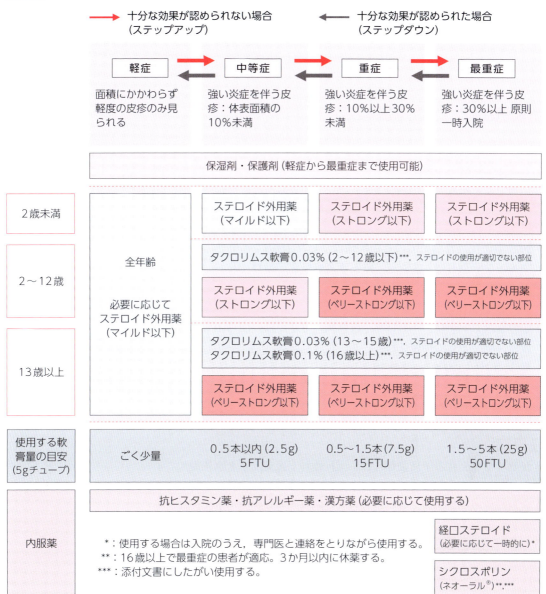

(文献5より引用)

(河野由美)

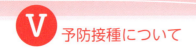

予防接種

予防接種と受動免疫療法

定期接種
- 予防接種はワクチンを接種する医療行為だが，わが国では予防接種法に基づく定期接種と任意の予防接種に分類される。定期接種では，国が勧める予防接種を，定められた期間内に行えば，接種費用が公費負担となる。
- 2017年現在，乳幼児での対象疾病は，ヒブ（Hib；ヘモフィルスインフルエンザ菌B型）感染症，肺炎球菌感染症，結核（BCG），百日咳，ジフテリア，破傷風，ポリオ，B型肝炎，麻疹，風疹，水痘，日本脳炎の12種類である。
- このうちジフテリア，百日咳，破傷風，ポリオは，DPT-IPVの4種混合ワクチンとして接種される。
- 麻疹，風疹は，2006年（平成18年）4月から麻疹風疹混合ワクチン（MRワクチン）が用いられているが，必要に応じて麻疹，風疹単独のワクチンも用いられる。

任意接種
- 任意で受けられる予防接種には，流行性耳下腺炎，ロタウイルス，インフルエンザなどがある。
- 定期接種のワクチンでも，定められた期間以外に接種する場合は，任意扱いとなる。この場合，任意の予防接種には健康保険の適用がなく，全額自己負担となる。

ワクチンの種類と接種間隔
- ワクチンにはその性質から生ワクチンと不活化ワクチン，トキソイドがある。
- 生ワクチンはその病原体を弱毒化して生体内に入れ，いわばその疾患に軽く感染したような状態を作り出す。従って，接種後数日たってから軽い発熱やその疾患特有の症状をみることがあるが，通常は数日で治る。
- 不活化ワクチン，トキソイドは，病原体または毒素の抗原性のみを残すよう処理したもので，接種後にその疾患を発病することはない。
- 生ワクチン接種の後は，27日以上間隔をあけて次のワクチンを接種できる。不活化ワクチンおよびトキソイド接種の場合は，6日以上間

- 隔を空けて次のワクチンを接種できる。ただし，同じワクチンを複数回接種（ヒブワクチン，肺炎球菌ワクチン，4種混合ワクチンなど）する場合は，ワクチンごとに定められた接種間隔を守る。
- 接種するワクチンが複数の場合，同時接種が可能である。何種類でも制限はなく，同時接種による有害事象の増加は認められていない。ただし，複数のワクチンを混合して接種してはならない。皮下注射の接種部位は左右の上腕外側または大腿の前外側とする。BCGは経皮接種針（管針）を用いて上腕外側に接種する。複数のワクチンを同時接種する場合には，左右の上腕，大腿の前外側に分けて接種するか，同一の上腕，または大腿であれば接種部位を2.5cm以上離すことが勧められている。
- 接種の実務の詳細については予防接種ガイドライン[1]を参考にして進めるとよい。
- 日本小児科学会の推奨する予防接種スケジュール（2016年10月1日版）は右記のサイトに掲載されている。
- 国立感染症研究所のワクチン情報は右記のサイトに掲載されている。

受動免疫療法

- RSウイルス（RSV）への感染対策として，抗モノクローナル抗体製剤であるパリビズマブ（シナジス®）の投与が行われている。これは，RS感染症の流行期に毎月1回投与するものである。
- B型肝炎（HB）の母子感染対策として，キャリアの母体から出生した児には，出生直後に抗HBガンマグロブリンの投与とHBワクチン接種が行われている。この場合は，継続して生後1カ月，6カ月にHBワクチンの接種を行う。このHB母子感染予防に限っては，予防接種が医療保険の対象となる。

早産低出生体重児への予防接種で考慮すべきこと

投与時期は暦年齢で

- 一般に，早産低出生体重児の出生後の評価には修正年齢が用いられるが，予防接種は正期産児と同様に出生した時点からの暦年齢により行う。
- 体格が小さくても接種量を減らさず，規定量を用いる。

長期入院児では入院中からの投与が必要

- ヒブワクチン，肺炎球菌ワクチンは生後2カ月から，DPT-IPV4種混合ワクチンは生後3カ月から接種できる。長期入院児では，退院前の投与も考慮する。
- BCG，B型肝炎ワクチンは定期接種期間が1歳未満であるため，長期入院児では定期接種の時期を逸してしまうことがある。個別接種の公

1) 予防接種ガイドライン等検討委員会：予防接種ガイドライン2017年版，予防接種リサーチセンター，2017.

日本小児科学会の推奨する予防接種スケジュール
http://www.jpeds.or.jp/modules/activity/index.php?content_id=138

国立感染症研究所のワクチン情報
https://www.niid.go.jp/niid/ja/vaccine-j.html

RSV；respiratory syncytial virus＝RSウイルス

費負担が可能であれば，入院中の接種を考慮する。自治体によっては，期間延長を考慮してくれる場合もあるので，期間内の接種が困難なケースでは，自治体への問い合わせを勧める。

接種スケジュールの考え方

1歳まで

- ヒブ，肺炎球菌は乳幼児の髄膜炎の起炎菌として重要であり，2カ月からワクチン接種を開始する。B型肝炎ワクチンは，母子感染予防のみならず，水平感染の防止も重要性を増しており，通常は2カ月から接種する。百日咳菌は移行抗体が少なく，乳児期早期の感染リスクが大きい。このためDPT-IPV 4種混合ワクチンは，3カ月になったらできるだけ早く接種する。ジフテリア，破傷風，ポリオについては，現在，国内の症例数は少ないが，感染した場合には重篤な症状となる。この予防には，DPT-IPV 4種混合ワクチンが有効である。BCGについては，乳児期の重症な結核感染症を防止するため，1歳までの接種が勧められている。
- 以上より，1歳前では，ヒブワクチン，肺炎球菌ワクチン，DPT-IPV 4種混合ワクチンを優先して，接種時期が来たらすぐに接種する。
- RSウイルス感染対策として適応のある場合には，流行期前からのパリビズマブの投与を考慮する。

1歳以降

麻疹・風疹混合（MR）・水痘ワクチンの投与
- MRワクチンは麻疹（はしか）と風疹を，水痘ワクチンは水痘（水ぼうそう）を予防する，いずれも生ワクチンである。
- 両ワクチンとも1歳で1回目を接種する。2回目は，MRワクチンは就学前の1年間に，水痘は1回目終了から3カ月以上空けて，標準的には6～12カ月までの間に接種する。
- 麻疹は抗ウイルス薬がなく，現在でも生命の危険のある重篤な疾患である。水痘にはアシクロビルなどの抗ウイルス薬が存在するが，麻疹と並んで感染力が強いため，両ワクチンとも1歳になったらできるだけ早く接種する。
- 1歳では，ヒブワクチン，肺炎球菌ワクチン，DPT-IPV 4種混合ワクチンの追加接種が可能である。また，3歳以降には日本脳炎ワクチンを接種する。

インフルエンザワクチンの投与
- 低出生体重児は気道感染症が重症化しやすい。冬季のインフルエンザワクチンも積極的に勧める。
- 不活化ワクチンで，13歳未満では2～4週間の間隔で2回の接種をする。
- 乳児期から接種可能であるが，低月齢での有効性については不明な点

- が多い。
- 生後6カ月に接種可能である。1歳以降で接種する場合が多い。
- 任意接種で，冬季のインフルエンザ流行期の前に接種する。

パリビズマブ（抗RSウイルスモノクローナル抗体）

- RSウイルス（以下RSV）は乳幼児の気道感染症の主要病原ウイルスで，特に慢性肺疾患（CLD）などリスクファクターのある乳幼児では，重篤な下気道感染症を起こしやすい。
- この予防として，パリビズマブ（抗RSVモノクローナル抗体）が用いられる。
- 現在，わが国の保険適応になっているのは，早産児，気管支肺異形成症（BPD）を有する児，先天性心疾患を有する児，免疫不全をともなう児，Down症候群を有する児である。
- わが国での早産児と心疾患を有する児の適応についてはガイドライン[2,3]が作成されているので，その概略を以下に示す。

CLD；chronic lung disease＝慢性肺疾患

BPD；bronchopulmonary dysplasia＝気管支肺異形成症

2) パリビズマブの使用に関するガイドライン作成検討委員会：RSウイルス感染症の予防について（日本におけるパリビズマブの使用に関するガイドライン），日本小児科学会雑誌 2002；106：1288-92.
3) ガイドライン作成検討委員会：先天性心疾患児におけるパリビズマブの使用に関するガイドライン，日本小児科学会雑誌 2004；108：100-3.

適応（図2）

①早産児
- 在胎35週以内で出生した早産児については，CLDの有無にかかわらず，下記グループに対してパリビズマブの投与を考慮する。
  a. 在胎期間28週以下（または出生体重1,000g未満程度）で出生し，RSV流行開始時に生後12カ月齢以下のもの
  b. 在胎期間29〜32週（または出生体重1,000〜1,800g程度）で出生し，RSV流行開始時に生後6カ月齢以下のもの
  c. 在胎期間33〜35週で出生し，RSV流行開始時に生後6カ月齢以下でRSV感染症の下記のリスクファクターをもつ乳幼児については，投与の必要性を個別に判断し，必要に応じて投与を考慮する。

RSV感染症のリスクファクター

① 呼吸器疾患のある小児
② RSV流行期に退院する小児
③ 人工換気療法または長期酸素療法を受けた小児
④ 退院後に託児所，保育所を利用する小児
⑤ 受動喫煙に曝露される小児

②慢性肺疾患（CLD）
- CLDを有する下記の小児に対しては，パリビズマブによる予防を考慮する。
  a. 生後24カ月齢以下の小児のうち，CLDを有し，RSV流行開始前の6カ月間に治療を要した乳幼児

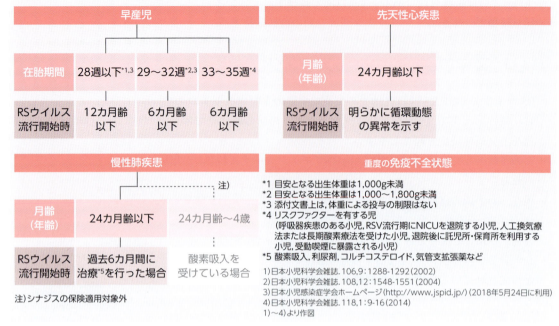

図2 パリビズマブの適応

(「パリビズマブの本邦におけるガイドラインの解説」.『シナジス®筋注液パンフレット』(2018), p4.より引用)

＊治療：酸素補給, 利尿薬, コルチコステロイド, 気管支拡張薬投与等
b. 生後24カ月齢〜4年の児のうち, CLDを有し, RSV流行期に酸素吸入を受けている症例は, 保険適応対象外であるが医学的適応となっている。

③先天性心疾患を有する児

24カ月齢以下, 血行動態に異常がある場合

④免疫不全をともなう児

24カ月齢以下

⑤Down症候群の児

24カ月齢以下

用量と投与計画

- 初回投与はRSV流行開始前に行い, 流行が終了するまで継続する。
- 流行期に開始し流行終了まで月1回投与する。地域や年度による違いがあるので, 流行状況に関する情報を参考にして投与期間を決定する。
- 1回15mg/kgを30日ごとに筋肉注射する。投与部位は大腿前外側部とし, 殿筋への投与は避ける。また, 同一部位への反復投与は避ける。
- RSV流行期または開始直前に退院する児に対しては, 退院前に初回投与を行う。
- 他の不活化ワクチン, 生ワクチンと併用した場合の有害事象の増加は認められていない。

（佐藤紀子）

VI 極低出生体重児の早期支援

早期支援

早期支援の目的

- 極低出生体重児では，大きな障害はなく，順調に発育発達を遂げている児であっても3歳くらいまでは同年齢の児に比べると体格的に小さいこと，また運動や言語などの発達もゆっくりであることなどの問題を感じていることは少なくない．そのため，養育者は通常の集団保育に参加させるのを躊躇している場合も見受けられる．2歳以降になると同年齢の児との交流なども含めて児の遊びの経験を広げていくことは重要であり，また，児の集団参加の様子を養育者が観察することで養育者の不安を少なくするなどが早期支援の目的である．
- 集団遊びの経験は子どもたちの運動経験などを広げ，社会性の発達を促進するという役割がある．さらにそのような場を通じて養育者同士のピアカウンセリングの意味合いもある．また，児の発達上のアンバランスなどからつまずきがある場合，養育者がそれに気付く機会となり，より積極的な療育の参加に繋げることができるといった利点もある．
- 早期支援は個別指導と集団指導に大別される．
- 個別指導については強い障害，特に脳性麻痺などが疑われる場合や不安が強い養育者で安定した親子関係が築きにくい場合など，特殊な状況の場合に考慮され，乳児期早期から行っていく必要がある．それにより障害の受容などがスムーズに行われると考えられる．
- 低出生体重児の早期支援とは，一般的には集団指導が想定される．集団指導は一般的には親子関係が十分築かれ，他児への興味が発達してくる2歳以降が適切な年齢と考えられる．
- 低出生体重児の早期支援の目的をまとめると，以下のようになる．

早期支援の目的

* 集団での児の行動の観察
* 児の発達上の問題点の発見と，それに対する介入
* よりよい親子関係の確立
* 児の発育・発達を養育者が認め，親自身の自己評価の回復
* 子どもの発育・発達の促進
* 親同士のピアカウンセリング

早期支援プログラムの運営

- 運営は児が入院していた病院のフォローアップ外来を中心として運営される病院主導型と，保健センターなど行政機関が主導になる地域主導型の2つに大別される。
- 病院主導型では，フォローアップ外来と連携することでより児に適合した形での介入やプログラムなどで見出された児の問題に対して，より迅速に適切に対応できるという利点がある。しかし，特に地方などではNICUと居住地が通いやすい近隣とは限らず，また転居などで参加できないなどの問題もある。
- 地域主導型ではそのような心配がないうえに，生活に直結した支援が得られやすい，また本格的療育との連携も得られやすいなどが強みである。しかし，スタッフとの人間関係は確立されていない状況からのスタートであり，見知らぬ地域のスタッフから参加を勧められたりすることは，養育者によってはそれ自体をストレスと感じ，不安が増強してしまうような事例もある。
- 地域主導型でも，病院のフォローアップ外来で，早期支援プログラムの意義や参加の目的などをよく説明しておくなどの連携は不可欠と思われる。

早期支援プログラムの対象児

- 超低出生体重児を含めた極低出生体重児が主な対象である。各プログラムの規模やプログラムに求められる目的によって年齢や人数を設定する。
- 保育所（園）や幼稚園に入る前を想定しているのであれば，2～3歳児となる。また集団には入っているが，集団参加にある程度の不安がある子どもたちも対象にするなら，4～5歳児も対象になる。
- 2歳以降就学前という年齢制限を設けずに行うなども可能である。その場合は運動遊びの場面などでは多少の安全面の配慮が必要であるが，このような縦割りの機会では，年長児が年少児を気づかう，助けるなどの場面を経験することになるなどの利点がある。
- 対象児に合わせてプログラムを組み，必要なスタッフを考えることで柔軟に設定することができる。

運営の実際

運営のスタッフ
- 医師，看護師などの医療職に加え，保育士，臨床心理士，可能であれば理学療法士，作業療法士などさまざまな職種が参加することで，児のサポートや介入が多方面から行われる点で望ましい。

プログラムの組み立て
- **自由遊び**：まず児が場所に慣れて，安心な場所，仲間であることを感

じてもらう時間になる。また，室内用の滑り台やジャングルジムなどを置くことで，そのような遊具を経験させるよい機会にもなる。
- **集団遊び**：ここでは集団での行動参加の場面を観察するよい機会にするとともに，普段，家庭では取り組みにくい遊びを行い，児の経験を広げる機会となる。

  例）
  - あいさつや，名前を呼ばれて返事をするなど，親子で経験する。
  - さらに集団遊びでは，粘土遊びやマット遊びなど，粗大運動や感覚面，微細運動などを経験させる機会とする。
- **おやつの時間**：食の機会をもつことが可能であれば，摂食に問題を抱えているような児に対してどのようにかかわればよいかなどをスタッフで共有して解決策を考え，養育者にフィードバックをする機会となる。
- **紙芝居，読み聞かせなどをきく機会をつくる**：このようなことを経験することで，言葉などに興味をもたせたり，集中力が養われることが期待される。
- 最後はさよならの会などを経験して，集団行動のなかでの切り替えなどを体験してもらう。
- また，このプログラムのなかの一定時間を利用して，医療職のミニレクチャーや懇談会などを開いて，日常生活での不安に対してのピアカウンセリングや医療職からのアドバイスがあるとよい。
- **スタッフ同士のカンファレンス**：自由遊びや集団遊びでの個々の児の様子についてスタッフが情報を共有し，必要があれば医療現場へフィードバックすることなどが重要である。
- このような流れであるが，さまざまな年齢の児が参加する場合，児の反応もさまざまである。障害が明らかであっても養育者の希望があれば，親子参加であり適切な補助を行うので，児にとってもさまざまな経験をするよい機会の一つとなるので積極的に参加を促してよい。
- また，医療職がプログラムに参加することで，日常の診療よりもより実際的な疑問や相談が養育者からもちかけられることもある。このことはしっかり親子のサポートをしていくうえでも重要であり，早期支援プログラムの有用な点ともいえる。

開催場所
- 自由遊びや，大きく体を動かすようなスペースが確保できる場所が必要である。
- 公共施設の集会室，多目的室などを利用するか，病院では，会議室や診療のない日の待合スペースなどを使うことも一案である。
- また，子どもが動き回っても危険がないように整備することも重要である。
- 年齢の小さい兄弟などを連れてきても気持ちよく過ごせるように，ベビーベッドや手洗いの場所などが確保できるとよい。

会場の物品
- 以下のものが挙げられる。
  - 敷物，運動マット
  - ままごと道具，ブロックなどの玩具
  - クレヨン，画用紙，シールなど
  - 子ども用の椅子やテーブル，大人用の椅子
- 室内用の滑り台やソフトブロックなど，運動遊びになるような遊具などもあると遊びに幅をもたせることができる。
- その他集団遊びのプログラムに合わせて準備する。

プログラムの時間と回数
- 先にプログラムの流れを示したが，児が集団に慣れ，全体遊びにスムーズに参加するためにも，自由遊びは最低でも15〜30分くらいあることが必要である。全体遊びは児の集中力などを考えると30〜40分くらいで，その後おやつや少し落ち着いて話を聞く機会となる紙芝居で30分くらいをとると，全体的には1時間半〜2時間くらいが必要である。
- 頻度は，月1もしくは2回くらい行いながらの，継続した支援が必要である。グループの目的によって，6カ月〜1年くらいこのような早期支援プログラムを経験し，地域の集団に入っていけるとよい。
- 開催時間としては，児の活動時間を考えると午前中がよい。最近は就労している養育者が多いため土，日の開催も考慮したい。

費用
- 使用料不要の会場を選べば運営費用のほとんどは人件費である。職員のボランティアを継続していくためには予算上の裏付けも不要である。
- 参加者が趣旨を理解して参加する会であり，参加者から参加費を徴収することも可能で，参加費を集めることで主体性をもって参加できるという意見もある一方，高額になれば参加しにくいなどの問題もある。

事後評価
- 活動の記録として，日時，場所，参加スタッフ，参加者，プログラムの内容などを必ず記載しておく。終了後のスタッフカンファレンスなどの内容もまとめておく。場合によってはフォローアップ外来担当医師へのフィードバックなどを行う。また参加者へのアンケートなども適宜行うことで，プログラムの見直しなどを行っていく必要がある。

〔平澤恭子〕

Ⅶ 在宅医療支援について

在宅医療支援

NICUからの退院準備

NICUから在宅移行へ向けたステップ[1]

①長期入院児の認識，スタッフの意識付け
- 児の入院後早い時期からの，NICUスタッフの長期入院に対する認識が重要なポイントとなる。
- 「NICU長期入院児」とスタッフが認識し，在宅医療への提案が起こる頃には，家族とNICUスタッフとの絆はしっかりと築かれている。同時に家族の甘えも生まれ，将来への見通しが見えないなか，NICU滞在期間が延びてゆく。退院後に，肺炎などの感染症で入院すると，NICUとは異なるわが子をとりまく医療スタッフの環境の違いに家族はおおいに戸惑い，ときには強いクレームとなって表れる。
- このようなスタッフの長期入院への意識付けは，その後の在宅医療計画を円滑にするとともに，親子の関係性を築き上げるうえで効果が大きいと考えられる。出生後の生命予後を左右するような状態への治療（cure）から，親として子どもの成長にNICUで参加し，退院を目指すための医療（care）へのプロセスが認識できる。

②家族への意識付け
- 急性期治療が落ち着いてきたNICU入院中から，親が主体となり，安全で安心できるcareをするための準備と心の不安を軽減する取り組みを，NICUスタッフとともに行うことが家族の自立を促すと期待できる。長期入院により，家族の関係が希薄にならないよう注意を払うことも必要である。
- 家族の会などの実際の話を聞く機会を設け，退院後の外来，小児科病棟を家族と一緒に見学する提案も有効なことがある。同時に家族の不安に対して，心理士らによる聞き取りを行い，不安の解消を図る。

③退院調整会議までの準備[2]（表1）
- 日常を広く視野に入れ，退院後の通院，通園，通所を考慮する。とりわけ，NICU退院後入院を必要とする場合は，自施設または受け入れ可能な中間施設での小児科ケアが中心となるため，直接自宅での在宅医療に移行するよりは，数日から1週間程度の小児科施設を経験しての退院計画を立てる。
- 小児科担当医師，NICU担当医師間での，患者が移動した状況での症例に対する理解も深められるよい機会と考えられる。
- 小児科病棟を家族が見学し，何時間か過ごしてみる。小児科では，医

1) 中村知夫，平原真紀，梶原厚子ほか：NICU退院児在宅支援　日本未熟児新生児学会雑誌 2012；24：48-50.

2) 側島久典：小児科病棟に転棟するタイミングは？　NICUから始める退院調整在宅ケアガイドブック Neonatal Care 2013年秋季増刊．前田浩利，岡野恵里香編著．p252-6，メディカ出版，大阪，2013.

表1 項目別NICUから在宅移行へのステップ

病名（診療情報提供）
- NICU退院サマリー：出生前経過と出生後臨床経過のまとめ
  - 呼吸，循環，栄養などに分けて，それぞれに在宅に向けた対応で必要なコメントを記載
  - 現在の医学的問題点とその対応などのまとめ
- 家族背景
  - 同胞を含む家族構成，両親の職業状況（自営，通勤，共働き）
  - 退院後，祖父母の協力を得られるのかなど

小児科病棟経由退院の指導
- 小児科との症例に対する情報交換
- 家族との事前病棟見学
- NICUである程度の指導を行う。退院のめどが立ったところで小児科での2〜3日付き添い入院を経て退院

医療行為
- 経管栄養：1回注入量，1日の回数，注入所要時間
- 内服薬：内容の詳細，投与時間等
- 呼吸器：
  ＜例＞Nasal CPAP（在宅用のN-CPAPにすでに変更使用されているなど）。家族への指導は進捗のチェックリストなどで確認
- モニター装着，HOT：取扱い業者名，指示書を提出した日時
- 吸引：現在は行っていなくても，機器を持って退院する場合は，身体障がい者手帳で申請

社会資源（地域，県のマッピングがあると便利）
- 院内の医療福祉関連相談部署との打ち合わせ
- 地域担当保健師：家族との顔合わせ完了の有無
- 訪問看護：対応病院と，家族の希望の有無。自宅で使用するデバイスを扱うことができるスタッフの確認
- 書類の整備状況：小児慢性疾患，養育医療，身体障がい者手帳等

地域小児科医または，在宅医との連携
- 住居地区の対応病院との連携
- 予防接種予定施設確認

必要な在宅物品
- 在宅用呼吸器関連機器
- 在宅酸素用物品（対応業者に確認）
- 栄養チューブサイズ，使用頻度，使い方
- 経管栄養物品　イルリガートルなど

急変時の生命蘇生対応への家族の希望確認
\# 緊急時提示用一覧が常時提示可能に
- 救命のための気管挿管
- 胸骨圧迫
- 人工呼吸器管理
- 中心静脈穿刺
- 強心剤投与
- 救命のためのフル蘇生の希望の有無
- 挿管困難例があることも伝える

外来担当医の予定

今後の予定（小児科病棟経由退院で依頼する）
- 注入　NGチューブ挿入手技の確定，変更
- 呼吸器使用，CPAP装着についてMEからの助言
- モニター取扱い
- 患児用バギーの制作
- ポジショニング，移動について，ナースと，リハビリ関係者
- 蘇生手技

療スタッフの患児・家族に接する時間と密度がNICUとは違うという体験は重要である。
- 家族の日常生活24時間を具体的に書き出す。NICUスタッフだけでは退院後の患児の家庭での1日がイメージしにくいので，具体的にどのような環境で，周囲にはどのような人々が，どの時間にいるのかをデイスケジュールとしてまとめる。
- 病院入院生活からの視点と切り離して，退院後の家庭生活の具体的イメージを多職種でシミュレートする。具体的な24時間のイメージは，家族の生活を十分聞き入れたうえで，切れ目のないデイスケジュールの作成が有用である[2]。

退院調整会議を設定する

- これら準備のための調整を経て，退院調整会議を計画する。
- 家族にかかわるできるだけ多くの職種が集まって，お互いのサポートできる範囲と，相互協力を約束できるような環境を家族に提案する。
- 人工呼吸器をはじめとする在宅医療機器にとって，バッテリーがあっても長時間停電は子どもの生命維持にとっても重要な問題である。災害対策を盛り込むことも重要である。

（側島久典）

VII 在宅医療支援について

医療的ケアへの外来対応

- 田村の報告によると，平成27年度の0〜19歳の在宅医療的ケア児は，全国で17,078人，うち人工呼吸は3,069人（18％）で，年々増加している[1]。
- 退院後は定期的に外来で医療的ケアの指導・管理をする必要がある。診療報酬として管理指導料の保険請求をする関係上，必ず最低1回／月の受診をしていただく。
- 定期受診時に確認するポイントとしては，
  - 体調，バイタルサイン，体重など
  - 栄養，排泄，睡眠の状況
  - 医療ケアに関するトラブル
  - 家族の様子（過度な疲労・ストレスはないか？）

が挙げられる。以下，医療ケア別の留意事項について述べる。

主要な医療的ケアの留意事項

経管栄養

- 経鼻チューブ栄養では，家族が自宅でチューブ交換する例が大半と思われる。1〜2週に1回の交換が一般的である。胃瘻の場合は，外来もしくは往診での交換（月1回）が一般的であるが，筆者らの施設では事故抜去時のために余分の胃瘻チューブを1個家庭に常備しておいてもらい，緊急時は家族が交換できるように指導している。
- 使用する栄養剤は，通常，外来処方できる医薬品タイプを使用するが，製品によっては不足する成分（セレン，カルニチン，ヨードなど）があるため，栄養補助食品や内服薬（カルニチンなど）で補充する。
- できれば，1日1回でよいから，通常の食事をミキサーにかけたものを注入するのが，不足する成分も補えるうえ，家族みんなで同じ食事をするという意味でも大変望ましい。しかし，抵抗なくミキサー食を注入するためには，胃瘻で14Fr以上の外径のチューブが必要である。

気管切開

- 気管カニューレの交換は2〜4週に1回とすることが多い。気管カニューレの事故抜去は適切かつ迅速に対応しなければ，重大な結果を招く可能性が高いので，退院前に十分指導しておく必要がある。特にカフ付きカニューレの場合は，緊急時に，非医療者が挿入することが困難な場合が想定されるので，同径もしくは1サイズ下のカフなしタ

---

1) 田村正徳：「医療的ケア児に対する実態調査と医療・福祉・保健・教育等の連携に関する研究」の中間報告．平成28年度厚生労働科学研究費補助金障害者政策総合研究事業. http://www.mhlw.go.jp/file/06-Seisakujouhou-12200000-Shakaiengokyokushougaihokenfukushibu/0000147259.pdf

イプの気管カニューレを，あらかじめ渡しておく。
- 気管からの出血は，よく起こる問題であり，その大半は気管肉芽が原因である。最悪の合併症である気管腕頭動脈瘻を未然に防ぐためにも，定期的に気管ファイバーで肉芽のチェックをすることが望ましい。肉芽の治療に関しては，気管カニューレの長さを長くして，カニューレが肉芽を乗り越えるか，短くして肉芽に触れないようにするか，いずれか適切な方法を試みる。

在宅人工呼吸
- ひと口に人工呼吸といっても，常時人工呼吸が必要な状態から夜間のみの使用まで，人工呼吸器への依存度は異なる。また，気管切開か，マスクによるNPPV（非侵襲的陽圧換気）療法かで大きく二分される。
- 外来受診時には，人工呼吸器の設定条件を毎回チェックし，意図せぬ変更がないか確認する。またSpO_2だけではなく，非侵襲的に呼気または経皮CO_2も測定し，換気状態が適切か評価することが望ましい。NPPVの場合は，マスクやベルトによるスキントラブルがないか確認する。
- 加湿が適切に行えているかも重要であり，痰の性状や回路の結露の状況を評価する。

NPPV；noninvasive positive pressure ventilation＝非侵襲的陽圧換気

中心静脈栄養
- 刺入部の皮膚に問題がないか確認し，中心静脈栄養剤を処方する。必要に応じて，血液検査で，栄養状態の評価を行う。

必要物品
- 吸引カテーテル，人工鼻，加湿器用の蒸留水，注入用のカテーテルチップ，アルコール綿などを渡す。これらの消耗品は指導管理料に含まれるものとされており，保険請求はできない。
- 渡す物品の数量は各施設で定められるが，例えば，家庭では院内のように吸引カテーテルを1回ずつ使い捨てにすることはせず，1日1本程度とすることが一般的である。

外来で算定する在宅療養指導管理料
- 複数の指導管理を行っている場合は，主なもの1つに限って算定可能である。ただし，算定していない指導管理にかかわる加算は，併せて算定可能である。
- 平成26年度診療報酬改訂により，15歳未満の在宅人工呼吸指導管理料を算定している小児，もしくは15歳未満から継続して人工呼吸器を装着している体重20kg未満の患者に限り，異なる指導管理料であ

れば2つの医療機関（病院と在宅医など）で算定することが可能になった。これによって，基幹病院とかかりつけ医（在宅医や地域の病院）で指導管理料を分担することが可能になったため，必要物品を在宅医が提供しやすくなった。
- 小児でよく算定されている在宅療養指導管理料を表1に示す。

他施設との連携・情報共有

- 患児にかかわる在宅かかりつけ医，訪問看護，通園施設，学校・保育所（園），放課後等デイサービスなどの施設職員と，児の状態をしっかり共有して，緊急時の連絡体制を作っておくことは大変重要である[2]。
- 通常，学校へは医療的ケアに関する指示書を毎年作成する。担当教諭・看護師と面談し，児の状態をよく理解してもらうことも大切な役割である。
- 短期入所・レスパイトケアの利用を希望されることも多く，安全に利用できるように，相手施設に診療情報を提供し，留意すべき点などを確実に伝えておく。

（竹本　潔，船戸正久）

2) 実践！小児在宅医療ナビ．前田浩利 編．南山堂，東京，2013.

表1　小児でよく算定されている在宅療養指導管理料（2018年4月現在）

在宅人工呼吸指導管理料（2,800点）	陽圧人工呼吸器加算：気管切開（7,480点） 陽圧人工呼吸器加算：マスク式（6,480点） 陰圧式人工呼吸器加算（7,480点） 排痰補助装置加算（1,800点）
在宅酸素療法指導管理料（2,400点）	酸素濃縮器加算（4,000点） 携帯用酸素ボンベ加算（880点） など
在宅気管切開患者指導管理料（900点）	人工鼻加算（1,500点）
在宅小児経管栄養法指導管理料（1,050点）	在宅経管栄養法栄養管セット加算（2,000点） 注入ポンプ加算（1,250点）
在宅成分栄養経管栄養法指導管理料（2,500点）	エレンタール（P），ツインラインを用いている場合に算定可能
在宅中心静脈栄養法指導管理料（3,000点）	輸液セット加算（2,000点） 注入ポンプ加算（1,250点）
在宅自己導尿指導管理料（1,800点）	カテーテル費用は含まれる
在宅寝たきり患者処置指導管理料（1,050点）	在宅児医学総合管理料との併算不可
在宅持続陽圧呼吸療法指導管理料（250点）	CPAP治療器加算（1,000点）

VII 在宅医療支援について

HOT，気管切開の管理の要点

在宅酸素療法（HOT）

適応
- 慢性肺疾患，先天性心疾患，肺高血圧症など。
- 慢性呼吸不全に対する保険適応は，動脈血酸素分圧（PaO_2）が 55 Torr（mmHg）以下の者，および PaO_2 60 Torr（mmHg）以下で睡眠時または運動負荷時に著しい低酸素血症をきたす者となっており，パルスオキシメータによる酸素飽和度（SpO_2）から PaO_2 の推測可となっている。

目的
- 体に酸素を十分取り込めない患者に対し，酸素吸入することにより，慢性低酸素症を防ぎ，成長・発達を促す。
- また，他臓器への負担を軽減することにより，肺高血圧などの進行を予防する。

方法
- 酸素濃縮装置，酸素ボンベ，液化酸素装置を酸素供給機器として，経鼻カニューレまたは気管切開チューブを介して酸素を投与する。
- パルスオキシメータを用い，SpO_2 95％以上を保つことを目標に酸素投与量を決定する。

本人または家族が行う医療的ケア内容
- 経鼻カニューレ，気管切開チューブへの酸素供給機器の接続
- 酸素供給機器の取り扱い
- パルスオキシメータによる観察

HOTの中止
- 基礎疾患が改善してきたら，酸素を中止し，SpO_2 95％以上を保てることを確認する。
- 呼吸器感染時等でも酸素使用歴がない状態が続いたことを確認し，機器を引き上げる。

気管切開

適応
- 上気道閉塞，長期人工呼吸管理児，気道病変など．
- 上気道閉塞に対しては閉塞部位のバイパスとして，神経筋疾患などの長期呼吸管理児においては呼吸器接続のためのデバイスとして，気管軟化症などの気道病変では気道を内側から支える内ステント効果を期待する．

目的
- 安全な気道を確保し，呼吸状態の安定を図る．
- 口がフリーになることから，経口哺乳などの摂食練習が可能．
- 家族が手技を習得すれば，在宅移行が可能．

方法
- 気管切開の方法は，前方切開法と逆U字切開法がある．
- 2歳までに気管切開抜去の可能性がある児では前方切開法を優先し，2歳以降も気管切開継続の可能性が高い児では，逆U字切開法を優先する．
- 気管切開チューブは素材，長さ等のバリエーションが増えたことから，児に適したものを選択する．
- 人工鼻は縦型（死腔量2ml），横型（死腔量4ml，10ml）のものがあり，児の換気量，喀痰量などを参考に選択する．
- スピーキングバルブは発声の練習だけでなく，気道内への唾液たれ込みの防止にも役立つ．

本人または家族が行う医療的ケア内容
- 気管内吸引
- 気管切開チューブの入れ替え（計画外抜去時等）
- 気管切開チューブバンドの交換
- 人工鼻，スピーキングバルブの着脱
- 呼吸状態の観察

（長谷川久弥）

Ⅶ 在宅医療支援について
医療的ケアを要する児の福祉制度（レスパイトも含む）

- 現在の重症心身障害児者（重症児者）支援の土台となる法律は，主に「児童福祉法」と「障害者総合支援法」である。重症児（原則18歳未満，ときに20歳まで）の場合は，児童福祉法（2012年改正）を土台に「発達支援」というキーワードで児童発達支援サービスを受ける。一方，重症者（原則18歳以上）の場合は，障害者総合支援法（2013年施行）を土台に「自立支援」というキーワードで障害福祉サービスを受ける制度になっている。
- 国の政策に最も大きな影響を与えているのが，2006年国連総会で採択されたノーマライゼーションの思想（バンク・ミケルセン，1960年代）に基づく「障害者権利条約」である。第19条には「自立した生活および地域社会で受け入れられる権利」が述べられている。
- この条約の正式批准のために国内法の整備が必要となり，2013年に「障害者総合支援法」が成立した。それとともに「障害者虐待防止法」「障害者差別解消法」「学校教育法施行令の改正」「障害者雇用促進法」などを成立させ，2014年日本も「障害者権利条約」に正式批准した。

障害者総合支援法（児童福祉法も含む）の福祉制度（自立支援給付）

- 給付の対象は，身体・知的・精神障がい者（児）・難病を有する方であり，基本的に利用のためには，身体障がい者手帳・療育手帳・精神障がい者保健福祉手帳の交付が必要である。→厚生労働省の表記では各々「障害者」「障害者手帳」
- 2016年以降，「歩いて話せる医療的ケアが必要な児」（医療的ケア児）も対象となることが決定され，その位置付けが検討課題である。
- 対象となるサービスは，介護給付（9種類）・訓練等給付（4種類）・指定相談支援である（図1）が，基本的に自立支援事業であるために「者」の対象となる事業が多い。

児が受けられる障害福祉サービス

障害児通所支援
①児童発達支援（福祉型・医療型）
- 日常生活における基本的な動作の指導，知識技能の付与，集団生活への適応訓練などの支援や治療を行う。

図1　障害者総合支援法の障害福祉サービス事業

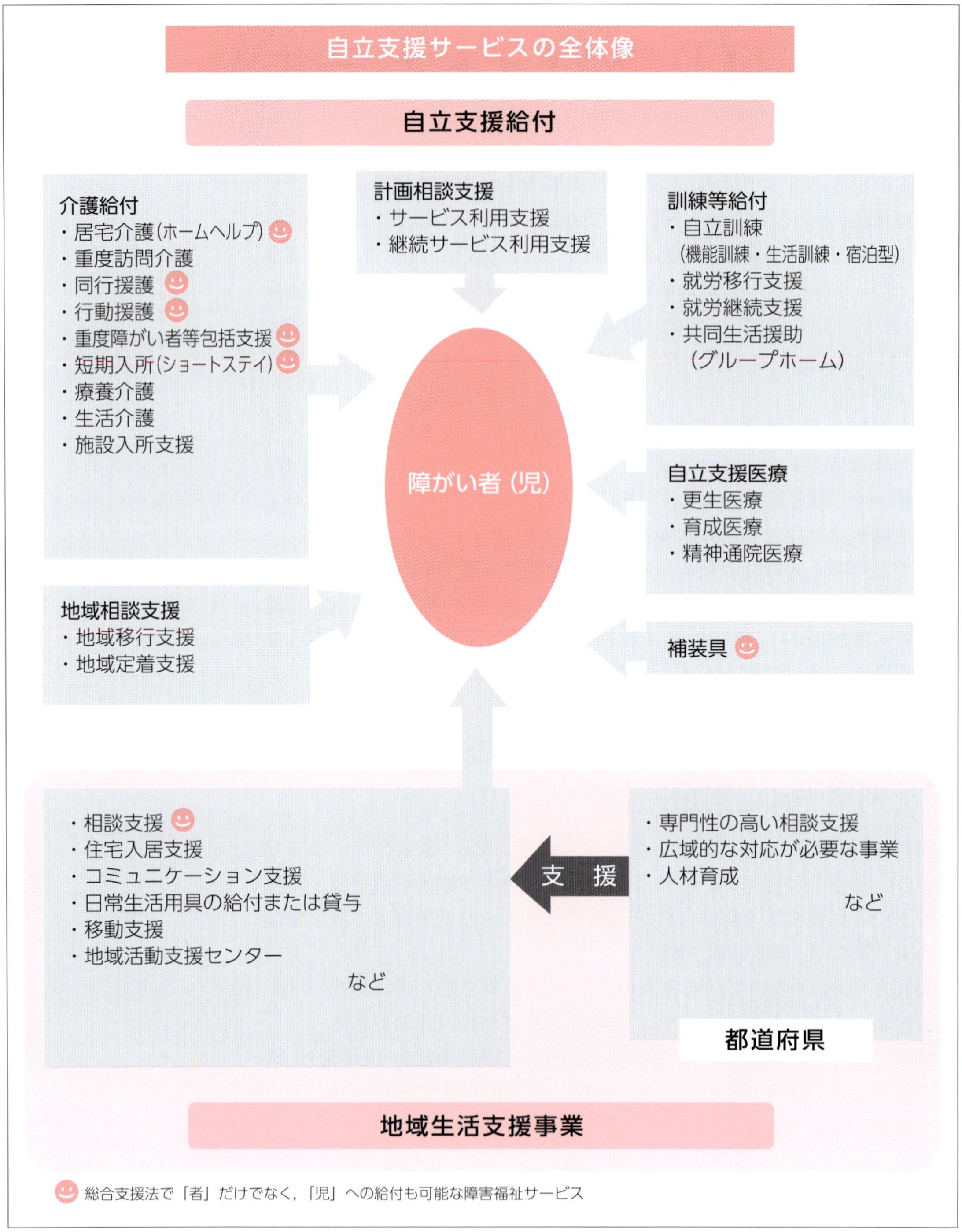

自立支援サービスの全体像

自立支援給付

介護給付
- 居宅介護（ホームヘルプ）☺
- 重度訪問介護
- 同行援護 ☺
- 行動援護 ☺
- 重度障がい者等包括支援 ☺
- 短期入所（ショートステイ）☺
- 療養介護
- 生活介護
- 施設入所支援

計画相談支援
- サービス利用支援
- 継続サービス利用支援

訓練等給付
- 自立訓練
  （機能訓練・生活訓練・宿泊型）
- 就労移行支援
- 就労継続支援
- 共同生活援助
  （グループホーム）

自立支援医療
- 更生医療
- 育成医療
- 精神通院医療

補装具 ☺

地域相談支援
- 地域移行支援
- 地域定着支援

障がい者（児）

地域生活支援事業

- 相談支援 ☺
- 住宅入居支援
- コミュニケーション支援
- 日常生活用具の給付または貸与
- 移動支援
- 地域活動支援センター
  など

← 支 援

- 専門性の高い相談支援
- 広域的な対応が必要な事業
- 人材育成
  など

都道府県

☺ 総合支援法で「者」だけでなく，「児」への給付も可能な障害福祉サービス

- 児童発達支援事業所やセンター施設で提供される。

②放課後等デイサービス
- 授業終了後または休校日に，児童発達支援センター等の施設に通わせ，生活能力向上のための必要な訓練，社会交流などの支援を行う。

③保育所（園）等訪問事業
- 保育所（園）等を訪問し，障害児に対して集団生活への適応のための専門的な支援などを行う。
- 2018年からは，家庭や乳児院などにも保育士の派遣も認められることになった。

障害児入所支援

①福祉型障害児入所施設
- 主に知的障がいや行動異常のために施設に入所している障害児に対して，保護，日常生活の指導および知識技能の付与を行う。

②医療型障害児入所施設
- 主に重症心身障がいのために施設に入所または指定医療機関に入院している障害児に対して，保護，日常生活の指導および知識技能の付与ならびに治療を行う。

相談支援

- 障害児相談支援には「障害児利用援助」「継続障害児支援利用援助」がある。すなわち障害児通所支援の申請にかかる給付決定の前に利用計画案（ケアプラン）を作成し，給付決定後，事業者等と連絡調整等を行うとともに利用計画を作成する。
- 本来，介護保険におけるケアマネージャーに当たるが，ケアマネージャーに比較して退院前カンファレンスに参加しても無報酬，単価が低くモニター回数も低いために独立した経営が困難である。特に医療的ケアを必要とする児への相談支援は今後の大きな課題である。

訪問支援

①居宅介護（ホームヘルプ）
- 自宅で，入浴，排泄，食事の介護等を行う。
- しかし「子どもは親がみるもの」との行政の意識が強く，なかなか受給者証を出してもらえないのが難点である。そのため兄弟のある場合，介護者（特に母親）により大きな負担がかかる。

②同行援護
- 自己判断能力が制限されている人が行動するときに，危険を回避するために必要な支援，外出支援を行う。
- これも上記と同じ理由で受給者証の発行が困難なことが多い。

③重度障害者等包括支援
- 介護の必要性がとても高い人に，居宅介護等複数のサービスを包括的

に行う。

日中活動支援
①短期入所（ショートステイ）：レスパイトも含む
- 自宅で介護する人が病気の場合などに，短期間，夜間も含め施設で，入浴，排泄，食事の介護等を行う。
- それ以外にも家族のレスパイト（休息）にも利用される。

②療養介護（18歳以上対象）
- 医療と常時介護を必要とする人に，医療機関で機能訓練，療養上の管理，看護，介護および日常生活の世話を行う。
- 医療型障害児入所施設（療育施設）では「児者一貫」として，20歳を超えた方に対しても入所で療養介護を提供できることになっている。

③生活介護（18歳以上対象）
- 常に介護を必要とする人に，昼間，入浴，排泄，食事の介護等を行うとともに，創作的活動または生産活動の機会を提供する。特に18歳を過ぎて支援学校等を卒業した児者の活動の場となる。

医療的ケア児者に対する支援の充実
- なお厚生労働省では，「医療的ケア児者に対する支援の充実」を平成30年度の障害報酬改定に向けて検討中である。具体的には，医療的ケア児受け入れのための看護職員配置加算の創設，外部看護師の長時間支援を認める医療連携体制加算（通所支援のみ）の充実，保育士を派遣する居宅訪問型児童発達支援の新サービスの創設，看護師を配置する福祉型短期入所サービス費の創設，生活介護における常勤看護職員等配置加算の拡充・相談事業における要医療者支援体制加算の創設，相談支援における医療・保育・教育機関等連携加算の創設などが挙げられている。

〈船戸正久〉

VII 在宅医療支援について

在宅医療支援の必要性とその課題

- 近年の周産期医療・技術の著しい進歩により，超低出生体重児やこれまでは救命が難しかった先天的障害をもつ子どもたちも救命されるようになった。それに伴って，周産期医療施設を退院した後も，在宅で人工呼吸管理，経管栄養，酸素投与や分泌物の吸引などを必要とする児が増えてきている。
- 医療機器の進歩は，重い障害をもっていても，子どもたちが自分自身の家で家族と暮らすことを可能にしたが，家族の負担やリスクマネージメントなど多くの課題を今なお抱えている。
- 一方，重症心身障害児・者医療施設においても，入所している重症児・者の生命的予後が改善し，新たに受け入れる余地がきわめて乏しい状態となっている。
- 在宅医療に対応するには，医療者や家族だけでなく社会全体の発想転換が必要となる。病院では医療が中心であり，家族の役割は限定的である。一方，家庭は家族を中心とした生活の場であり，医療はその一部を占めるに過ぎない。子どもたちのQOLを高め，彼らが最善の生活を営めるように環境を整えることが社会に課せられた課題である。
- 現代社会では，「自己決定」と「子どもの最善の利益」が重要なキーワードとなる。在宅医療支援には，医療関係者だけではなく，保健，福祉，教育など多職種の専門家と家族の連携が不可欠である。

社会福祉士及び介護福祉士法の一部改正

- 社会福祉士及び介護福祉士法の一部改正により，介護福祉士が行う「介護」の範囲に2012年度から「喀痰吸引等，日常生活を営むのに必要な行為で，医師の指示のもとに行われるもの（いわゆる医療的ケア）」が追加された。これに伴って，介護福祉士以外で介護に携わっている人たち（学校教員など）が研修受講など一定の条件のもとに喀痰吸引などができるようになった。
- 研修は，対象とする人々や可能な行為の範囲によって，第1号研修，第2号研修，第3号研修と分かれている。現在では，肢体不自由特別支援学校の多くに看護師が配置され，学校での児童・生徒の医療的ケアに携わっている。
- また，教育委員会が認定研修登録機関，特別支援学校が登録喀痰吸引等事業者となり，教員が第3号研修を受けたうえで学校看護師とともに校内での医療的ケアに携わっている自治体も多い（図1）。

図1 医療的ケアの種類（豊田市子ども発達センター　三浦清邦先生より）

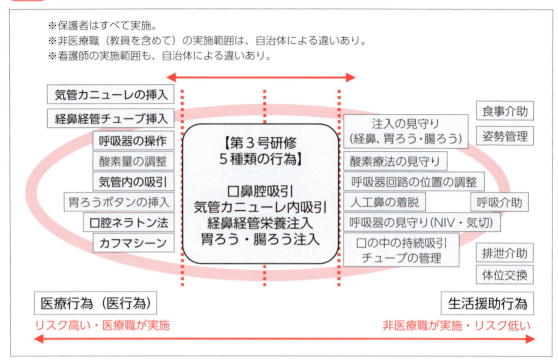

- 通常の小中学校にも，知的な障害がなく，気管切開部の管理や経管栄養のみが必要な子どもたちが入学するようになってきた。子どもたちが通学している学校へ，近くの訪問看護ステーションより看護師を派遣している自治体も増えつつある。

児童福祉法の改正

- 2016年に児童福祉法が改正された。地方公共団体には，人工呼吸器の装着などの医療的ケアを要する障害児に対して，子どもの状況に応じた適切な支援が受けられるように，保健，医療，福祉など関連分野の連絡調整体制の整備が義務付けられた。これまで，十分ではなかった就学前の子どもたち（保育分野など）も含めた体制づくりが必要とされ，現在，各々の自治体で構想が練られている。

在宅医療移行への具体的な手順

家族へのインフォームドコンセント

- 既述の在宅医療の利点と欠点を十分話し合い，「子どもの最善の利益」を中心に具体的な治療目標を定め，家族の理解と納得のうえで在宅医療を推進することが大切である。

家族への教育と支援

- 家族が在宅医療を決心した場合，在宅に向けての具体的な訓練が必要である．医療的ケアへの積極的なかかわりや緊急時の対応（蘇生処置も含む）の訓練は，家族の自信にもつながり，より在宅医療を推進する動機となる．さらに外出，外泊訓練を行うことによってより確かなものとなる．

退院準備

- 医療チームとして退院準備のためには，上記の家族の訓練だけでなく，家庭状況の把握，バリアフリーなど家の構造上の問題解決助言，保険で認可されている機器貸し出しの手続きと使用法の指導，MSWによる福祉支援や地域支援の情報提供，かかりつけ医（在宅支援療養診療所）や訪問看護師との退院前協議など，子どもと家族を地域で支援する体制整備が重要である．

地域との連携とフォローアップ支援

- 在宅医療を行いながら家庭に帰った場合，かかりつけ医，訪問看護師，ヘルパーでのサポートに加え，保育所（園），幼稚園，学校など地域の療育・教育機関との連携と専門医療機関としてのサポートが重要である．また緊急時の受け入れやレスパイトケアの受け入れも考慮する必要がある．専門医療機関として，子どものフォローアップ支援も必要となることが多い．そのために在宅支援外来の設置などが今後の課題となる．

在宅医療の地域支援システムの構築

- 在宅医療の問題点と支援システムとして，以下の点などが考えられる．
① **経済的負担の増大**：保険制度の拡大，福祉助成の拡大．
② **安全性の確保**：ホームモニタリング，緊急時の受け入れ病院．
③ **地域支援体制の整備**：家族以外の医療的ケア支援，往診，訪問看護，訪問リハビリテーション，ホームヘルパー，ボランティア，在宅医療センター，医療と療育機能を備えた中間施設，通所施設，入所施設（短期，長期），グループホーム．
④ **地域における子どものQOL**：通園，通学，療育・教育機関，作業所受け入れ，一般行事参加，家族旅行．
⑤ **家族のQOL**：ナイトケア，デイサービス，ショートステイ，ロングステイなど．
- しかし，現在の制度ではこうした支援システムが乏しく，在宅医療への移行は，入院よりも家族に大きな経済的負担と，医療的ケアを含む介護負担がかかる．そのため精神的にも，肉体的にも多くの負担を介

- 護者にかけることになる。
- 今後，こうした一つひとつの制度が充実し，医療的ケアの援助も含んだより良い地域の支援システムが構築されることが必要である。さらに将来は自立生活のための，家族以外による支援体制の構築も必要となる。

指導療養管理料が認められている在宅医療

- 現在，医師の指導療養管理料が認められている在宅医療には，在宅自己注射法，在宅自己腹膜灌流，在宅血液透析，在宅酸素療法，在宅中心静脈栄養法，在宅成分栄養経管栄養法，在宅自己導尿，人工呼吸療法，在宅持続陽圧呼吸療法，在宅悪性腫瘍患者指導管理，在宅寝たきり患者処置指導管理，および在宅自己疼痛管理指導などがある。これらのうち周産期医療施設を退院した児がしばしば必要とする医療的支援を下記に示した。

在宅経管栄養法
【適応】主に哺乳障害，嚥下障害など。
【目的】経口栄養が上記障害で困難な場合，安全で確実な栄養や水分の投与を確立し，子どもの身体的な機能保持・改善をもたらすことを目的とする。
【方法】経管栄養は，胃や腸にチューブを挿入して栄養を送る方法である。注入経路により口腔ネラトン法，経鼻栄養法（経鼻胃栄養，経鼻十二指腸栄養），胃瘻栄養，腸瘻栄養などがあり，チューブ留置の有無により間欠的挿入法，チューブ留置法がある。最近では，胃瘻栄養法が最も多い。

在宅酸素療法
【適応】慢性肺疾患，先天性心疾患，肺高血圧症など。
【目的】呼吸不全のため低酸素症が持続する場合，慢性低酸素症を防ぎ，成長・発達を促進し，また，肺高血圧進行の予防を行うことを目的とする。
【方法】SpO_2：95％以上を保つことを目標に持続的に酸素を投与する。酸素供給機器として，酸素濃縮装置（吸着型，膜型），酸素ボンベ，液化酸素装置がある。経鼻カニューレまたは気管切開チューブを介して投与する。

人工呼吸法
（侵襲的在宅人工呼吸法，非侵襲的在宅人工呼吸法）
【適応】中枢性肺胞低換気（オンディーヌ症候群，睡眠時無呼吸症候群など），神経筋疾患（脊髄損傷，先天性ミオパシー，筋萎縮性側索

硬化症，筋ジストロフィー，ウエルドニッヒ症候群など)，肺疾患(肺線維症，慢性閉塞性肺疾患など)。
- 【目的】呼吸不全で酸素投与のみでは生命維持ができない場合，呼吸不全の改善と生命維持を目的に施行する。それにより症状と呼吸仕事量の軽減，ガス交換の改善を図ることができる。非侵襲的方法の場合，気管挿管や気管切開の回避を目的に使用される。
- 【方法】気管チューブを介した侵襲的人工呼吸法，鼻マスクを介した非侵襲的人工呼吸法がある。

在宅自己導尿
- 【適応】膀胱機能障害，神経因性膀胱(二分脊椎，脊髄腫瘍等)など。
- 【目的】障害により自力で尿排泄が困難な場合，残尿除去，腎機能の保護，尿失禁防止などを目的に施行する。
- 【方法】導尿は，経尿道的にカテーテルを膀胱へ挿入して，尿を排泄する方法である。通常決められた時間に定期的に行う間欠導尿が行われる。

在宅中心静脈栄養法
- 【適応】短腸症候群，慢性下痢症，腸管機能不全など。
- 【目的】他の経路を介しての栄養補給が十分できない場合，生命維持や成長に必要な栄養補給(炭水化物，蛋白，脂質，ビタミン，微量元素など)を経静脈的に行うことを目的とする。
- 【方法】心臓近くの太い血管(中心静脈)にカテーテルを留置し，経静脈ルートから高カロリー栄養輸液を補充する方法である。投与方法として携帯用輸液システムと間欠的投与システムがある。

(船戸正久，高田　哲)

コラム　バクバクの会

　人工呼吸器をつけた子の親の会「バクバクの会」は，1989年5月，淀川キリスト教病院小児病棟内の家族の会として発足した。その翌年，1990年4月，平本 歩さんが在宅人工呼吸を本格的に開始した。退院後，歩さんは幼稚園で医療的ケアを受けながら，プールや六甲山への遠足を楽しんだ。その後，絵日記を書いて自分の気持ちを正直に表現した。

「おでかけかんごふさんとわたし
　びょういんのなか
　びょういんでれないのいやだった
　おうちへかえれないのいやだった
　おとうさんとおかあさんとあえないのいやだった
　おそと　そら　たいよう　みたかった　それだけ」

　歩さんの様子がマスコミで報道されたことがきっかけで，全国各地の親や医療関係者から連絡が入り，それを機に会は，全国的な親の会へとネットワークを広げ組織化された (http://www.bakubaku.org/)。現在，年1回の定期総会，機関紙『バクバク』の発刊，会員相互の交流・情報交換，医療・保健・福祉の充実を目指して関係機関への働きかけなどを活発に行っている。バクバクの会の初期の目的は，「人工呼吸器をつけていてもひとりの人間として社会の中で当たり前に生きるためのより良い環境づくりをめざし，全国にネットワークを拡げ，全国組織として始動した」とある。しかし，会の活動も27年を迎え，子どもたちもすでに大人になり，「本人たちの命と思い」をより大切にした活動を進めていくために，2015年定期総会にて，会の名称を「バクバクの会〜人工呼吸器とともに生きる」に変更した。2017年1月現在，全国に約500名の会員がおり，皆で協力して力強い活動を行っている。「バクバクっ子のための生活便利帳」「バクバクっ子のための防災ハンドブック」なども刊行し，本人と家族の視点からの情報を提供している。

　初代会長の平本弘冨美氏は，『医療従事者と家族のための小児在宅医療支援マニュアル』(船戸正久・高田 哲編著，メディカ出版，2006年発刊，2010年改訂) のなかで，今後の小児在宅医療推進と子ども達の自立のための3つの具体的提案をした。①医療的ケアは「医療行為」というより「生活支援行為」であること。②「メディカル・コントロール (医療者による制御)」ではなく，本人と家族の自主性を大切にした「メディカル・サポート (医療者による支援)」を望むこと。③在宅の安全と生活上必要な情報収集と提供を行う「ナショナル・センター」の創設，である。平本氏は脱稿後体調を崩し，この本の発刊を見ることなく2006年5月に肝臓の病気で召天した。その遺志は，今もバクバクの会の新しい役員や会員によって引き継がれている。

（船戸正久）

VIII 養育者の育児不安への支援

育児不安への支援

養育態度の観察とその理解

- フォローアップ外来での診察や発達検査の場面は，単に診察による発達評価や検査によって発達指数を求め，そこから子どもの発達状況を把握するためだけのものではない。むしろ親子のかかわり方を観察することや，検査者や医療者が親子とかかわっていくなかで，親子関係を理解し，より適切な発達支援，育児支援を行うための手がかりを得る場となる。
- 親子のかかわりをみていくうえで，養育態度の例を以下に挙げるが，これらはあくまでも参考程度のものであり，マニュアルとして，また何かの評価のための指標として用いられるものではない。
- 親子の観察から得られた情報を念頭に置き，母親の話を聞いて，アドバイスを行う。子ども自身の発達に関連した医学的な問題点を理解していることが前提となる。

不適切な養育に対するアドバイスと支援

- 不適切な養育については，叱ったり説教したりするのではなく，母親の置かれている状況に共感もしくは理解を示しつつ，実現可能で具体的な子どもとの接し方や方針などを提案する。
- 母親が過度に抑うつ的，もしくは攻撃的である場合には，別に時間をとり母親の話をじっくりと聞くような心理士との面接を取り入れる。
- 子どもに対して無関心・虐待が懸念されるときには，児童相談所や保健所と相談して対策を立てる。
- 母親自身の養育上の問題であれ，子ども自身の発達の問題であれ，育児サポートセンター等の保健師や保育士の助けを得ることが養育への支援となるので，そのような支援を利用するように家族に説明する。
- 子どもの成長発達についての医学的な情報のみならず家族や母親の養育上の問題があれば，地域の育児支援機関には医師から正確な情報を伝えて連携するとともに，外来でのフォローアップを継続していくことが大切である。
養育上の問題があると疑われる状況と対応については，表1に示した。

表1　発達検査などの場面で母子の様子を観察・理解する

観　察		理　解	アドバイス
感情 穏やかに落ち着いている。	親（母）の不安が強い。 イライラしている。 人前でも子どもに感情をぶつける。	母親自身の精神的・肉体的な疲れ。 相談者や援助がなく，育児が手に負えない状況。	母親自身の心理面接を行う。 養育の援助を受けることを勧める〔発達支援センター・育児サポートセンター・保健所・保育所（園）等〕。
行動 診察・検査場面で，子どもとうまく離れられる（主に3歳以上）。子どものペースに任せて自立（律）性を妨げない。	子どもに干渉する。 自ら課題を手に取り，子どもを促そうとする。	子どもとの接し方がよくわからない。 子どもの発達段階を理解していない。	子どもの年齢にあった生活習慣の知識を得られるよう情報，子育てサークルなどを紹介。
温かく見守る。	子どもの行動や反応に対して無関心。	子どもへの無関心への背景を考える。	育児サポートセンター・保健所に家庭訪問を依頼して，母親の育児を継続的に支援してもらうよう連絡。 家庭の経済的・社会的な背景を探り，医療ケースワーカー・保健所等につなげる。
子どもの問題ある行動を観て毅然として注意し，やめさせる。	子どもの問題ある行動を観ても注意せず放任している。		
上手に子どもの気持ちをコントロールする。 子どもにわかりやすく叱り，納得させる。	子どものパワーに押されている。 子どもの気持ちを無視して強引にやめさせる。	子どもの養育について自信がない。 子どもを躾けることがわからない。 子どもの状況によりどう叱ればよいかわからない。	母子で育児サポートセンター等に定期的に参加して，子育てへのアドバイスを継続する。

（渡辺とよ子）

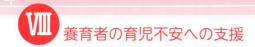

死亡した児の養育者への対応

退院後，フォローアップ中に死亡に至った養育者への対応

- 慢性肺疾患（CLD），脳性麻痺などで通院中の児が，重症の呼吸器感染症，乳幼児突然死症候群（SIDS）などによって退院後に死亡する例がみられる。
- 児の死亡は，母親にとって，両親にとって大きな衝撃であり，心の立ち直りには長期間を必要とする。フォローアップを行う新生児科・小児科医師はこのような状況の存在も理解をしておく必要がある。
- 救急対応により，小児科病棟，PICUなどの施設に収容された後，死の転帰となった場合には，担当医，施設の医療者との連絡が可能であれば，経過を把握する。
- 収容施設，自施設で，心理士，プライマリナースらとともにグリーフケアとして対応可能であれば，その相談窓口があることを家族に告げておく対応も必要である。
- 相談窓口の紹介のタイミングは，忌明け後の声かけも行われている。

CLD；chronic lung disease＝慢性肺疾患
SIDS；sudden infant death syndrome＝乳幼児突然死症候群

PICU；pediatric intensive care unit＝小児集中治療室

入院中に死亡した児の養育者への対応

この小項目は，主に入院中にかかわった病棟主治医，または心理士が対応することを想定している。

- 胎児診断によって出生後重症が予測される症例には，担当医，プライマリナース，心理士が一緒に出生前訪問を行うことが勧められる。入院後まもなく死亡，死因不詳のまま退院に至った症例の家族には，相談窓口を退院時に家族に伝えておく。
- 救命に至らず亡くなってしまった児の家族へのかかわりも，忘れてはならない重要なことがらである。両親，特に母親はわが子がたとえ短時間でも生存したことの証を求めており，生存中の写真，児に使用したさまざまな日用品などは一緒に持ち帰ることができるように配慮する。
- 入院中の児の死亡は，両親にとって大きな衝撃であり，心の立ち直りには長期間を必要とする。フォローアップを行う新生児科・小児科医師はこのような状況の存在も理解をしておく必要がある。
- 家族の希望で，外来で心理士によるグリーフケアを行う施設もある。
- 死亡後には，多職種での振り返りカンファレンスを通して経過を共有

する。

退院後診断が確定した児の遺伝相談

- 入院中に詳細な検査を行った場合，結果説明が児の退院後になることがある。特に死亡例では，確定診断についての詳細な説明は，予期せぬ出生直後の入院と死に至った臨床経過を両親，家族が理解するのに非常に重要な意味をもち，次の妊娠・出産への計画にも影響をもたらす。生化学的検査，遺伝学的検査，病理組織学的結果などから病態と診断を説明できれば，家族の心に区切りが期待できる。説明のつかない原因不明という結果であっても事実をきちんと伝えることが重要である。
- 承諾が得られて病理解剖が行われた場合も，詳細な報告書の到着は時間を必要とすることが多い。どんなに遅くなっても報告書の内容の入院総括への追加記載と家族への説明を忘れないように行う。
- 遺伝的要因が強く示唆される症例では，次の妊娠・出産への医学的情報提供が重要な意味をもつ。遺伝カウンセラーへの紹介にあたっては，それまで家族が抱えていた「触れてほしくない部分」にも踏み込む可能性があることを踏まえる。

（側島久典）

Ⅸ 地域の医療資源の活用法と受けられる社会的支援

保健所・保健センターとの連携

家族支援と虐待の予防

- 近年の集中医療の進歩により救命できる児が増えており，医療デバイスやケアを必要とする児も急速に増えている。その反面，両親に対する心理的・社会的サポート体制や療育機関は十分ではなく，家族への負担は大きくなっているのが現状である。また，両親の精神疾患の合併や分娩後の増悪，両親の養育能力，経済的問題，核家族化による周囲のサポートが得られない状態，すでに介護を要す人が家族にいる等，さまざまな問題を抱えて家族支援を必要とするケースが増加している。妊娠・出産・出産後の母親は特に精神的にも不安定であり，注意深い家族へのケアと支援が必要である。
- 早産児や，なんらかの理由で新生児病棟に入院した児は虐待のハイリスク児であるが，対象を限定するのではなく，支援が必要と思われる家族すべての発見と支援の体制作りが虐待予防につながると考えられ，病院内だけでなく地域との連携が重要となってくる。
- 長野県立こども病院総合周産期母子医療センターでは，妊娠時期から産科外来や病棟で家族のチェックリスト(図1)を看護師や助産師が利用し，1つでも当てはまる場合には患者支援・地域連携室の保健師に連絡がいくようになっている。ハイリスク妊婦症例のみを扱う医療機関のためチェック項目が多い。妊娠中から出産，退院後に地域のサポートが必要と想定される事例に関しては，早めに患者支援・地域連携室等の保健師，ソーシャルワーカー等が親と面接し自分の役割を伝え，地域との連携の必要性を説明し，親の承諾の下，地域の関係各所に連絡を取り合う。必要があれば，地区担当保健師と親との面接も入院中に行う。ハイリスク家庭では市町村の地域担当保健師が妊娠前からすでにかかわっているケースも多い。退院後にどのような支援体制サポートが可能かは地域によってまったく異なるため，まずは地元の地区担当保健師を窓口として活用する。

保健所・市区町村保健センターとの連携・協力

- 「保健所」は都道府県，政令指定都市，中核都市などに設置され，行政・専門機関として市区町村職員への研修・技術支援，地域の健康問題に関する調査・研究，慢性疾患児（小児慢性特定疾病）の保健指導など，専門性の高い母子保健サービスを行っている。

図1　妊婦チェックリスト

妊婦さんの状況チェックリスト

ID：　　　　，氏名：

※1：各項目に一つでもチェックがあれば，患者支援連携室の保健師へ提出
※2：太字・斜字はハイリスク

	チェック	
【家族状況，家庭環境】		
1	☐	家庭環境が不安定（虐待，上の子への不自然なかかわり）
2	☐	*貧困家族（保険証が無い）*
3	☐	住所不確定，転居繰り返し
4	☐	実家と疎遠
5	☐	実母がいない・頼れない・実母が高齢・過干渉
6	☐	連れ子のいる再婚，子どもの父親がそれぞれ違う
7	☐	4人以上の子どもがいる，多産婦
8	☐	上の子が死産・兄弟が亡くなっている
9	☐	ライフイベントが続いている（親族の死，失業，引っ越し，その他の環境変化）
【夫婦関係】		
10	☐	*DV，夫婦不和がある*
11	☐	既婚，未婚，入籍予定（　　　月），妊娠前後に離婚
12	☐	夫・パートナーが無職
13	☐	*夫・パートナーが18歳以下*
14	☐	夫が高齢（50歳以上）
【妊婦本人】		
15	☐	40歳以上の初産
16	☐	*望まない妊娠，繰り返す中絶*
17	☐	妊娠11週以降の初診もしくは未受診期間がある
18	☐	*10代の妊婦*
19	☐	言葉が不自由（外国籍含）
20	☐	*妊娠，出産に影響する既往歴がある*（病名：　　　　，内服状況：　　　）
21	☐	不妊治療による妊娠
22	☐	*精神疾患（通院中・未受診・中断）*
23	☐	障害者手帳の有無（種別・等級）
【その他】		
24	☐	クレーマー（本人・家族・前回の分娩時・質問が多いなど）
25	☐	未受診期間がある，また予約をよく変更する
26	☐	その他　（　　　　　　　　　　　　　　　　　　　　　　　）

※下記欄は患者支援連携室記入

連携室確認または面接	市町村連絡	他機関連絡	院内調整	関係者会議

- 一方，「保健センター」は，基本的母子保健サービスとして地域住民に対する健康相談，保健指導，予防接種や各種健診等身近で頻度の高い母子保健サービスを行っている。低出生体重児の養育者は保健センターの保健師による未熟児訪問を依頼できる。

育児教室・遊びの教室等

- 市町村の保健センターでは，乳児健診等で発達の遅れや情緒・行動・人とのかかわり方等で気になる児に対して，心理相談に並行して，定期的なフォローアップや医療機関受診への促し，育児教室や「遊び」を通した親子でのやりとりの方法や，人とのかかわり等を含めた子どもの発達を促すことを目的とした遊びの教室等を実施しているところが多い。低出生体重児等で，上記のような気になる点がある子どもの場合には遊びの教室等の参加を勧め，地区担当保健師に相談するように促すとよい。

長野県の極低出生体重児フォローアップ・信州モデル（図2）

- 長野県では，県内で出生した極低出生体重児をすべて登録し，退院後のフォローアップにつなげるシステムが構築されている。退院前に極低出生体重児に特異的な疾患や今後の育児での注意する点，フォロー

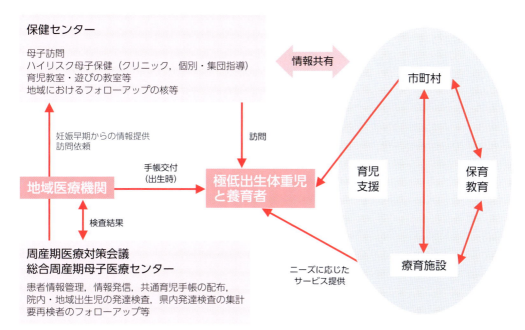

図2　極低出生体重児フォローアップ・信州モデル

アップ健診の必要性と意義，地域の支援体制などが記載された極低出生体重児専用の共通フォローアップ手帳「たいせつなきみ」が養育者すべてに配布される。また，個人情報保護の点から総合周産期母子医療センターで出生された児のみであるが，発達検査の時期が近づいたら，お知らせが養育者に郵送される。

- 急性期をこども病院で過ごした後は，地域の病院に転院して，その病院から育児指導，在宅指導・支援を受けて退院する。母親と病院の保健師が入院中から面談を行い，必要時には地域の地区担当保健師と連絡を取り合い，退院前より情報収集に努め，退院後のサポート体制を構築していく。必要なときは，地域の病院医師，在宅支援部門，地区担当保健師，ケースワーカーなどとのカンファレンスを開き，支援方法を確認する。家庭医的役割を地域の病院に依頼しているため，発達フォローアップも地域の医療機関ならびに保健センターで行うことが重要である。

- 長野県立こども病院では，退院前，修正3カ月に自発運動評価（GM評価）と神経学的評価（Dubowitz評価）を行う。修正6カ月，修正1歳6カ月，3歳時点で新版K式発達検査，5歳6カ月（就学前）にWechsler知能検査による知能検査を健診とともに行っている。就学前健診や知能検査は就学後の支援方法の検討に有用である。また，修正6カ月には栄養士による栄養相談，修正6カ月，修正1歳6カ月，3歳健診には保健師による個別の相談を行っている。地域の医療施設で発達検査ができない場合には発達検査を総合周産期母子医療センターで行い，結果を地域の医療機関に送っている。

- 各地域の保健師には「極低出生体重児指導指針」を配布し，極低出生体重児のフォローアップの必要性，指導の注意点等を説明している。フォローアップされていない児で気になる児が担当地区にいたら，総合周産期母子医療センターに相談するように伝えている。

- 長野県で出生した極低出生体重児が「すべて，いつでも，どこでも，同じ」発達フォローがされる体制を整えているが，地域医療機関の理解と協力が必要不可欠である。フォローアップからドロップアウトする児を少なくする工夫として，長期フォローアップの必要性について手帳を通じて家族に伝えている。

（廣間武彦）

GM；general movement
＝自発運動

IX 地域の医療資源の活用法と受けられる社会的支援
療育施設・福祉施設・特別支援学校との連携

療育施設・福祉施設との連携

障害児通所支援との連携

- 児童福祉法の改正によって，療育に関しては，障害種別に分かれた施設体系から，障害のある子どもを一元的に受け入れる方向へと変わってきている。
- 障害児通所支援は，①児童発達支援，②医療型児童発達支援，③放課後等デイサービス，④保育所等訪問支援から成り立っており，身近な地域で支援が受けられること，どの障害にも対応できることを目指して，実施主体が都道府県から市町村へと変更された。
- 児童発達支援には，児童福祉施設として定義された「児童発達支援センター」と，それ以外の「児童発達支援事業」の2類型がある。
- 福祉型の児童発達センターおよび児童発達支援事業では，身体や知的に障害のある児または精神に障害のある児を対象としている。これらの施設では，児童相談所，市町村保健センター，医師等により療育の必要性が認められた場合は，日常生活における基本的な動作の指導法，知識技能の付与，集団生活への適応訓練などを提供している。
- サービスを受けるのに障害者手帳は必要とされない。
- 従来の肢体不自由児通園施設の多くは医療型児童発達センターに移行しており，一般の児童発達支援に加えて医学的な治療もなされている。従来，児童デイサービスとよばれていた事業は，児童発達支援事業および放課後等デイサービスとして位置付けられるようになった。NPO等の参入によって，特に放課後等デイサービスは提供施設が爆発的に増えており，むしろ量より質の確保が課題となってきている。
- 一方，障害児入所支援は都道府県の管轄で，①医療型入所施設と②福祉型入所施設に分けられている。医師が常駐する重度心身障害児施設は医療型入所施設に位置付けられている。

障害児保育・教育との連携

- 市町村設置の保育所，幼保連携型認定こども園においては，保育に欠ける障害児を対象に障害児保育が義務付けられている。従来は特別児童扶養手当の対象者（身体障害者手帳，療育手帳B1：中度以上）がこれに当たるとされてきた。しかし，多くの自治体において，発達障害やB2（軽度判定）の子どもの受け入れがなされている。

- 障害児保育を行う施設では，一定の施設整備と人員の配置がなされている。また，都道府県から，民間の私立幼稚園に対して「障害児教育の補助」が出されており，それを加配教員の配置に当てている地域も多い。
- 2016年度の児童福祉法の改正に伴い，保育の場面においても医療的ケアを要する児への対応が求められており，都道府県，政令指定都市などで体制づくりが進行中である。

特別支援学校のセンター的機能

- 従来の盲・聾・養護学校における経験を踏まえて，特別支援学校には，次の6つの事項に関して地域のセンター的機能が期待されている。
  ①小・中学校等の教員への支援機能
  ②特別支援教育等に関する相談・情報提供機能
  ③障害のある幼児，児童，生徒への指導・支援機能
  ④福祉，医療，労働などの関係機関等との連絡・調整機能
  ⑤小・中学校等の教員に対する研修協力機能
  ⑥障害のある幼児児童生徒への施設設備等の提供機能

特に専門的な知識をもつ人が少ない聴覚・視覚障害では以下のような支援がなされている。

視覚障害への支援が必要な場合
盲学校幼稚部・教育相談，盲学校視覚障害支援センター
- 幼稚部をもつ盲学校は全国に51校ある。「育児相談」「育児学級」などとして，0歳児から視覚障害児の支援も行っている。

聴覚障害，言語発達遅滞への診断・支援が必要な場合
医療機関
- 耳鼻科外来，口腔外科外来，および付設されている「難聴・言語外来」「言語治療室」など

難聴幼児通園施設（単独施設以外に，地域療育センター，心身障害児総合通園センターに含まれている場合がある）
- 全国に25カ所あり，0歳から就学前までの難聴児の療育を行う。

聾学校教育相談，きこえとことばの支援センター
- 幼稚部を併設する聾学校は全国に99校（分校・分教室含む）あり，0歳児からの聴覚障害児の支援も行っている。新生児聴覚スクリーニング開始後，早期支援が必要な児が増加しているため，乳幼児クラスを編成している聾学校もある。
- リハビリテーションセンター，小規模通園施設や自治体の「ことばの相談センター」「ことばの教室」など

（高田　哲）

IX 地域の医療資源の活用法と受けられる社会的支援

幼稚園，保育所（園），子ども園との連携

- 低出生体重児などのハイリスク児の母親が不安を感じやすい時期は，①NICUから退院した直後，②歩き出す，言葉が出てくるなど発達状況がはっきりとする1歳6カ月前後，③幼稚園，保育所（園），子ども園などの集団生活に入るとき，と考えられる。幼稚園や保育所（園），子ども園との連携にあたって医療者が知っておくべき基本事項をまとめた。

幼稚園と保育所（園），子ども園の違い

- 保育所（園）は児童福祉法によって規定されている児童福祉施設である。一方，幼稚園は，教育基本法，学校教育法によって教育機関と位置付けられている。
- 幼稚園では少子化の影響で定員割れの所が多く出てきているが，働く母親の増加で保育所（園）は不足している。地域によっては，なかなか保育園に入園できず，待機を余儀なくされることもある。そこで，認定子ども園制度が平成18年10月よりスタートした（図1）。
- 認定子ども園は，教育・保育を一体的に行う施設で，いわば幼稚園と保育所（園）の両方の良さを併せ持つ施設である。①養育者が働いているいないにかかわらず受け入れて，教育・保育を一体的に行う機能，②すべての子育て家庭を対象に，子育て不安に対応した相談活動や

図1　認定子ども園の概念

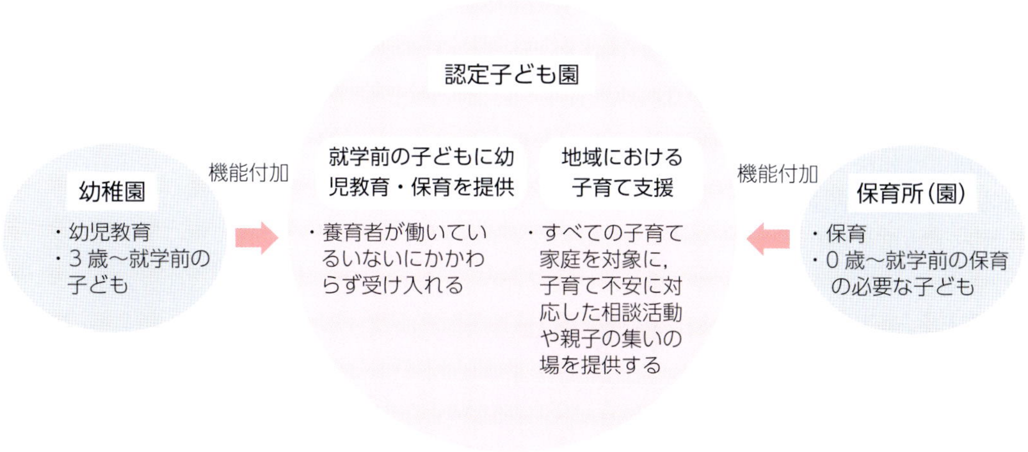

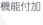

親子の集いの場の提供などの機能，を備えることが必要で，都道府県等から認定を受ける。

受け入れ年齢，保育時間

- 多くの保育所（園）では，母親の産休が明けた乳児期から保育を行っている。しかし，幼稚園では，3歳から就学までと決まっている。
- 一般的に保育所（園）における保育時間は，午前8時半から午後4時までのところが多い。しかし，最近では午後6時まで延長保育を行っているところが増えてきた。保育時間が長いことから，保育所（園）では間食（給食）の提供が義務づけられている。幼稚園の保育時間は，幼稚園教育要領によって4時間が標準とされている。しかし，家族からの要望を受けて曜日を限って預かり保育を実施している施設もある。認定子ども園では両者の機能を併せ持つ。

設置者，保育料

- 幼稚園の設置者は市町村，学校法人であるが，保育所（園）は市町村，社会法人が設置者となっている。一般に自治体など公立のものを保育所，私立のものを保育園とよんでいる。
- 保育所（園）には認可施設と認可外（無認可）の施設とがある。認可施設とは，児童福祉法で定められた「保育所」として，都道府県や市等の自治体から認可された施設である。認可施設になるためには，施設設備や職員の資格などについての最低限の基準（児童福祉施設最低基準）を満たす必要がある。しかし，認可を受けていなくても子どもを保育することは禁じられていない。認可を受けないで保育をしている施設は，一般に認可外施設や無認可保育園とよばれている。近年，無認可保育園での重大な事故発生率が高いことが注目されている。
- 「認定子ども園」の認定基準は，「国の指針」を参考に，各都道府県が条例で定める。これまでの保育所（園），幼稚園との大きな違いは，①親が働いているいないの区別がない，②幼稚園教育に関しては，園との直接契約で行うなどの点である。
- 保育料は幼稚園では園ごとに設定されているのに比べ，保育所（園）では地域ごとに決まっていて，養育者の収入や子どもの年齢によって異なる。現在，保育を必要とする子どもの施設・事業の利用については，すべて市町村が利用の調整を行っている。

入園時期と入園先決定に関するアドバイス

- いつ入園したらよいか，また，どのようにして入園先を決めたらよいかは家族の状態によっても大きく異なる。一概に決めることは難しい

が，幼稚園と保育所（園）のシステムの違い，また，私立の幼稚園では，園ごとに教育理念が違うことについても説明する。
- 参考とする項目には次のようなものがある。
  ①保育時間
  ②通園距離（時間，バス）
  ③園の人数
  ④園の教育方針
  ⑤障害児保育や加配の有無
- 多胎児や年下の兄弟がいる場合には，通園時間やその手段が大きなポイントとなる。通園に要する負担や小学校に進学後のことを考えるならば，できるだけ近くの施設を選ぶのがよい。
- 家族と本人が「自分達で決めた」という感覚をもてるようにサポートする。一つの特徴には必ず良い点と困る点の両面がある。たとえば，園児の人数が少ないと全員に先生の目が届くが，運動会などの行事では少し寂しい。父兄一人ひとりに対する役員や行事などの負担も重くなる。「自分で決めた」という感覚をもっていれば入園後の満足度は高くなる。
- 家族が迷っているときには，体験入園や園長先生との話し合いを勧める。

子どもの発達に気になる点がある場合のアドバイス

- 発達が遅かったり，体格が小柄な子どもでは，「いじめ」について家族がいろいろと心配する。しかし，この年齢では，かかわる大人が少し配慮すればほとんど問題ない。あらかじめ見通しや対応法を話して家族の不安の軽減を図る必要がある。

言葉や行動に問題があるとき
- 低出生体重児などのハイリスク児では，言葉の発達が遅れがちである。言語理解が十分できているのに言語の表出のみが遅い場合には，慌てる必要はない。集団生活に入った後に急速に伸びてくることが多い。
- 3〜4歳児では，発音が不明瞭なことにはあまり気にしなくてよい。一方，こちらからの呼びかけにも反応せず，相互の対人関係全体に問題がある場合は，入園先の選択や入園後の対応について留意する必要がある。
- 最近では，TEACCH法の考え方を取り入れるなど，さまざまな対応をしてくれる施設も増えてきている。しかし，施設間で理解や対応に大きな差があるので，園長先生宛に子どもの状態について文書で連絡したり，担当教諭（保育士），家族を含めた話し合いの場をもつことも，ときに必要である。

TEACCH；Treatment and Education of Autistic and related Communication handicapped CHildren

- 集団生活に入って，行動上の問題がはじめて明らかになることもある。

運動能力に問題があるとき
- 脳性麻痺などの明らかな障害がある場合には，リハビリテーションの機会を保証することが必要である。
- どのような障害があっても，健常な子どもと過ごす時間は大切である。一般に，4～5歳児は他の子どもの障害をその子の特徴として素直に受容していく。先生（教諭，保育士）を手伝って障害をもつ子どもの世話をしたり，一緒にできる遊びを考えてくれたりもする。
- しかし，どの子にも「ひとりで」何かをしたいときがある。また，自立心を養うことも重要である。そのような場合には，先生から他の子ども達に「すぐに手伝わずにゆっくりと時間をかけてみてあげてね」と働きかけてもらうことが必要である。対象児の能力を考えて，できる限り具体的な対応法を連絡しておく。装具や眼鏡が必要な場合には，先生から他の子どもたちに，理解できる範囲で説明してもらう。不器用な子どもでは，しばしば衣服の着脱がうまくできない。しかし，ゆっくりと時間をかければ自然と身についていく。「自信を失わないように一つのことができたら褒めてあげてください」「一つができると子どもは自信をもち，今までできなかったことにも意欲的になります」「ほかの子どもと比較しない」など具体的に家族に説明しておく。
- 発達に問題をもつ場合には，集団生活に入る前にできる限り予防接種を受けておく。

食事の問題
- 食事の介助が必要な場合やアレルギーなどで食事内容に制限を行う場合には，できる限り幼稚園や保育園に文書で伝える（家族に口頭で説明したのみでは，十分に意図が伝わらなかったり，過剰な反応がみられたりすることがある）。
- 家庭でも決まった時間に食事をとるように指導する。偏食にはあまり神経質になる必要はなく，他の子どもたちと一緒に食事をとる機会が増えると治っていく場合が多い。

排泄の問題
- 最近では，紙オムツが普及したために排尿，排便の自立が全体に遅くなっている。集団生活に入ると，それまでできていなかった子どもでもほとんどが自立できるようになる。
- トイレ動作を家庭で練習をするときには，一つひとつの動作に分けて行うと効果が目に見える。
  ①尿・便意を訴える
  ②トイレに行く
  ③トイレットペーパーを切って使う

④トイレの水を流す
⑤手を洗うとき蛇口の開け閉めをする
⑥洗った手をきれいに拭く
- 子どもが嫌悪感をもたないように根気よくゆっくりと練習する。

自信をもたせるために

- 入園が決まると，家族は皆と同じことができなくてはと焦り始める。しかし，子どもが心配や不安になるようなことはせず，良いところを認めてあげるように指導する。子どもは自信をもつと，今までできなかったことにも意欲的に取り組む。
- 家族はすぐ目の前の問題にとらわれがちなので，発達・育児の専門家としては，家族に将来の見通しと具体的な対応法を示すことが重要である。また，居住地域の保育園や幼稚園の状況にも通じている必要がある。

〔高田　哲〕

IX 地域の医療資源の活用法と受けられる社会的支援

福祉制度

身体障害者手帳・療育手帳など

- 身体障害者手帳は身体障害者福祉法に基づき，肢体不自由，視覚障害，聴覚障害，内部障害（心臓，腎臓，呼吸器など）の各障害について，申請により，障害の程度によって等級（1級から7級まで）を認定し，手帳が交付される（図1）。医療費助成，税金の減免や各種福祉サービスが受けられ，家庭で養育している場合は，手帳の等級により，特別児童手当，障害児福祉手当が受けられる。
- 療育手帳は厚生労働省が出した通知「療育手帳制度について」に基づき各都道府県知事（政令指定都市の長）が知的障害と判定した者に発行している（図2）。このため，障害の程度の区分は各自治体により異なる。原則，児童相談所に申請し，多くの自治体では児童相談所が判定する。医療費の助成，障害年金，各種手当の支給，税金控除などが受けられる。東京都では「愛の手帳」といい，障害の程度に応じて1度（最重度）〜4度（軽度）に区分される。栃木県では，「療育手帳」とよび，A1（最重度），A2（重度），B1（中度），B2（軽度）に区分される。

（河野由美）

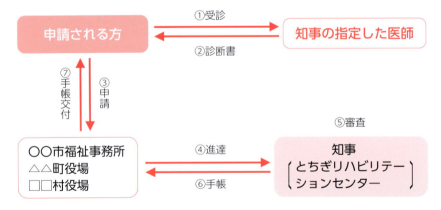

図1 身体障害者手帳の交付（栃木県）

図2 療育手帳の交付（栃木県）

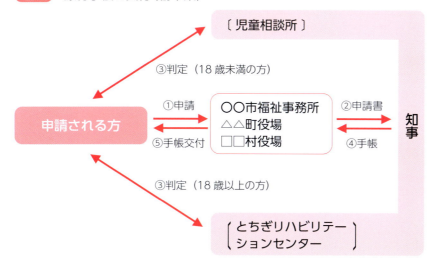

付　録

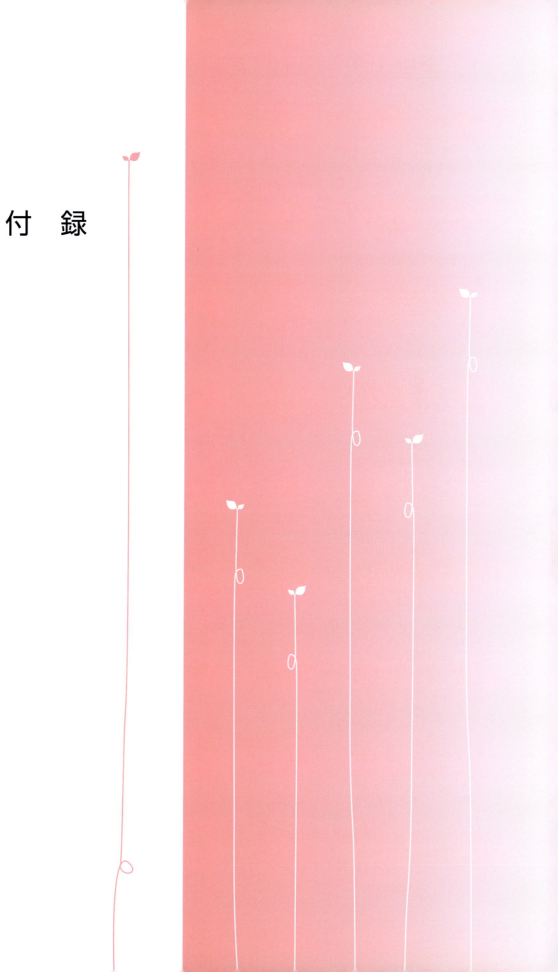

1. 全国の総合・地域周産期母子医療センター

＊総合周産期母子医療センター　108施設　2018年4月現在
　相当規模の母体・胎児集中治療管理室を含む産科病棟及び新生児集中治療管理室を含む新生児病棟を備え，常時の母体及び新生児搬送受入体制を有し，合併症妊娠，重症妊娠高血圧症候群，切迫早産，胎児異常等母体または児におけるリスクの高い妊娠に対する医療及び高度な新生児医療等の周産期医療を行うことができる医療施設をいう。

＊地域周産期母子医療センター　298施設　2018年4月現在
　産科及び小児科等を備え，周産期に係る比較的高度な医療行為を行うことができる医療施設をいう。

1）総合周産期母子医療センター一覧

都道府県	施設名	都道府県	施設名
北海道	釧路赤十字病院	東京都	都立多摩総合医療センター・小児総合医療センター
	市立札幌病院		東京大学医学部附属病院
	函館中央病院	神奈川県	横浜市立大学医学部附属市民総合医療センター
	JA北海道厚生連帯広厚生病院		聖マリアンナ医科大学病院
青森県	青森県立中央病院		神奈川県立こども医療センター
岩手県	岩手医科大学附属病院		東海大学医学部附属病院
宮城県	仙台赤十字病院		北里大学病院
	東北大学病院	新潟県	新潟大学医歯学総合病院
秋田県	秋田赤十字病院		新潟市民病院
山形県	山形県立中央病院		長岡赤十字病院
福島県	福島県立医科大学附属病院	富山県	富山県立中央病院
茨城県	筑波大学附属病院	石川県	石川県立中央病院　いしかわ総合母子医療センター
	総合病院土浦協同病院	福井県	福井県立病院
	水戸済生会総合病院・茨城県立こども病院		福井大学医学部附属病院
栃木県	獨協医科大学病院	山梨県	山梨県立中央病院
	自治医科大学附属病院	長野県	長野県立こども病院
群馬県	群馬県立小児医療センター	岐阜県	岐阜県総合医療センター
埼玉県	埼玉医科大学総合医療センター	静岡県	聖隷浜松病院
	さいたま赤十字病院・埼玉県立小児医療センター		静岡県立こども病院
千葉県	亀田総合病院		順天堂大学医学部附属静岡病院
	東京女子医科大学附属八千代医療センター	愛知県	名古屋第二赤十字病院
	千葉大学医学部附属病院		名古屋第一赤十字病院
東京都	東京女子医科大学病院		安城更生病院
	日本大学医学部附属板橋病院		名古屋市立大学病院
	帝京大学医学部附属病院		名古屋大学医学部附属病院
	昭和大学病院		豊橋市民病院
	日本赤十字社医療センター		藤田保健衛生大学病院
	国立成育医療研究センター	三重県	国立病院機構三重中央医療センター
	杏林大学医学部附属病院		市立四日市病院
	総合母子保健センター愛育病院	滋賀県	大津赤十字病院
	都立大塚病院		滋賀医科大学医学部附属病院
	東邦大学医療センター大森病院		
	都立墨東病院		

京都府	京都第一赤十字病院	徳島県	徳島大学病院
大阪府	大阪大学医学部附属病院	香川県	香川大学医学部附属病院
	愛仁会高槻病院		国立病院機構四国こどもとおとなの医療センター
	大阪市立総合医療センター		
	石井記念愛染園附属愛染橋病院	愛媛県	愛媛県立中央病院
	大阪母子医療センター	高知県	高知医療センター
	関西医科大学附属枚方病院	福岡県	久留米大学病院
兵庫県	兵庫県立こども病院		北九州市立医療センター
	神戸市立医療センター中央市民病院		福岡大学病院
	神戸大学医学部附属病院		聖マリア病院
	兵庫医科大学病院		九州大学病院
	姫路赤十字病院		産業医科大学病院
	兵庫県立尼崎総合医療センター		飯塚病院
奈良県	奈良県立医科大学附属病院	佐賀県	国立病院機構佐賀病院
和歌山県	和歌山県立医科大学附属病院	長崎県	国立病院機構長崎医療センター
鳥取県	鳥取大学医学部附属病院	熊本県	熊本市民病院
島根県	島根県立中央病院		熊本大学医学部附属病院
岡山県	倉敷中央病院	大分県	大分県立病院
	国立病院機構岡山医療センター	宮崎県	宮崎大学医学部附属病院
広島県	県立広島病院	鹿児島県	鹿児島市立病院
	広島市立広島市民病院	沖縄県	沖縄県立南部医療センター・こども医療センター
山口県	山口県立総合医療センター		
	山口大学医学部附属病院		沖縄県立中部病院

2. フォローアップのスケジュールと案内例

1）出生体重別発達外来のスケジュール例　（大阪母子医療センター）

		初診	修正月齢 4カ月	修正月齢 10カ月	修正月齢 18カ月	暦年齢 3歳	暦年齢 4歳6カ月	暦年齢 6歳	学齢期 7～9歳
A	＜750g	新	新神	新（神）心	新（神）心	新（神）心	新	新心	新心耳口腔体力
B	＜1,000g	新	新神	新（神）	新（神）	新（神）心	新	新（心）	新心耳口腔体力
C	＜1,250g	新	新神	新（神）	新（神）	新（神）	新	新	
D	＞1,250g	新	新	新	新	新	（新）	（新）	
E	専門外来								

新：新生児科
神：神経発達外来
　　神経学的に問題のある小児は小児神経科専門外来を受診
心：心理
　　1歳6カ月での心理検査で遅れを認めた場合は2歳でも検査を行う

2）対象別のフォローアップ外来のスケジュール例　（自治医科大学）

対象	退院後～1歳	1歳	1歳6カ月～2歳	3歳	4～5歳	6歳（就学前）	就学後	小学校3年生
ELBW VLBW	●薬内服中, HOT中は1回/月, その後は1回/2～3カ月＋key month, 血液検査	○津守・稲毛式	●新版K式発達検査 1回/半年	●新版K式発達検査, 低身長のチェック, 行動評価, 尿検査	●MR, ASD, ADHDなどが疑われる場合	●WISC Ⅳ, WPPSIなど, 行動評価, 就学準備	○WISC Ⅳなど, 肺機能, 学習障害など	●WISC Ⅳなど, 肺機能, 腎機能, 血圧など
LBW/ late preterm	●1回/2～3カ月, またはkey month 必要に応じて血液検査	○津守・稲毛式	●運動（歩行）, 言語（有意語など）	以後は児に応じて				
先天異常/合併症	●1回/1～3カ月, またはkey month	●津守・稲毛式	●必要に応じて評価	以後は児に応じて				
SGA	●key month	○	●キャッチアップの確認	●低身長のチェック	以後は児に応じて			
双胎	●key month	○	●	以後は児に応じて				

●：行うことが望ましい, ○：必要に応じて行う, key month：4, 7, 10カ月,
MR；精神発達遅滞, ASD；自閉スペクトラム症, ADHD；注意欠如・多動症
ELBW；超低出生体重, VLBW；極低出生体重, SGA；small-for-gestational age
HOT；home oxygen therapy：在宅酸素療法
WISC Ⅳ；Wechsler intelligence scale for children ＝ Wechsler児童個別知能検査
WPPSI；Wechsler preschool and primary scale of intelligence ＝ 幼児向けWechsler知能検査

3) 発達外来予定表例　（都立墨東病院・周産期センター・新生児科）

（表）新生児科フォローアップ健診予定表

退院後2週間で外来受診をしていただきますが，以後，修正1歳までは1～2カ月ごととなります。修正1歳半の診察以降は，お誕生日頃に予約して来院してください。

出生体重が1,500g未満・在胎週数が32週未満，人工呼吸管理を受けられたお子さまは，できれば9歳までは発達健診を受けましょう。発達段階にあわせて以下の予定で健診時に発達検査を行っております。発達検査は心理士が行い，お一人1時間前後の時間をかけますので，健診とともに心理士の予約が必要です。

修正1歳半：	精神運動発達検査	（心理士予約）
3歳　　　：	精神運動発達	（心理士予約）
	眼科検査	（眼科予約）
6歳就学前：	知能検査	（心理士予約）
	身体検査・血圧測定など	
9歳　　　：	知能検査	（心理士予約）

頭部MRI・脳波検査・神経発達外来・その他の検査については，必要であれば健診時にお勧めします。3歳までに眼科診察が必要な方には，退院時までに説明があります

住所変更の際には，必ずご連絡ください。

（裏）NICU入院記録

（母子手帳に入れてください。）

氏名＿＿＿＿＿＿＿＿＿＿＿＿　男・女
生年月日　　　年　　月　　日
出生場所　□院内　□母体搬送＿＿＿＿＿＿
　　　　　□院外＿＿＿＿＿＿＿＿＿＿
　　在胎週数　　週　日，出生体重　　　　g
　　APGAR　　／1min,　　／5min
入院中の診断と治療
　#1＿＿＿＿＿＿＿　#2＿＿＿＿＿＿＿
　#3＿＿＿＿＿＿＿　#4＿＿＿＿＿＿＿
人工呼吸器の使用　□なし　□あり　使用日数＿＿日間
　酸素投与　　　　□なし　□あり　投与日数＿＿日間
　使用した薬物
　　　□サーファクタント　　□インダシン
　　　□エスポー　　　　　　□ステロイド
　　　□その他
血液製剤の使用　□なし　□あり　□輸血　□その他
未熟児網膜症の治療　□なし　□あり
その他外来への連絡事項

＿＿＿＿年　　月　　日　退院
退院処方　□なし　□あり　□インクレミン
　　　　　□アルファロール

入院中主治医　　　　　外来担当医

4) 3歳健診の案内状例　（自治医科大学）

3歳健診のご案内

3歳のお誕生日おめでとうございます。
お子さまも，ご家族の皆様もお元気でお過ごしでしょうか。
さて，本日は3歳健診と発達検査のご案内をさせていただきたいと思います。

3歳はお子さんの成長の節目のひとつです。当院では，出生体重1,500g未満あるいは在胎32週未満で出生されたお子さんについて，3歳で約30〜40分間の発達検査を行っております。検査は心理士が実施します。検査の後に身体計測，その後に診察を行います。

あらかじめ下記のように，検査と診察の予約をさせていただきました。ご都合はいかがでしょうか。
もしご都合が悪い場合，不明な点がある場合には，下記にご連絡下さい。
また，同封の問診票を記入して当日持参してください。

　　　＿＿＿＿＿＿＿＿＿＿＿＿＿　ちゃんの健診予定は

　　　　＿＿＿月　＿＿＿日（　）　　＿＿＿時　＿＿＿分から

当日は，いつも通り受付のうえ，心理検査室にいってください。場所が不明な方は受付で確認してください。

○○大学○○病院小児科　新生児外来　担当医

　　　　　　　　　　　　問い合わせ先　○○大学○○病院小児科外来受付
　　　　　　　　　　　　電話　○○○○—○○—○○○○

3. 問診用紙 （ハイリスク児フォローアップ研究会作成）

ハイリスク児フォローアップ研究会HPからダウンロード可能　http://highrisk-followup.jp/download/

1）1歳6カ月児用

1歳6か月問診用紙

お名前　　　　　　　　　ID　　　　　　
○男　○女　　　生年月日　　　　　　

ご家庭でのお子さんの生活の様子を教えていただきたいと思いますので、以下の質問についてお答え下さい

- 1-1. 入院するような病気にかかりましたか　　　　　　　　　　　　　　○いいえ　○はい
  病名　　　　　　　　　　　　　　　　　　　いつ頃ですか　　　年　月頃
- 1-2. 気管支喘息のような、よくかかる病気がありますか　　　　　　　　○いいえ　○はい
  病名　　　　　　　　　　　
- 1-3. ひきつけを起こしたことがありますか　　　　　　　　　　○いいえ　○はい　○不明
- 1-4. そのとき高熱がありましたか　　　　　　　　　　　　　　○はい　○いいえ　○不明
- 1-5. 食事は1日　　回　　□よく食べる　□普通　□あまり食べない　□ひどい偏食がある
  食事についての心配なことがあればお書き下さい

- 1-6. 生活のリズムや睡眠時間のことで心配がありますか　　　　　　　　○いいえ　○はい
  「はい」の場合はその内容
- 2-1. ひとり歩き(2, 3歩)を始めたのはいつ頃ですか　　　　歳　カ月　年　月頃
- 2-2. かなりよく走りますか　　　　　　　　　　　　　　　　　○はい　○いいえ　○不明
- 2-3. 片手を引いてあげれば階段を昇りますか　　　　　　　　　○はい　○いいえ　○不明
- 2-4. 干しぶどうのような小さいものを指先でつまみますか　　　○はい　○いいえ　○不明
- 2-5. 自分でスプーンを使って食べようとしますか　　　　　　　○はい　○いいえ　○不明
- 3-1. 鉛筆やクレヨンで殴り書きをしますか　　　　　　　　　　○はい　○いいえ　○不明
- 3-2. 積み木を2、3個重ねますか　　　　　　　　　　　　　　　○はい　○いいえ　○不明
- 3-3. 車を走らせたり、人形を抱いたりして遊びますか　　　　　○はい　○いいえ　○不明
- 3-4. くしやハブラシを使うまねをしますか　　　　　　　　　　○はい　○いいえ　○不明
- 4-1. 「ワンワン」など、意味のある単語が言えますか　　　　　○はい　○いいえ　○不明
  「ワンワン」など言える単語を3つ書いて下さい
- 4-2. 絵本を見て、知っている物の名前を言ったり指したりしますか　○はい　○いいえ　○不明
- 4-3. 自分の名前を呼ばれると「はい」と返事をしますか　　　　○はい　○いいえ　○不明
- 4-4. 簡単な言いつけを理解して実行できますか（「新聞を持ってきて」など）○はい　○いいえ　○不明
- 5-1. 他の子どもに関心を示しますか　　　　　　　　　　　　　○はい　○いいえ　○不明
- 5-2. 同じくらいの年齢の子どもと比べて、とても落ちつきがないと思いますか　○いいえ　○はい　○不明
- 5-3. 食事の間もじっとしていないで、動き回っていますか　　　○いいえ　○はい　○不明
- 6-1. 音に反応しにくい、テレビの音を大きくするなど、聞こえに関する心配がありますか　○いいえ　○はい　○不明
- 6-2. テレビをいつも近づいて見るなど、眼が悪いのではないかとの心配がありますか　○いいえ　○はい　○不明
- 7. 集団保育などに通っていますか
  どこへ通っていますか　　　□保育園　□療養施設　□療養グループ　□親子教室　□その他…
  お子さんは楽しそうに通園していますか　　○はい　○いいえ　○不明　○通園していない
- 8. 現在の家族構成についてお書き下さい
  　　□父　□母　□兄　□姉　□妹　□弟　□祖父　□祖母　□その他
- 9. お子さんを育てる上で心配なことや健診で聞きたいことがある場合にはお書き下さい

この健診の結果を低出生体重児の予後統計のために使用する場合があります。
個人の情報として使用されることは一切ありません。同意していただけますか　　○はい　○いいえ

記入者名　　　　　　　　　　　　　記入日

2）3歳児用

3歳　問診用紙

お名前　　　　　　　　　　ID
○男　○女　　生年月日

ご家庭でのお子さんの生活の様子を教えていただきたいと思いますので、以下の質問についてお答え下さい

- 1-1.　食事は1日　　　回　　　　　　　　　　　○よく食べる　○普通　○あまり食べない　○ひどい偏食がある
- 1-2.　生活のリズムや睡眠時間のことで心配がありますか　　　　○いいえ　○はい　○不明
  「はい」の場合はその内容
- 1-3.　入院するような病気にかかりましたか　　　　　　　　　○いいえ　○はい　○不明
  病名　　　　　　　　　　　　　　　　　　　　　　　いつ頃ですか
- 1-4.　気管支喘息のような、よくかかる病気がありますか　　　　○いいえ　○はい　○不明
  病名
- 1-5.　ひきつけを起こしたことがありますか　　　　　　　　　○いいえ　○はい　○不明
  そのとき高熱がありましたか　　　　　　　　　　　　　○はい　○いいえ　○不明
- 2-1.　走れますか　　　　　　　　　　　　　　　　　　　　○はい　○いいえ　○不明
  歩き方や、走り方がおかしいという心配がありますか　　○いいえ　○はい　○不明
- 2-2.　両足をそろえて、ぴょんぴょん跳びますか　　　　　　　○はい　○いいえ　○不明
- 2-3.　三輪車のかじをとって、押して歩きますか　　　　　　　○はい　○いいえ　○不明
- 2-4.　三輪車に乗ってこげますか　　　　　　　　　　　　　　○はい　○いいえ　○不明
- 2-5.　滑り台に登って、滑りますか　　　　　　　　　　　　　○はい　○いいえ　○不明
- 2-6.　足を交互に出して階段を昇りますか　　　　　　　　　　○はい　○いいえ　○不明
- 3-1.　積み木を横に2-3個ならべますか　　　　　　　　　　　○はい　○いいえ　○不明
- 3-2.　積み木で家などを作って遊びますか　　　　　　　　　　○はい　○いいえ　○不明
- 3-3.　ひとつのマルを書きますか　　　　　　　　　　　　　　○はい　○いいえ　○不明
- 4-1.　「おしっこ」を教えますか　　　　　　○する前に教える　○した後に教える　○教えない　○不明
- 4-2.　ほとんどこぼさないで、一人で食べますか　　　　　　　○はい　○いいえ　○不明
- 5-1.　「ワンワン来た」などの二語文が言えますか　　　　　　○はい　○いいえ　○不明
  いつ頃からですか
- 5-2.　自分の姓と名前を言えますか　　　　　　　　　　　　　○はい　○いいえ　○不明
- 5-3.　発音が気になりますか　　　　　　　　　　　　　　　　○いいえ　○はい　○不明
- 5-4.　音に反応しにくい、テレビの音を大きくするなど、聞こえに関する心配がありますか　○いいえ　○はい　○不明
- 5-5.　テレビをいつも近づいて見るなど、眼が悪いのではないかとの心配がありますか　○いいえ　○はい　○不明
- 6-1.　仲良しのお友達がいますか　　　　　　　　　　　　　　○はい　○いいえ　○不明
- 6-2.　友達は出来やすいほうですか　　　　　　　　　　　　　○はい　○いいえ　○不明
- 6-3.　同じ位の年齢の子供と比べてとても落ち着きがなくじっとしていないと思いますか　○いいえ　○はい　○不明
- 6-4.　遊んでいる時に、とても気が散りやすいですか　　　　　○いいえ　○はい　○不明
- 7-1.　集団保育などに通っていますか
  どこへ通っていますか　　　　　　□幼稚園　□保育園　□療養施設　□親子教室　□その他
  お子さんは楽しそうに通園していますか　　　○はい　○いいえ　○不明　○通園していない
- 7-2.　気になる癖はありますか　　　　　その他
  　　　　□指しゃぶり　□爪かみ　□吃音　□チック（まばたきや、肩を上げるなどの動き）　□頻尿　□抜毛
- 8.　現在の家族構成についてお書き下さい
  　　　　□父　□母　□兄　□姉　□妹　□弟　□祖父　□祖母　□その他
- 9.　御両親様の教育歴についておうかがいします。最終学校は
  　父　○中学校　○高等学校　○短大・専門学校　○大学以上
  　母　○中学校　○高等学校　○短大・専門学校　○大学以上
- 10.　他にお子さんの事で心配なことや健診で聞きたいことがある場合にはお書き下さい

この健診の結果を低出生体重児の予後統計のために使用する場合があります。
個人の情報として使用されることは一切ありません。同意していただけますか　　○はい　○いいえ

記入者名　　　　　　　　　　　　　記入日

3）6歳児（就学前）用

6歳　問診用紙

お名前＿＿＿＿＿＿　ID＿＿＿＿＿＿
○男　○女　　生年月日＿＿＿＿＿＿

ご家庭でのお子さんの生活の様子を教えていただきたいと思いますので、以下の質問についてお答え下さい

1-1. 食事は1日＿＿＿＿回　　　　　○よく食べる　○普通　○あまり食べない　○ひどい偏食がある
1-2. 生活のリズムや睡眠時間のことで心配がありますか　　　　　　　○いいえ　○はい　○不明
　　　「はい」の場合はその内容＿＿＿＿＿＿＿＿＿＿＿＿＿＿＿＿＿＿＿＿＿＿＿＿
1-3. 入院するような病気にかかりましたか　　　　　　　　　　　　　○いいえ　○はい　○不明
　　　病名＿＿＿＿＿＿＿＿＿＿＿＿＿＿＿＿　いつ頃ですか＿＿＿＿＿＿
1-4. 気管支喘息のような、よくかかる病気がありますか　　　　　　　○いいえ　○はい　○不明
　　　病名＿＿＿＿＿＿＿＿＿＿＿＿＿＿＿＿
1-5. ひきつけを起こしたことがありますか　　　　　　　　　　　　　○いいえ　○はい　○不明
　　　そのとき高熱がありましたか　　　　　　　　　　　　　　　　○はい　○いいえ　○不明
2-1. 自転車にのれますか　　　　　　○はい（補助輪あり）　○はい（補助輪なし）　○いいえ　○不明
2-2. ブランコに立ちのりしてこげますか　　　　　　　　　　　　　　○はい　○いいえ　○不明
2-3. スキップが出来ますか　　　　　　　　　　　　　　　　　　　　○はい　○いいえ　○不明
2-4. ジャングルジムの上の方まで登りますか　　　　　　　　　　　　○はい　○いいえ　○不明
2-5. 走るのが遅い、転びやすい、歩き方がおかしいなどの気がかりがありますか　○いいえ　○はい　○不明
　　　「はい」の場合はその内容＿＿＿＿＿＿＿＿＿＿＿＿＿＿＿＿＿＿＿＿＿＿＿＿
3-1. じゃんけんで勝ち負けが判りますか　　　　　　　　　　　　　　○はい　○いいえ　○不明
3-2. 友達と鬼ごっこなどして遊びますか　　　　　　　　　　　　　　○はい　○いいえ　○不明
4-1. 平仮名は読めますか　　　　　　○殆ど読める　○大体読める　○読めない　○不明
4-2. ひらがなの自分の名前を読んだり、書いたり出来ますか
　　　　　　　　　　　　　　　　　　○はい　○読むだけ出来る　○出来ない　○不明
4-3. ことばが遅いと思いますか　　　　　　　　　　　　　　　　　　○いいえ　○はい　○不明
4-4. 発音がおかしいと思いますか　　　　　　　　　　　　　　　　　○いいえ　○はい　○不明
5-1. 仲良しのお友達がいますか　　　　　　　　　　　　　　　　　　○はい　○いいえ　○不明
5-2. 友達は出来やすいほうですか　　　　　　　　　　　　　　　　　○はい　○いいえ　○不明
5-3. いじめられることがありますか　　　　　　　　　　　　　　　　○いいえ　○はい　○不明
5-4. 同じ位の年齢の子供と比べてとても落ち着きがなくじっとしていないと思いますか　○いいえ　○はい　○不明
5-5. 気が散りやすく、遊びを次々に変えますか　　　　　　　　　　　○いいえ　○はい　○不明
5-6. 不器用だと思いますか　　　　　　　　　　　　　　　　　　　　○いいえ　○はい　○不明
6-1. 集団保育などに通っていますか
　　　どこへ通っていますか　　　　　□幼稚園　□保育園　□療養施設　□親子教室　□その他…
　　　お子さんは楽しそうに通園していますか　　　○はい　○いいえ　○不明　○通園していない
6-2. 気になる癖はありますか　　　その他＿＿＿＿＿＿＿＿＿＿＿＿＿＿＿＿＿＿
　　　□指しゃぶり　□爪かみ　□吃音　□チック（まばたきや、肩を上げるなどの動き）　□頻尿　□抜毛
7. 現在の家族構成についてお書き下さい
　　　　　　　　　　　□父　□母　□兄　□姉　□妹　□弟　□祖父　□祖母　□その他
8. 御両親様の教育歴についておうかがいします。最終学校は
　　　父　○中学校　○高等学校　○短大・専門学校　○大学以上
　　　母　○中学校　○高等学校　○短大・専門学校　○大学以上
9. 他にお子さんの事で心配なことや健診で聞きたいことがある場合にはお書き下さい
＿＿＿＿＿＿＿＿＿＿＿＿＿＿＿＿＿＿＿＿＿＿＿＿＿＿＿＿＿＿＿＿＿＿

この健診の結果を低出生体重児の予後統計のために使用する場合があります。
個人の情報として使用されることは一切ありません。同意していただけますか　　　○はい　○いいえ

記入者名＿＿＿＿＿＿＿＿＿＿　記入日＿＿＿＿＿＿

4) 9歳児（小学3年生）用

小学3年生問診用紙

お名前 _____ ID _____
○男 ○女　　　生年月日 _____

ご家庭や学校でのお子さんの生活の様子を教えていただきたいと思いますので、以下の質問についてお答え下さい

1-1. 入院するような病気にかかりましたか　　　　　　　　　　　　　　○はい　○いいえ　○不明
　　　病名 _____　　いつ頃ですか　____年 ____月頃
1-2. 気管支喘息のような、よくかかる病気がありますか　　　　　　　　○はい　○いいえ　○不明
　　　病名 _____
1-3. ひきつけを起こしたことがありますか　　　　　　　　　　　　　　○はい　○いいえ　○不明
1-4. そのとき高熱がありましたか　　　　　　　　　　　　　　　　　　○はい　○いいえ　○不明
2-1. 現在のお子さんをどのように感じておられますか
　　　健康面　　　　　　　　　　○非常に丈夫　○丈夫　○普通　○やや弱い　○弱い
　　　運動面　　　　　　　　　　○非常に上手　○上手　○普通　○やや下手　○下手
　　　性格面　　　　　　　○非常に活動的　○活動的　○普通　○やや大人しい　○大人しい
3-1. 下記のことは現在どの程度自分で出来ますか
　　　起床　　　　　○一人で出来る　○声かけすれば出来る　○そばについている　○手伝う
　　　排泄　　　　　○一人で出来る　○声かけすれば出来る　○そばについている　○手伝う
　　　洗面　　　　　○一人で出来る　○声かけすれば出来る　○そばについている　○手伝う
　　　衣服の着脱　　○一人で出来る　○声かけすれば出来る　○そばについている　○手伝う
　　　食事　　　　　○一人で出来る　○声かけすれば出来る　○そばについている　○手伝う
　　　就寝　　　　　○一人で出来る　○声かけすれば出来る　○そばについている　○手伝う
　　　宿題　　　　　○一人で出来る　○声かけすれば出来る　○そばについている　○手伝う
　　　時間割　　　　○一人で出来る　○声かけすれば出来る　○そばについている　○手伝う
　　　忘れ物確認　　○一人で出来る　○声かけすれば出来る　○そばについている　○手伝う
4-1. 補助なし自転車に乗れますか　　　　　　　　　　　　　　　　　　○はい　○いいえ　○不明
4-2. 鉄棒で前まわりはできますか　　　　　　　　　　　　　　　　　　○はい　○いいえ　○不明
5-1. かなり長い文を読んで内容をつかめますか　○殆ど読める　○大体読める　○読めない　○不明
5-2. 日記が書けますか　　　　　　　　　　　　　　　　　　　　　　　○はい　○いいえ　○不明
5-3. 文章の理解は同年齢の子どもに比べて苦手ですか　　　　　　　　　○はい　○いいえ　○不明
6-1. 四則計算が出来ますか　　　　　　　　　　　　　　　　　　　　　○はい　○いいえ　○不明
6-2. 繰り上がり繰り下がりのある計算が出来ますか　　　　　　　　　　○はい　○いいえ　○不明
6-3. かけ算九九はマスターしていますか　　　　　　　　　　　　　　　○はい　○いいえ　○不明
6-4. 時計の計算は理解していますか　　　　　　　　　　　　　　　　　○はい　○いいえ　○不明
7. 学校で得意な科目、不得意な科目は何ですか
　　　算数　　　　　　　　　　　　　　　　　　　　○得意　○普通　○不得意　○不明
　　　国語　　　　　　　　　　　　　　　　　　　　○得意　○普通　○不得意　○不明
　　　図工　　　　　　　　　　　　　　　　　　　　○得意　○普通　○不得意　○不明
　　　体育　　　　　　　　　　　　　　　　　　　　○得意　○普通　○不得意　○不明
　　　理科　　　　　　　　　　　　　　　　　　　　○得意　○普通　○不得意　○不明
　　　社会　　　　　　　　　　　　　　　　　　　　○得意　○普通　○不得意　○不明
　　　音楽　　　　　　　　　　　　　　　　　　　　○得意　○普通　○不得意　○不明
8-1. ルールのある遊びを理解して友達と一緒に遊べますか　　　　　　　○はい　○いいえ　○不明
8-2. 集団で遊べますか　　　　　　　　　　　　　　　　　　　　　　　○はい　○いいえ　○不明

この健診の結果を低出生体重児の予後統計のために使用する場合があります。
個人の情報として使用されることは一切ありません。同意していただけますか　　○はい　○いいえ

記入者名 _____　　記入日 _____

4. 低出生体重児健診用紙 (ハイリスク児フォローアップ研究会作成)

ハイリスク児フォローアップ研究会HPからダウンロード可能　http://highrisk-followup.jp/download/

1) 1歳6カ月児用

```
極低出生体重児発達健診用紙　　　1歳6か月児用

匿名化番号記号
　ID No.　　　　　　　　　　　施設名　　　　　　　　　　　医師名
　ふりがな
　氏名　　　　　　　　　　　　○男　○女　　出生場所　○院内出生　○院外出生
　生年月日　　　　　　　　　　出生体重　　　　　g　　出生身長　　　　　cm
　予定日　　　　　　　　　　　在胎　　w　　d　　○AFD　○LFD　○SFD　単多胎
　健診実施日　　　　　　　　　暦齢　　　　　　　修正年齢

【身体計測値】
　体重　　　kg　身長　　　cm　頭囲　　　cm　胸囲　　　cm

共通入力項目
必須入力項目
　下位必須入力項目
一般項目

【現在の養育環境】
　現在の家族構成　□父　□母　□兄　□姉　□妹　□弟　□祖父　□祖母　□その他
　Maltreatment
　(abuse, neglect,etc)　○なし　○あり　○疑い　○不明　　あり・疑いの場合の内容
　集団保育など　○なし　○あり　○不明

【神経学的診察所見】
　歩　行　　　○異常なし　○やや不安定　○不安定(上肢を肩以上に挙上)　○歩行不能　○不明
　歩行開始　　修正　　　　　　　　歩行不能の場合　つたい歩き　○可　○不可　○不明
　　　　　　　　　　　　　　　　　　　　　　　　立　位　○可　○支えて可　○不可　○不明
　　　　　　　　　　　　　　　　　　　　　　　　座　位　○可　○支えて可　○不可　○不明
　不随意運動　○なし　○あり　○不明
　筋緊張　　　○正常　○亢進(痙直性,強剛性)　○低下　○判定不能　○不明
　深部腱反射　□正常　□亢進　□低下　□境界　□左右差あり　□不明
　　　　　　　亢進の内容　Babinski反射　○なし　○あり　○不明
　　　　　　　　　　　　　クローヌス　　○なし　○あり　○不明
　　　(膝蓋腱反射は他側の大腿内転筋が収縮すれば亢進、アキレス腱反射はクローヌス様に何回も収縮すれば亢進。上腕二頭筋は指の屈筋群が収縮すれば亢進)
　姿勢・四肢の異常　○なし　○あり　○境界　○不明
　　　異常の内容　□尖足　□肘関節の異常伸展/屈曲　□手指(特に母指)の内転　□不明
　　　　　　　　　□反張膝　□前腕回内位/回外位　□その他
　微細運動　　○正常(母指と人差し指でつまめる)　○境界(ぎこちない)　○不器用(手全体でつかむ)　○不明
　主に使う手　○右　○左　○両方　○不明
　眼球運動　　○正常　○境界　○異常　○不明　(ペンライトをゆっくり水平/垂直に動かして追視させる)

【神経学的評価】
　運動発達の遅れ　○なし　○あり　○不明
　　　　　　　　　ありの場合
　運動障害　○なし　○あり(歩行のリズム、安定度、上肢の振り方などをみる)　○不明
　CPの有無　○正常　○CP疑い　○CP　○不明
　　　　　　CPの型　　○痙直性　○強剛性　○アテトーゼ　○弛緩性　○失調性　○混合型　○floppy
　　　　　　障害の部位　○四肢麻痺　○両麻痺　○対麻痺　○片麻痺　○単麻痺(左右上下)　○不明

【合併症】
　てんかん　○なし　○あり　○不明
　　　　　　診断名
　熱性痙攣　○なし　○あり　○不明
　視　力　　○障害なし　○両側失明　○片側失明　○弱視　○内斜視　○外斜視　○不明
　　　　　　診断名または障害の原因
　　　　　　眼鏡使用　○なし　○あり　○不明　　理由
　聴　力　　○異常なし　○異常あり　○不明
　　　　　　診断名・障害の原因　　　　　　　補聴器使用　○なし　○あり　○不明
　気管支喘息　○なし　○あり　○不明
　入院を必要とするような
　反復呼吸器感染　○なし　○あり　○不明
```

在宅医療について	□在宅酸素療法　□在宅人工換気　　□経管栄養　□抗けいれん薬内服
	□気管切開　　　　□シャント　□その他（　　　　　　　　　　　）

在宅酸素の既往のある場合の期間　暦月齢で　　　　　カ月まで

その他の身体合併症

神経学的検査 （最終検査について記載）

頭部MRI/CT	検査の有無	○なし　○あり　○不明	検査時期	
	結果	□異常なし　□片側PVL　　□水頭症　　□その他（　　　　　　）		
		□PVL　　　□多嚢胞性脳軟化症　□著明な脳室拡大		
脳波検査	検査の有無	○なし　○あり　○不明	検査時期	
	結果			
ABR検査	検査の有無	○なし　○あり　○不明	検査時期	
	結果			

行　動

名前を呼んだ時の反応	○振り向く　○振り向かない　○不明
視　線	○視線を合わす　○合わせない　○すぐに目をそらす　○不明
対人関係	□正常　　　□他人（検者）になれなれしい　□はしゃぎすぎる　　□不明
	□母にしがみつく　□すぐ泣き出す　　　　　□他人を意識しない行動をする
落ちつき	□落ち着いて診察を受ける　□あちらこちらの物に触る　□おとなしい　□不明
	□動き回る　　　　　　　□泣いて母にしがみつく　　□その他
行動評価	○正常　○多動　○その他　○不明　（同年齢の児に比して著しく落ち着きがない場合を多動とする）
	その他の内容

発達・知能検査

検査法	○新版K式　○その他　　　その他の場合
全領域DQ	修正（　　　　　）
領域別DQ	姿勢・運動　　　　　　（　　　　）　認知・適応　　　　　（　　　　）　言語・社会　　　　　　（　　　　）
判定	○正常（DQ85以上）　○境界（70-84）　○遅滞（70未満）

発達のスクリーニング：　新版K式の施行がなければ必須

絵カードによる指さし	（犬、自動車、バナナなどの6つの絵を見せてたずねる。少なくとも1つさせれば「可」）
	○可　○境界　○不可　○家では出来る　○テスト施行せず
積み木2個を積む	手本を示した後、2回までにできれば「可」、不確実の場合は「境界」
	このときに手指の使い方を見て、微細運動の評価の参考にする
	○可　○境界　○不可　○家では出来る　○テスト施行せず
言語発達	○有意語を2つ以上言える　○言えない　○不明
	○簡単な指示（「ちょうだい」「いらっしゃい」など）を理解できる　○理解できない　○不明

地域関係

管轄保健所	
現在の療育	○なし　○あり　○不明
	ありの場合：療育施設名
	療育開始時期

自由記載欄

1歳6カ月児用　絵カード（指さし）

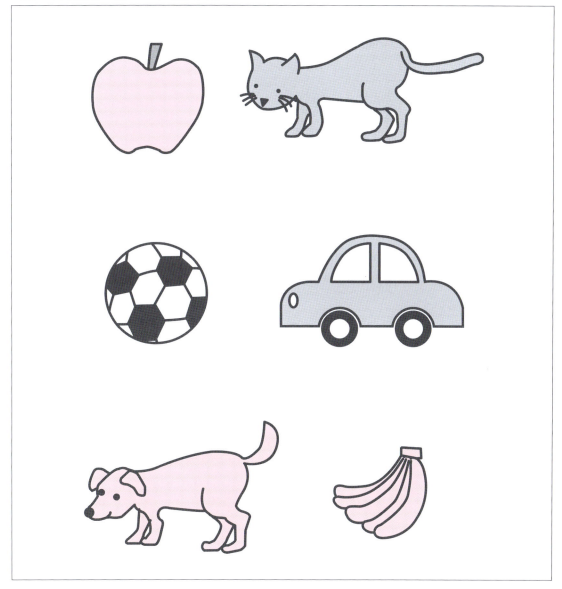

2）3歳児用

極低出生体重児発達健診用紙　　3歳児用						
匿名化番号記号						
ID No.		施設名		医師名		
ふりがな 氏名			○男　○女	出生場所	○院内出生　○院外出生	
		出生体重	g	出生身長	cm	
生年月日						
予定日		在胎	w　　　d	AFD?		単多胎
健診実施日		暦齢		修正年齢		

身体計測値

体重	kg	身長	cm	頭囲	cm	胸囲	cm	腹囲	cm
血圧	/ mmHg	検尿：潜血		蛋白		糖			

現在の養育環境

同居の家族構成	□父　□母　□兄　□姉　□妹　□弟　□祖父　□祖母　□その他
保護者の教育年数	父　○12年間以下　○13年間以上　　母　○12年間以下　○13年間以上
Maltreatment (abuse, neglect, etc)	○なし　○あり　○疑い　○不明　あり・疑いの場合の内容
集団保育など	○なし　○幼稚園　○保育園　○その他

神経学的診察所見

歩行	○異常なし　○不安定　○尖足歩行　○歩行不能　○不明
	歩行不能の場合　立位　○可　○支えて可　○不可　○不明
	座位　○可　○支えて可　○不可　○不明
不随意運動	○なし　○あり　○不明
筋緊張	○正常　○亢進（痙直性）　○亢進（強剛性）　○低下　○判定不能　○不明
深部腱反射	○正常　○亢進　○低下　○左右差あり　○不明
	亢進の場合　Babinski反射　○なし　○あり　○不明
	クローヌス　　○なし　○あり　○不明
姿勢・四肢の異常	○なし　○あり　○境界　○不明
	異常の内容
微細運動	○正常　○境界　○不器用（稚拙）　○不明
主に使う手	○右　○左　○両手利き　○不明　　（積み木で判断する。保護者にも確認。）
眼球運動	○正常　○境界　○異常　○不明　　（ペンライトをゆっくり水平／垂直に動かして追視させる）

神経学的評価

運動発達の遅れ	○なし　○あり　○不明
	遅れの内容
運動障害	○なし　○あり（歩行のリズム、安定度、上肢の振り方などをみる）○不明
CPの有無	○正常　○CP疑い　○CP　○不明
	CPの型　　○痙直性　○強剛性　○アテトーゼ　○弛緩性　○失調性　○不明
	障害の部位　○四肢麻痺　○両麻痺　○対麻痺　○片麻痺　○単麻痺（左右上下）　○不明
	CPの推定される原因　□PVL　□IVH　□不明　□その他（　　　　）

合併症

てんかん	○なし　○あり　○不明
	診断名
熱性痙攣	○なし　○あり　○不明
視力	○障害なし　○両側失明　○片側失明　○弱視　○内斜視　○外斜視　○近視　○遠視　○その他
	診断名又は障害の原因
	視力　右（　　　）左（　　　）　（眼科の結果を転記）
眼鏡使用	○なし　○あり　○不明　　使用理由

付録

聴　力	○異常なし　○異常あり　○不明		
	診断名		
補聴器使用	○なし　○あり　○不明		
気管支喘息	○なし　○あり　○不明		
入院を必要とする反復性呼吸器感染	○なし　○あり　○不明		
在宅医療について	□在宅酸素療法　□在宅人工換気　□経管栄養　□抗けいれん薬内服 □気管切開　　　□シャント　□その他（　　　　）		
在宅酸素の既往のある場合の期間	暦月齢で　　　カ月まで		
その他の身体的合併症			

神経学的検査　（最終検査について記載）

頭部MRI/CT	検査の有無	○なし　○あり　○不明	検査の時期	
	所見	□異常なし　□多嚢胞性脳軟化症　□その他（　　） □両側PVL　□著明な脳室拡大 □片側PVL　□水頭症		
脳波検査	検査の有無	○なし　○あり　○不明	検査の時期	
	結果			
ABR検査	検査の有無	○なし　○あり　○不明	検査の時期	
	結果			

行　動

落ちつき	□正常　□目標に突進する　□動きがのろい　□不明 □動き回る　□あちらこちらの物に触る　□おとなしい
名前を呼んだ時の反応	○振り向く　○振り向かない　○不明
視線	○視線を合わす　○合わせない　○すぐに目をそらす　○不明
対人関係	□正常　□他人（検者）になれなれしい　□はしゃぎすぎる　□不明 □母にしがみつく　□すぐ泣き出す　□他人を意識しない行動をする
診察時の児の状態	○普通　○泣いて応じない　○不明
行動評価	○正常　○多動　○ADHDの疑い　○自閉症の疑い　○不明　○その他
	（「多動」同年齢の児に比して著しく落ちつきがない）　その他の内容

発達・知能検査

検査法	○新版K式　○その他　　その他の検査法
全領域DQ	修正（　　　　）
領域別DQ	姿勢・運動　（　　　）　認知・適応　（　　　）　言語・社会　（　　　）
判定	○正常（DQ85以上）　○境界（70-84）　○遅滞（70未満）

発達のスクリーニング：

名前、年齢を聞く	○可　○境界　○不可　○施行せず	（姓、名のいずれかと年齢が言えれば「可」、どれか1つが言えれば「境界」）
積み木を積む	（　　　）個積めた	（1辺1インチ又は3cmの積み木を使用する。手本を示した後、2回やらせて積めた数を記入。この時に手指の使い方を見る）
第1,2指でtappingをする	○可　○境界　○不可　○施行せず	（手本を示した後、まねさせて、指がスムーズに合えば「可」、指は合うが、スムーズでないときは「境界」）
丸の大小がわかる	○可　○境界　○不可　○施行せず	（直径6cmと4cmの丸の絵カードを見せて「大きい方はどっち？」「小さい方はどっち？」と聞く。位置を逆にして計2回行い、正解は「可」、不確実は「境界」）
言語発達	○二語文を言える　○単語のみ言える　○有意語なし　○不明	
言語理解	○言われていることは理解できる　○理解できない　○不明	

地域関連

管轄保健所	
現在の療育	○なし　○あり　○不明
	ありの場合：療育施設名
	療育開始時期

自由記載欄

3歳児用　絵カード（◯の大小）　　　　　　　　注）小さい丸：直径4cm，大きい丸：直径6cm

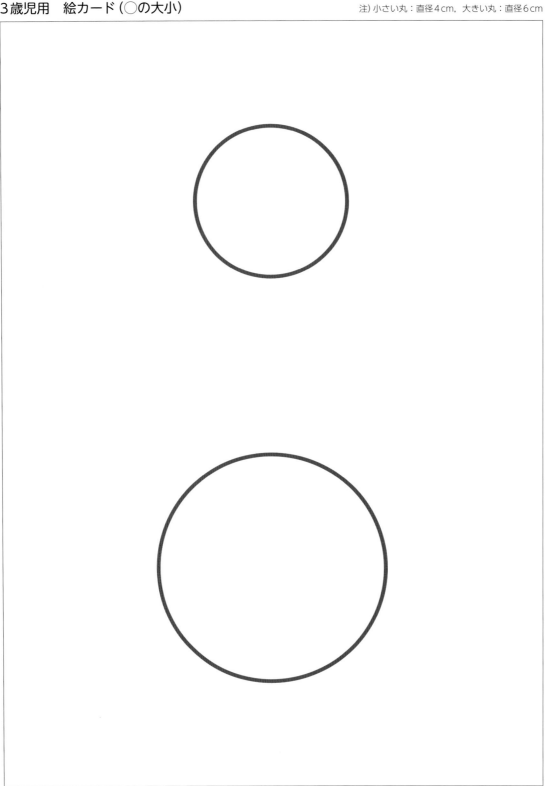

3）6歳児（就学前）用

極低出生体重児発達健診用紙　　6歳児用			
匿名化番号記号			
ID No.	施設名		医師名
ふりがな 氏名	○男 ○女　出生場所 ○院内出生 ○院外出生		
	出生体重　　g　出生身長　　cm		
生年月日			
予定日	在胎　　w　　d　AFD?		単多胎
健診実施日	暦齢		修正年齢

身体計測値
体重　　kg　身長　　cm　頭囲　　cm　胸囲　　cm　腹囲　　cm
血圧　　/　　mmHg　検尿：潜血　　蛋白　　糖

現在の養育環境
- 現在の家族構成：□父 □母 □兄 □姉 □妹 □弟 □祖父 □祖母 □その他
- 保護者の教育年数：父 ○12年間以下 ○13年間以上　母 ○12年間以下 ○13年間以上
- Maltreatment (abuse, neglect, etc)：○なし ○あり ○疑い ○不明
- 入学予定：○普通小学校 ○養護学級 ○特殊学級通級 ○就学猶予申請予定 ○その他
- 学校名

神経学的診察所見
- 歩行：○異常なし ○不安定 ○尖足歩行 ○歩行不能 ○不明
- 姿勢・四肢の異常：○なし ○あり ○境界 ○不明
  - 異常の内容 □尖足 □反張膝 □肘関節の異常伸展/屈曲 □前腕回内位/回外位 □手指（特に母指）の内転
- 不随意運動：○なし ○あり ○不明
- 筋緊張：○正常 ○亢進（痙直性） ○亢進（強剛性） ○低下 ○判定不能 ○不明
- 深部腱反射：□正常 □亢進 □低下 □境界 □左右差あり □不明
  - 亢進の内容　Babinski反射　○なし ○あり ○不明
  - 　　　　　　クローヌス　　○なし ○あり ○不明

（膝蓋腱反射は他側の大腿内転筋が収縮すれば亢進、アキレス腱反射はクローヌス様に何回も収縮すれば亢進。上腕二頭筋は指の屈筋群が収縮すれば亢進）

- 微細運動：○正常 ○境界 ○不器用（稚拙） ○不明

運動障害のスクリーニング
（幅10cm、長さ2mの床に貼ったテープの上を歩かせる。継ぎ足歩行らしく歩けるか否かを判定する。踵とつま先はぴったりつかなくても良い）
- 継ぎ足歩行：○継ぎ足歩行らしい歩き方が出来る ○出来ない ○検査せず

（素足で立たせ、1回目をみる。少しぐらついても立っていられる時間を計測）
- 片足立ち：右　　／左　　（6歳では85%が10秒以上出来る）

（両膝に手をおいて、手掌と手背を交互に打たせる。麻痺がある場合は、肘が持ち上がってしまい、反対側に鏡像運動が誘発される。非利き手から利き手には誘発されることがあるが振幅は半分以下。超低出生体重児では両側ともに誘発されることあり）
- 上肢の回内回外：○両側とも反対側に鏡像運動がでない ○両側とも反対側に鏡像運動がでる
  ○非利き手から利き手には誘発される ○検査せず
  （上肢の回内回外で判断）
- 左右の識別：○左右の識別が出来る ○左右の識別が出来ない ○検査せず

（親にも聞く）
- 利き手：○右 ○左 ○利き手がはっきりしない ○不明

（円と長方形を検者が示して、となりに描かせる。離れたり、重なっているのは視知覚認知障害）
- 図形模写：○模写できる ○不完全 ○判定不能 ○検査せず

神経学的評価
- 運動障害：○正常 ○軽度運動障害 ○CP ○不明
  - 軽度運動障害の内容
  - CPの型：○痙直性 ○強剛性 ○アテトーゼ ○弛緩性 ○失調性 ○不明
  - 障害の部位：○四肢麻痺 ○両麻痺 ○対麻痺 ○片麻痺 ○単麻痺（左右上下） ○不明
  - CPの推定される原因：□PVL □IVH □不明 □その他（　　）

てんかん	○なし ○あり ○不明	
	診断名	
熱性痙攣	○なし ○あり ○不明	
視　力	□障害なし　□片側失明　□内斜視　□近視　□その他（　　　　　　　） □両側失明　□弱視　　　□外斜視　□遠視　□不明	
	診断名	
	視力　右（　　　）左（　　　）	
眼鏡使用	○なし ○あり ○不明	使用理由
聴　力	○異常なし ○異常あり ○不明	
	診断名	
補聴器使用	○なし ○あり ○不明	
気管支喘息	○なし ○あり ○不明	
入院を必要とする反復性呼吸器感染	○なし ○あり ○不明	
在宅医療	□在宅酸素療法　□在宅人工換気　□経管栄養　□抗けいれん薬内服 □気管切開　　　□シャント　　□その他（　　　　　　　　　　）	
在宅酸素の既往のある場合の期間	暦月齢で　　　カ月まで	
その他の身体的合併症		

神経学的検査　（最終検査について記載）

頭部MRI/CT	検査異常所見　○なし ○あり ○不明	時期
	異常の内容	
脳波検査	検査異常所見　○なし ○あり ○不明	時期
	異常の内容	
ABR検査	検査異常所見　○なし ○あり ○不明	時期
	異常の内容	

行　動　（向かいあって約50cm離した検者の指を20秒間注視させる）

注視保持	○注視できる　○1-2回目をはなす　○3回以上目をそらす　○不明
	（テスト中，検者と視線を合わせるかどうか）
視線	○視線を合わす　○合わせない　○すぐに目をそらす　○不明
行動・対人関係	□動き回る　　　　　　　□いつももじもじしている　□はしゃぎすぎる □目標に突進する　　　　□忘れ物が多い　　　　　□すぐにけんかする □あちらこちらの物に触る　□順番が守れない　　　　□質問が終わらないうちに答える □名前をよんでも振り向かない　□友達ができない　□手や指をばたばたさせる（常同的な運動） □他人になれなれしい　　　□こだわりがつよい □他人を意識しない行動をする　□オウム返しで話す
行動評価	○正常　○ADHD　○ADHD疑い　○自閉症　○自閉症疑い　○その他　○不明
	その他の内容

知能検査

検査法	○WISCIII　○WPPSI　○WISCR　○その他　　　その他の検査法
IQ値	全検査IQ　　　　言語性IQ　　　　動作性IQ
判定	□正常(IQ85以上)　□境界(70-84)　□遅滞(70未満)　□VIQとPIQの差が15以上

地域関係

療育等の有無	○なし ○あり ○不明
	ありの場合:療育施設名 療育開始時期

自由記載欄

6歳児（就学前）用・図形模写用紙

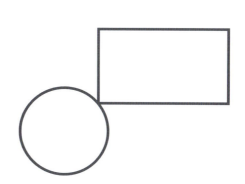

氏名　　　　　　　なまえ

ID

施行年月日

付録

4）9歳児（小学3年生）用

極低出生体重児発達健診用紙　　小学3年生用		
匿名化番号記号		
ID No.	施設名	医師名
ふりがな 氏名	○男　○女	出生場所　○院内出生　○院外出生
生年月日	出生体重　　　　g	出生身長　　　　cm
予定日	在胎　　w　　d　AFD?	単多胎
健診実施日	暦齢	

身体計測値

体重　　kg　身長　　cm　頭囲　　cm　胸囲　　cm　腹囲　　cm
血圧　　/　　mmHg　検尿：潜血　　蛋白　　糖

現在の養育環境

現在の家族構成	□父　□母　□兄　□姉　□妹　□弟　□祖父　□祖母　□その他
保護者の教育年数	父　○12年間以下　○13年間以上　母　○12年間以下　○13年間以上
Maltreatment (abuse, neglect, etc)	○なし　○あり　○疑い　○不明　　あり・疑いの場合の内容
在　学	○普通小学校　○養護学級　○特殊学級通級　○その他
	学校名　　　　　　　　　　　その他の学校内容

神経学的診察所見

歩　行	○異常なし　○不安定　○尖足歩行　○歩行不能　○不明
姿勢・四肢の異常	○なし　○あり　○境界　○不明
	異常の内容　□尖足　□肘関節の異常伸展/屈曲　□手指（特に母指）の内転　□その他… □反張膝　□前腕回内位/回外位　□不明
不随意運動	○なし　○あり　○不明
筋緊張	○正常　○亢進（痙直性）　○亢進（強剛性）　○低下　○判定不能　○不明
深部腱反射	□正常　□亢進　□低下　□境界　□左右差あり　□不明
	亢進の内容　Babinski反射　○なし　○あり　○不明
	クローヌス　○なし　○あり　○不明
	（上肢の回内回外で判定）
微細運動	○正常　○境界　○不器用（稚拙）　○不明

運動障害のスクリーニング

片足立ち	（素足で立たせ、1回目をみる。少しぐらついても立っていられる時間を計測） □閉眼　　　　　　　　□検査せず 左　　秒／右　　秒
上肢の回内回外	（立って上肢を自然に下垂させ、一方の上肢を回内回外させる。麻痺がある場合は、肘が持ち上がってしまい、 反対側に鏡像運動が誘発される。9歳では非利き手から利き手には誘発されることはほとんどない） ○両側とも反対側に鏡像運動がでない　○両側とも反対側に鏡像運動がでる ○非利き手から利き手には誘発される　○検査せず
左右の識別と利き手	（「君の右手でこの鉛筆を取って下さい」「君の右手で先生の右膝を触って下さい」：相手の左右が識別できることが重要） ○相手側の左右が判る　○自分の左右しか判らない　○左右が判らない　○検査せず
図形模写	（直径3cmの重なり合う円と直線を示し、となりに描かせる。直線が突き出たり、位置が違うのは不完全：視知覚認知障害） ○模写できる　○不完全　　　　　　　○判定不能　○検査せず

神経学的評価

運動障害	○正常　○軽度運動障害　○CP　○不明
	軽度運動障害の内容
	CPの型　○痙直性　○強剛性　○アテトーゼ　○弛緩性　○失調性　○不明
	障害の部位　○四肢麻痺　○両麻痺　○対麻痺　○片麻痺　○単麻痺（左右上下）　○不明
	CPの推定される原因　□PVL　□IVH　□不明　□その他（　　　）

てんかん	○なし ○あり ○不明
	診断名
熱性痙攣	○なし ○あり ○不明
視　力	□障害なし □片側失明 □内斜視 □近視 □その他（　　　） □両側失明 □弱視 □外斜視 □遠視 □不明
	診断名
	視力 右（　　）左（　　）
眼鏡使用	○なし ○あり ○不明　　使用理由
聴　力	○異常なし ○異常あり ○不明
	診断名
補聴器使用	○なし ○あり ○不明
気管支喘息	○なし ○あり ○不明
入院を必要とする反復性呼吸器感染	○なし ○あり ○不明
在宅医療	□在宅酸素療法 □在宅人工換気 □経管栄養 □抗けいれん薬内服 □気管切開 □シャント □その他（　　　）
在宅酸素の既往のある場合の期間　暦月齢	歳まで
その他の身体的合併症	

神経学的検査
（最終検査について記載）

頭部MRI/CT	検査異常所見 ○なし ○あり ○不明　　時期
	異常の内容
脳波検査	検査異常所見 ○なし ○あり ○不明　　時期
	異常の内容
ABR検査	検査異常所見 ○なし ○あり ○不明　　時期
	異常の内容

行　動

行動評価	○正常 ○ADHD ○ADHD疑い ○自閉症 ○自閉症疑い ○その他 ○不明
	その他の内容

知能検査

検査法	○WISCIII ○WPPSI ○WISCR ○その他　　その他の検査法
IQ値	全検査IQ　　　言語性IQ　　　動作性IQ
判定	□正常（IQ85以上） □境界（70-84） □遅滞（70未満） □VIQとPIQの差が15以上

地域関係

療育等の有無	○なし ○あり ○不明
	ありの場合：療育施設名
	療育開始時期

自由記載欄

9歳児（小学3年生）用　図形模写用紙

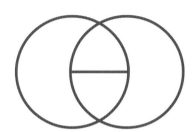

氏名　　　　　　　なまえ

ID

施行年月日

5. 身体発育値

1）乳幼児身体発育調査結果を利用する際の留意事項

- 集団の長期的評価や，医学的な判定（診断基準や小児慢性特定疾患治療研究事業で参照する基準）に用いる乳幼児及び就学期以降の体格標準値としては，厚生労働省の2000年（平成12年）調査に基づく値を引き続き用いる（http://www.mhlw.go.jp/houdou/0110/h1024-4.html）
- 厚生労働省の2010年（平成22年）調査に基づく値は，母子健康手帳の記入方法の指導や母子健康手帳を用いた保健・栄養指導の際に用いる（http://www.mhlw.go.jp/stf/houdou/0000042861.html）
- 新しい成長曲線　日本小児内分泌学会作成，平成28年10月より使用
  参照：日本小児内分泌学会（http://jspe.umin.jp/），日本成長学会（http://www.auxology.jp/）のホームページ

2) 乳幼児身体発育調査結果にもとづく身体発育値・曲線
1. 平成12年乳幼児身体発育値（パーセンタイル値）

(平成12年厚生労働省乳幼児身体発育調査)

① 体重（平成12年） (kg)

年・月・日齢	男子 パーセンタイル値 3	10	25	50 中央値	75	90	97
出生時	2.23	2.52	2.76	3.00	3.26	3.51	3.79
1日	2.18	2.47	2.70	2.93	3.18	3.43	3.70
2日	2.16	2.44	2.67	2.89	3.14	3.39	3.65
3日	2.17	2.46	2.69	2.92	3.17	3.41	3.65
4日	2.21	2.50	2.73	2.97	3.22	3.47	3.69
5日	2.25	2.55	2.78	3.02	3.28	3.53	3.74
6日	2.29	2.59	2.83	3.08	3.34	3.58	3.80
7日	2.33	2.64	2.88	3.13	3.39	3.63	3.85
30日	3.29	3.63	3.91	4.24	4.60	4.92	5.20
0年1～2月未満	3.82	4.21	4.52	4.90	5.32	5.71	6.09
2～3	4.63	5.14	5.52	5.97	6.47	6.94	7.40
3～4	5.31	5.84	6.26	6.78	7.33	7.85	8.36
4～5	5.85	6.35	6.80	7.35	7.94	8.49	9.04
5～6	6.29	6.75	7.22	7.79	8.41	8.98	9.55
6～7	6.66	7.10	7.58	8.16	8.80	9.39	9.97
7～8	6.91	7.36	7.85	8.45	9.09	9.67	10.26
8～9	7.15	7.61	8.11	8.70	9.34	9.92	10.49
9～10	7.36	7.82	8.32	8.93	9.57	10.15	10.73
10～11	7.56	8.02	8.52	9.13	9.78	10.36	10.95
11～12	7.73	8.21	8.72	9.33	9.97	10.57	11.18
1年0～1月未満	7.89	8.39	8.90	9.51	10.16	10.77	11.44
1～2	8.04	8.55	9.07	9.68	10.35	10.95	11.70
2～3	8.18	8.69	9.22	9.85	10.51	11.18	11.95
3～4	8.32	8.84	9.37	10.03	10.71	11.39	12.18
4～5	8.47	8.99	9.53	10.22	10.90	11.61	12.41
5～6	8.63	9.16	9.70	10.41	11.11	11.83	12.65
6～7	8.78	9.31	9.87	10.59	11.31	12.04	12.89
7～8	8.93	9.47	10.04	10.77	11.50	12.26	13.12
8～9	9.06	9.62	10.20	10.94	11.69	12.46	13.33
9～10	9.18	9.75	10.34	11.10	11.86	12.65	13.52
10～11	9.33	9.90	10.50	11.28	12.06	12.87	13.74
11～12	9.44	10.03	10.64	11.43	12.23	13.05	13.92
2年0～6月未満	9.97	10.59	11.26	12.07	12.91	13.81	14.74
6～12	10.80	11.46	12.18	13.01	13.92	14.97	16.04
3年0～6月未満	11.59	12.28	13.06	13.97	14.99	16.14	17.36
6～12	12.34	13.09	13.93	14.92	16.05	17.33	18.71
4年0～6月未満	13.10	13.90	14.82	15.90	17.16	18.60	20.17
6～12	13.86	14.72	15.72	16.91	18.30	19.93	21.71
5年0～6月未満	14.63	15.56	16.65	17.96	19.52	21.38	23.40
6～12	15.27	16.32	17.48	18.93	20.70	22.85	25.50
6年0～6月未満	15.93	17.14	18.38	19.87	21.94	24.67	28.03

年・月・日齢	女子 パーセンタイル値 3	10	25	50 中央値	75	90	97
出生時	2.25	2.50	2.72	2.95	3.21	3.46	3.73
1日	2.18	2.41	2.62	2.84	3.09	3.33	3.58
2日	2.15	2.38	2.58	2.80	3.04	3.28	3.53
3日	2.15	2.39	2.59	2.81	3.05	3.29	3.54
4日	2.17	2.41	2.61	2.83	3.07	3.31	3.56
5日	2.20	2.43	2.64	2.86	3.11	3.34	3.60
6日	2.24	2.47	2.67	2.90	3.15	3.39	3.65
7日	2.28	2.52	2.72	2.95	3.20	3.45	3.70
30日	3.10	3.44	3.70	4.01	4.35	4.64	4.87
0年1～2月未満	3.69	4.00	4.29	4.64	5.03	5.33	5.63
2～3	4.44	4.83	5.17	5.57	6.03	6.40	6.81
3～4	5.05	5.45	5.82	6.24	6.75	7.17	7.68
4～5	5.53	5.91	6.31	6.75	7.29	7.76	8.29
5～6	5.90	6.30	6.72	7.18	7.74	8.25	8.80
6～7	6.23	6.62	7.06	7.54	8.12	8.67	9.23
7～8	6.44	6.85	7.31	7.82	8.40	8.98	9.53
8～9	6.62	7.05	7.53	8.05	8.64	9.22	9.78
9～10	6.78	7.22	7.72	8.26	8.85	9.42	10.00
10～11	6.96	7.40	7.91	8.46	9.06	9.64	10.21
11～12	7.14	7.59	8.12	8.67	9.28	9.85	10.45
1年0～1月未満	7.33	7.79	8.32	8.88	9.49	10.06	10.73
1～2	7.50	7.97	8.52	9.07	9.68	10.30	10.98
2～3	7.66	8.14	8.68	9.26	9.88	10.51	11.22
3～4	7.82	8.31	8.84	9.45	10.09	10.74	11.46
4～5	7.98	8.48	9.00	9.65	10.30	10.97	11.71
5～6	8.14	8.65	9.16	9.84	10.51	11.19	11.95
6～7	8.30	8.82	9.34	10.04	10.72	11.42	12.20
7～8	8.45	8.97	9.50	10.22	10.91	11.63	12.42
8～9	8.60	9.14	9.68	10.40	11.12	11.85	12.66
9～10	8.73	9.28	9.83	10.57	11.30	12.05	12.87
10～11	8.89	9.44	10.00	10.76	11.51	12.28	13.10
11～12	9.03	9.60	10.17	10.95	11.72	12.51	13.33
2年0～6月未満	9.45	10.07	10.77	11.53	12.38	13.26	14.17
6～12	10.22	10.95	11.68	12.51	13.46	14.51	15.57
3年0～6月未満	11.03	11.78	12.58	13.49	14.54	15.72	16.92
6～12	11.80	12.62	13.49	14.49	15.65	16.97	18.33
4年0～6月未満	12.57	13.46	14.41	15.50	16.79	18.27	19.84
6～12	13.33	14.29	15.32	16.52	17.96	19.62	21.37
5年0～6月未満	14.07	15.10	16.23	17.55	19.31	21.09	23.29
6～12	14.81	15.93	17.16	18.62	20.66	22.84	25.39
6年0～6月未満	15.49	16.71	18.06	19.69	22.06	24.64	27.71

身体発育曲線（体重）(平成12年)

● 男子

● 女子

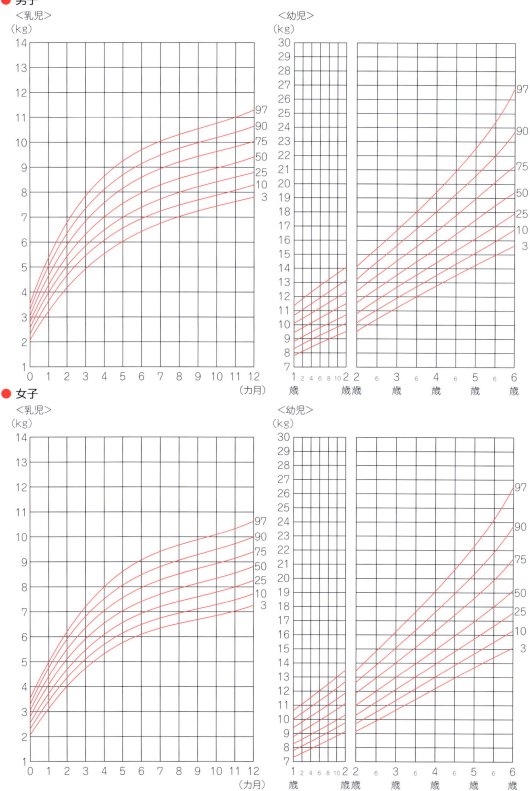

② **身長**（平成12年） (cm)

年・月・日齢	男子						
	パーセンタイル値						
	3	10	25	50 中央値	75	90	97
出生時	44.9	46.5	47.7	49.0	50.1	51.0	52.0
30日	49.5	51.2	52.5	54.0	55.3	56.5	57.7
0年1～2月未満	51.6	53.2	54.6	56.2	57.6	58.8	60.0
2～3	55.0	56.4	58.0	59.9	61.2	62.5	63.8
3～4	57.8	59.4	61.1	62.9	64.3	65.6	67.0
4～5	60.6	62.1	63.6	65.3	66.7	68.0	69.5
5～6	62.6	64.0	65.4	67.0	68.5	69.8	71.4
6～7	64.0	65.4	66.9	68.5	70.0	71.3	73.0
7～8	65.1	66.6	68.1	69.7	71.2	72.6	74.3
8～9	66.2	67.7	69.2	70.9	72.4	73.8	75.5
9～10	67.3	68.8	70.3	72.0	73.6	75.0	76.6
10～11	68.4	69.9	71.5	73.2	74.8	76.2	77.8
11～12	69.5	71.0	72.6	74.4	76.0	77.4	78.9
1年0～1月未満	70.4	72.0	73.6	75.4	77.0	78.5	79.9
1～2	71.5	73.1	74.7	76.5	78.1	79.6	81.1
2～3	72.4	74.0	75.6	77.5	79.1	80.6	82.1
3～4	73.3	74.9	76.6	78.4	80.1	81.6	83.1
4～5	74.1	75.8	77.5	79.4	81.1	82.6	84.1
5～6	74.9	76.6	78.3	80.2	82.0	83.5	85.1
6～7	75.8	77.5	79.2	81.1	82.9	84.5	86.0
7～8	76.6	78.3	80.1	82.1	83.8	85.4	87.0
8～9	77.5	79.3	81.1	83.0	84.8	86.5	88.1
9～10	78.3	80.1	81.9	83.9	85.7	87.4	89.0
10～11	79.2	81.0	82.8	84.8	86.7	88.3	90.0
11～12	80.1	81.9	83.8	85.8	87.7	89.4	91.0
2年0～6月未満	81.2	83.1	85.0	87.1	89.0	90.9	92.6
6～12	85.0	86.9	88.8	91.0	93.2	95.2	97.2
3年0～6月未満	88.3	90.3	92.3	94.6	97.0	99.2	101.4
6～12	91.5	93.6	95.8	98.2	100.9	103.3	105.7
4年0～6月未満	94.5	96.8	99.1	101.6	104.5	107.2	109.8
6～12	97.4	99.8	102.2	104.9	108.1	110.9	113.7
5年0～6月未満	100.2	102.7	105.3	108.1	111.4	114.4	117.4
6～12	103.1	105.8	108.4	111.4	114.9	118.0	121.1
6年0～6月未満	106.2	109.0	111.8	114.9	118.6	121.8	125.1

年・月・日齢	女子						
	パーセンタイル値						
	3	10	25	50 中央値	75	90	97
出生時	45.0	46.1	47.3	48.5	49.7	50.9	52.0
30日	49.1	50.2	51.3	52.6	53.9	55.0	56.1
0年1～2月未満	51.2	52.3	53.5	54.8	56.1	57.2	58.4
2～3	54.5	55.7	57.0	58.4	59.8	61.1	62.3
3～4	57.1	58.5	59.9	61.4	63.0	64.3	65.7
4～5	59.1	60.6	62.0	63.7	65.3	66.8	68.2
5～6	61.0	62.4	63.8	65.4	67.0	68.5	69.9
6～7	62.6	64.0	65.4	66.9	68.5	69.8	71.2
7～8	63.9	65.3	66.6	68.1	69.7	71.0	72.4
8～9	65.2	66.5	67.9	69.3	70.8	72.1	73.5
9～10	66.3	67.7	69.0	70.5	71.9	73.3	74.6
10～11	67.4	68.8	70.1	71.6	73.1	74.5	75.8
11～12	68.5	69.8	71.2	72.7	74.2	75.6	77.0
1年0～1月未満	69.5	70.9	72.3	73.8	75.4	76.8	78.2
1～2	70.5	71.9	73.3	74.9	76.5	78.0	79.4
2～3	71.4	72.9	74.3	76.0	77.6	79.1	80.5
3～4	72.3	73.8	75.3	77.0	78.7	80.2	81.7
4～5	73.2	74.8	76.3	78.0	79.7	81.3	82.8
5～6	74.2	75.8	77.3	79.1	80.8	82.3	83.9
6～7	75.2	76.7	78.3	80.0	81.8	83.3	84.9
7～8	76.1	77.7	79.2	81.0	82.7	84.3	85.9
8～9	77.0	78.5	80.1	81.9	83.6	85.2	86.7
9～10	77.8	79.4	80.9	82.7	84.5	86.1	87.6
10～11	78.6	80.2	81.8	83.6	85.4	87.0	88.6
11～12	79.4	81.0	82.6	84.4	86.2	87.9	89.5
2年0～6月未満	80.7	82.4	84.1	86.0	87.9	89.7	91.4
6～12	84.2	86.0	87.8	89.9	92.0	94.0	96.0
3年0～6月未満	87.6	89.5	91.5	93.7	95.9	98.3	100.4
6～12	90.9	92.9	95.1	97.4	99.7	102.3	104.6
4年0～6月未満	94.1	96.3	98.5	101.0	103.5	106.1	108.5
6～12	96.9	99.3	101.7	104.3	106.9	109.5	111.9
5年0～6月未満	99.8	102.3	104.8	107.6	110.4	112.9	115.4
6～12	102.6	105.2	107.9	110.8	113.7	116.4	119.0
6年0～6月未満	105.2	108.0	110.7	113.8	116.9	119.6	122.4

身体発育曲線（身長）（平成12年）

● 男子

● 女子

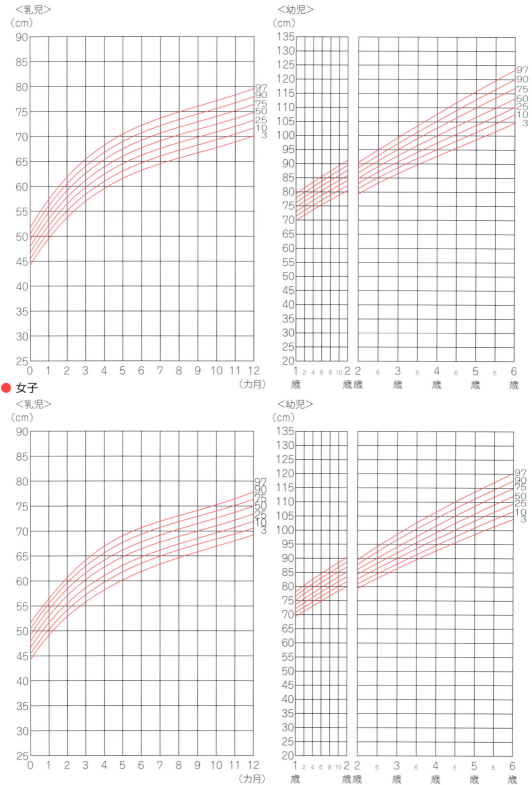

③ **胸囲** (平成12年) (cm)

年・月・日齢	男子						
	パーセンタイル値						
	3	10	25	50 中央値	75	90	97
出生時	28.9	29.9	30.9	32.0	33.1	34.1	35.1
30日	32.8	33.8	34.7	35.9	37.1	38.2	39.4
0年1～2月未満	34.6	35.6	36.6	37.8	39.1	40.2	41.4
2～3	37.1	38.1	39.2	40.5	41.8	43.0	44.2
3～4	38.5	39.6	40.7	42.0	43.4	44.6	45.8
4～5	39.6	40.6	41.8	43.1	44.5	45.7	47.0
5～6	40.2	41.4	42.5	43.9	45.2	46.5	47.7
6～7	40.7	41.8	43.0	44.4	45.7	47.0	48.2
7～8	41.1	42.2	43.4	44.8	46.1	47.4	48.6
8～9	41.5	42.6	43.8	45.2	46.6	47.8	49.0
9～10	41.9	43.0	44.2	45.5	46.9	48.1	49.3
10～11	42.3	43.4	44.5	45.7	47.1	48.4	49.6
11～12	42.5	43.6	44.7	45.9	47.3	48.5	49.8
1年0～1月未満	42.7	43.8	44.9	46.2	47.6	48.8	50.1
1～2	42.9	44.0	45.2	46.4	47.8	49.0	50.4
2～3	43.2	44.3	45.4	46.7	48.0	49.3	50.6
3～4	43.4	44.5	45.6	46.9	48.3	49.5	50.9
4～5	43.7	44.8	45.9	47.2	48.5	49.8	51.2
5～6	43.9	45.0	46.1	47.4	48.7	50.0	51.5
6～7	44.1	45.2	46.3	47.6	48.9	50.3	51.7
7～8	44.3	45.4	46.5	47.8	49.2	50.5	52.0
8～9	44.5	45.6	46.7	48.0	49.4	50.7	52.2
9～10	44.7	45.8	46.9	48.2	49.6	51.0	52.5
10～11	44.9	46.0	47.1	48.4	49.8	51.2	52.7
11～12	45.0	46.2	47.3	48.5	49.9	51.4	52.9
2年0～6月未満	45.6	46.7	47.9	49.2	50.6	52.1	53.7
6～12	46.5	47.7	48.9	50.3	51.8	53.4	55.1
3年0～6月未満	47.4	48.7	49.9	51.3	53.0	54.6	56.5
6～12	48.2	49.4	50.7	52.2	54.0	55.7	57.8
4年0～6月未満	49.0	50.2	51.5	53.1	55.0	56.9	59.2
6～12	49.8	51.0	52.4	54.2	56.1	58.3	60.6
5年0～6月未満	50.4	51.7	53.2	55.0	57.2	59.5	61.9
6～12	50.9	52.3	53.9	55.9	58.3	60.7	63.2
6年0～6月未満	51.4	52.9	54.5	56.7	59.3	61.8	64.5

年・月・日齢	女子						
	パーセンタイル値						
	3	10	25	50 中央値	75	90	97
出生時	29.3	30.1	30.9	31.8	32.8	33.7	34.6
30日	32.8	33.6	34.4	35.4	36.4	37.3	38.5
0年1～2月未満	34.4	35.3	36.2	37.2	38.3	39.4	40.5
2～3	36.5	37.4	38.4	39.5	40.6	41.7	42.8
3～4	38.0	38.9	39.9	41.1	42.2	43.3	44.5
4～5	38.9	39.9	40.9	42.1	43.3	44.4	45.6
5～6	39.5	40.5	41.5	42.7	44.0	45.1	46.4
6～7	39.9	40.9	42.0	43.2	44.4	45.6	46.9
7～8	40.3	41.3	42.4	43.6	44.8	46.0	47.3
8～9	40.8	41.8	42.8	44.0	45.2	46.4	47.8
9～10	41.1	42.1	43.1	44.3	45.5	46.7	48.1
10～11	41.3	42.3	43.4	44.6	45.8	47.1	48.4
11～12	41.6	42.6	43.6	44.8	46.1	47.3	48.7
1年0～1月未満	41.8	42.8	43.9	45.1	46.4	47.7	49.1
1～2	42.1	43.1	44.1	45.4	46.7	48.0	49.4
2～3	42.3	43.3	44.4	45.6	46.9	48.3	49.7
3～4	42.5	43.5	44.6	45.8	47.2	48.5	49.9
4～5	42.7	43.7	44.8	46.0	47.4	48.8	50.1
5～6	42.9	43.9	45.0	46.2	47.6	49.0	50.4
6～7	43.1	44.1	45.2	46.5	47.8	49.2	50.6
7～8	43.3	44.3	45.4	46.7	48.1	49.5	50.9
8～9	43.5	44.5	45.6	46.9	48.3	49.7	51.1
9～10	43.7	44.7	45.8	47.1	48.5	49.9	51.3
10～11	43.8	44.9	46.0	47.2	48.6	50.1	51.6
11～12	43.9	45.0	46.1	47.4	48.8	50.3	51.8
2年0～6月未満	44.5	45.5	46.7	48.0	49.4	51.0	52.4
6～12	45.2	46.3	47.5	48.9	50.3	52.0	53.6
3年0～6月未満	46.0	47.2	48.5	49.8	51.3	53.1	54.8
6～2	46.9	48.1	49.4	50.8	52.3	54.2	56.0
4年0～6月未満	47.8	49.0	50.4	51.8	53.3	55.4	57.6
6～12	48.7	49.9	51.3	52.7	54.4	56.7	59.1
5年0～6月未満	49.5	50.8	52.2	53.7	55.5	58.0	60.6
6～12	50.4	51.7	53.1	54.6	56.7	59.3	62.1
6年0～6月未満	51.3	52.6	54.1	55.7	57.9	60.7	63.6

身体発育曲線（胸囲） (平成12年)

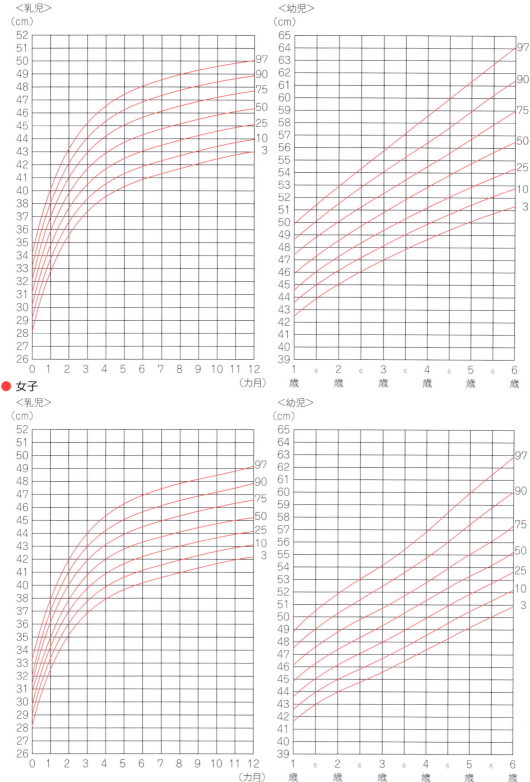

④ 頭囲（平成12年） (cm)

年・月・日齢	男子 パーセンタイル値							年・月・日齢	女子 パーセンタイル値						
	3	10	25	50 中央値	75	90	97		3	10	25	50 中央値	75	90	97
出生時	31.2	31.9	32.7	33.5	34.3	35.1	35.8	出生時	30.4	31.3	32.2	33.0	33.8	34.6	35.3
30日	34.2	35.0	36.0	36.8	37.6	38.4	39.2	30日	33.5	34.4	35.2	36.0	36.8	37.6	38.3
0年1～2月未満	35.3	36.2	37.2	38.0	38.8	39.6	40.4	0年1～2月未満	34.8	35.6	36.3	37.1	37.9	38.7	39.4
2～3	37.0	38.0	39.0	39.8	40.7	41.4	42.2	2～3	36.5	37.2	37.9	38.8	39.6	40.3	41.1
3～4	38.5	39.5	40.5	41.3	42.2	42.9	43.7	3～4	37.8	38.5	39.3	40.1	40.9	41.6	42.4
4～5	39.8	40.7	41.5	42.3	43.2	43.9	44.7	4～5	38.8	39.5	40.3	41.1	41.9	42.6	43.4
5～6	40.5	41.5	42.2	43.1	43.9	44.7	45.4	5～6	39.6	40.3	41.1	41.9	42.7	43.5	44.2
6～7	41.1	42.1	42.8	43.7	44.5	45.3	46.1	6～7	40.3	41.0	41.8	42.6	43.4	44.2	44.9
7～8	41.7	42.6	43.4	44.3	45.1	45.9	46.7	7～8	40.8	41.5	42.3	43.1	44.0	44.7	45.4
8～9	42.3	43.2	44.0	44.9	45.7	46.5	47.3	8～9	41.3	42.0	42.8	43.6	44.5	45.2	46.0
9～10	42.7	43.6	44.4	45.3	46.2	46.9	47.7	9～10	41.6	42.4	43.1	44.0	44.9	45.7	46.4
10～11	43.1	43.9	44.7	45.7	46.5	47.3	48.1	10～11	41.9	42.7	43.5	44.4	45.3	46.1	46.9
11～12	43.4	44.2	45.1	46.0	46.9	47.7	48.5	11～12	42.2	43.0	43.8	44.7	45.6	46.5	47.3
1年0～1月未満	43.6	44.5	45.3	46.2	47.2	48.0	48.8	1年0～1月未満	42.5	43.3	44.1	45.0	46.0	46.9	47.7
1～2	43.9	44.7	45.6	46.5	47.4	48.3	49.1	1～2	42.8	43.6	44.5	45.4	46.4	47.2	48.1
2～3	44.1	44.9	45.8	46.7	47.7	48.5	49.4	2～3	43.1	43.9	44.7	45.7	46.6	47.5	48.4
3～4	44.3	45.1	46.0	46.9	47.9	48.7	49.6	3～4	43.3	44.1	44.9	45.9	46.9	47.8	48.6
4～5	44.5	45.4	46.2	47.2	48.1	49.0	49.8	4～5	43.5	44.3	45.2	46.2	47.1	48.0	48.9
5～6	44.7	45.6	46.4	47.4	48.3	49.2	50.0	5～6	43.6	44.5	45.4	46.4	47.3	48.2	49.1
6～7	44.9	45.7	46.6	47.5	48.5	49.4	50.2	6～7	43.8	44.7	45.6	46.5	47.5	48.4	49.3
7～8	45.0	45.9	46.8	47.7	48.7	49.5	50.4	7～8	43.9	44.8	45.7	46.7	47.7	48.6	49.4
8～9	45.2	46.0	46.9	47.9	48.8	49.7	50.5	8～9	44.1	45.0	45.9	46.8	47.8	48.7	49.6
9～10	45.3	46.2	47.0	48.0	49.0	49.8	50.7	9～10	44.3	45.1	46.0	47.0	48.0	48.8	49.7
10～11	45.4	46.3	47.2	48.1	49.1	49.9	50.8	10～11	44.4	45.3	46.1	47.1	48.1	49.0	49.9
11～12	45.6	46.4	47.3	48.2	49.2	50.1	50.9	11～12	44.5	45.4	46.2	47.2	48.2	49.1	50.0
2年0～6月未満	46.0	46.8	47.6	48.6	49.5	50.4	51.2	2年0～6月未満	45.0	45.8	46.6	47.5	48.6	49.5	50.3
6～12	46.5	47.4	48.2	49.1	50.1	50.9	51.7	6～12	45.6	46.4	47.2	48.1	49.1	50.0	50.9
3年0～6月未満	47.0	47.8	48.6	49.6	50.5	51.4	52.2	3年0～6月未満	46.1	46.9	47.8	48.6	49.7	50.6	51.5
6～12	47.3	48.2	49.0	50.0	50.9	51.8	52.6	6～12	46.6	47.4	48.2	49.1	50.2	51.1	52.0
4年0～6月未満	47.7	48.5	49.4	50.4	51.3	52.2	53.0	4年0～6月未満	47.0	47.8	48.6	49.6	50.6	51.6	52.5
6～12	48.0	48.9	49.7	50.7	51.7	52.5	53.4	6～12	47.3	48.2	49.0	49.9	51.0	52.0	52.9
5年0～6月未満	48.3	49.2	50.1	51.0	52.0	52.9	53.8	5年0～6月未満	47.7	48.5	49.4	50.3	51.4	52.4	53.3
6～12	48.6	49.4	50.3	51.3	52.3	53.2	54.1	6～12	48.0	48.8	49.7	50.6	51.7	52.7	53.7
6年0～6月未満	48.8	49.7	50.6	51.6	52.6	53.5	54.4	6年0～6月未満	48.2	49.0	49.9	50.9	52.0	53.0	54.0

身体発育曲線（頭囲） (平成12年)

● 男子

● 女子

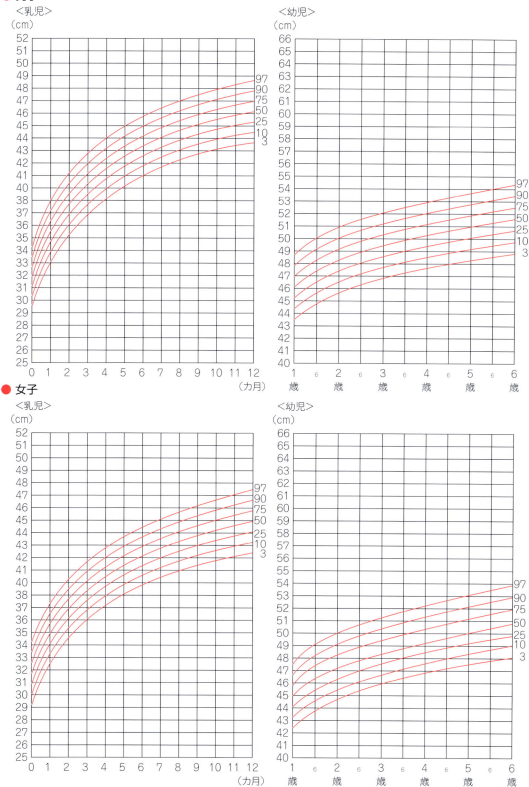

2）乳幼児身体発育調査結果にもとづく身体発育値・曲線
2．平成22年乳幼児身体発育値（パーセンタイル値）

（平成22年厚生労働省乳幼児身体発育調査）

① 体重（平成22年） (kg)

年・月・日齢	男子 パーセンタイル値							年・月・日齢	女子 パーセンタイル値						
	3	10	25	50 中央値	75	90	97		3	10	25	50 中央値	75	90	97
出生時	2.10	2.45	2.72	3.00	3.27	3.50	3.76	出生時	2.13	2.41	2.66	2.94	3.18	3.41	3.67
1日	2.06	2.39	2.62	2.89	3.14	3.38	3.63	1日	2.07	2.34	2.56	2.81	3.06	3.28	3.53
2日	2.01	2.33	2.57	2.84	3.09	3.33	3.56	2日	2.04	2.29	2.51	2.76	2.99	3.22	3.46
3日	2.00	2.33	2.58	2.84	3.10	3.35	3.59	3日	2.03	2.28	2.51	2.76	3.00	3.23	3.47
4日	2.03	2.36	2.60	2.88	3.14	3.38	3.62	4日	2.05	2.31	2.54	2.79	3.04	3.26	3.50
5日	2.04	2.35	2.62	2.90	3.17	3.42	3.65	5日	2.03	2.31	2.54	2.81	3.06	3.28	3.54
30日	3.00	3.37	3.74	4.13	4.51	4.85	5.17	30日	2.90	3.22	3.54	3.89	4.23	4.54	4.84
0年1～2月未満	3.53	3.94	4.35	4.79	5.22	5.59	5.96	0年1～2月未満	3.39	3.73	4.08	4.47	4.86	5.20	5.54
2～3	4.41	4.88	5.34	5.84	6.33	6.76	7.18	2～3	4.19	4.58	4.97	5.42	5.86	6.27	6.67
3～4	5.12	5.61	6.10	6.63	7.16	7.62	8.07	3～4	4.84	5.25	5.67	6.15	6.64	7.08	7.53
4～5	5.67	6.17	6.67	7.22	7.76	8.25	8.72	4～5	5.35	5.77	6.21	6.71	7.23	7.70	8.18
5～6	6.10	6.60	7.10	7.66	8.21	8.71	9.20	5～6	5.74	6.17	6.62	7.14	7.67	8.17	8.67
6～7	6.44	6.94	7.44	8.00	8.56	9.07	9.57	6～7	6.06	6.49	6.95	7.47	8.02	8.53	9.05
7～8	6.73	7.21	7.71	8.27	8.84	9.36	9.87	7～8	6.32	6.75	7.21	7.75	8.31	8.83	9.37
8～9	6.96	7.44	7.94	8.50	9.08	9.61	10.14	8～9	6.53	6.97	7.43	7.97	8.54	9.08	9.63
9～10	7.16	7.64	8.13	8.70	9.29	9.83	10.37	9～10	6.71	7.15	7.62	8.17	8.74	9.29	9.85
10～11	7.34	7.81	8.31	8.88	9.48	10.03	10.59	10～11	6.86	7.31	7.78	8.34	8.93	9.49	10.06
11～12	7.51	7.98	8.48	9.06	9.67	10.23	10.82	11～12	7.02	7.46	7.95	8.51	9.11	9.68	10.27
1年0～1月未満	7.68	8.15	8.65	9.24	9.86	10.44	11.04	1年0～1月未満	7.16	7.62	8.11	8.68	9.29	9.87	10.48
1～2	7.85	8.32	8.83	9.42	10.05	10.65	11.28	1～2	7.31	7.77	8.27	8.85	9.47	10.07	10.69
2～3	8.02	8.49	9.00	9.60	10.25	10.86	11.51	2～3	7.46	7.93	8.43	9.03	9.66	10.27	10.90
3～4	8.19	8.67	9.18	9.79	10.44	11.08	11.75	3～4	7.61	8.08	8.60	9.20	9.85	10.47	11.12
4～5	8.36	8.84	9.35	9.97	10.64	11.29	11.98	4～5	7.75	8.24	8.76	9.38	10.04	10.67	11.33
5～6	8.53	9.01	9.53	10.16	10.84	11.51	12.23	5～6	7.90	8.39	8.93	9.55	10.23	10.87	11.55
6～7	8.70	9.18	9.71	10.35	11.04	11.73	12.47	6～7	8.05	8.55	9.09	9.73	10.42	11.08	11.77
7～8	8.86	9.35	9.89	10.53	11.25	11.95	12.71	7～8	8.20	8.71	9.26	9.91	10.61	11.28	11.99
8～9	9.03	9.52	10.06	10.72	11.45	12.17	12.96	8～9	8.34	8.86	9.43	10.09	10.81	11.49	12.21
9～10	9.19	9.69	10.24	10.91	11.65	12.39	13.20	9～10	8.49	9.02	9.59	10.27	11.00	11.70	12.44
10～11	9.36	9.86	10.41	11.09	11.85	12.61	13.45	10～11	8.64	9.18	9.76	10.46	11.20	11.92	12.67
11～12	9.52	10.03	10.59	11.28	12.06	12.83	13.69	11～12	8.78	9.34	9.93	10.64	11.40	12.13	12.90
2年0～6月未満	10.06	10.60	11.19	11.93	12.76	13.61	14.55	2年0～6月未満	9.30	9.89	10.53	11.29	12.11	12.90	13.73
6～12	10.94	11.51	12.17	12.99	13.93	14.90	16.01	6～12	10.18	10.85	11.56	12.43	13.36	14.27	15.23
3年0～6月未満	11.72	12.35	13.07	13.99	15.04	16.15	17.43	3年0～6月未満	11.04	11.76	12.56	13.53	14.59	15.64	16.76
6～12	12.42	13.10	13.89	14.90	16.00	17.34	18.82	6～12	11.83	12.61	13.49	14.56	15.75	16.95	18.27
4年0～6月未満	13.07	13.80	14.65	15.76	17.08	18.51	20.24	4年0～6月未満	12.56	13.39	14.33	15.51	16.84	18.21	19.73
6～12	13.71	14.50	15.42	16.62	18.09	19.71	21.72	6～12	13.27	14.15	15.15	16.41	17.89	19.43	21.20
5年0～6月未満	14.37	15.23	16.24	17.56	19.17	20.95	23.15	5年0～6月未満	14.01	14.92	15.97	17.32	18.93	20.65	22.69
6～12	15.03	16.02	17.17	18.63	20.36	22.19	24.33	6～12	14.81	15.75	16.84	18.27	20.00	21.91	24.22
6年0～6月未満	15.55	16.84	18.24	19.91	21.70	23.43	25.25	6年0～6月未満	15.71	16.68	17.81	19.31	21.15	23.21	25.77

身体発育曲線（体重）(平成22年)

● 男子

● 女子

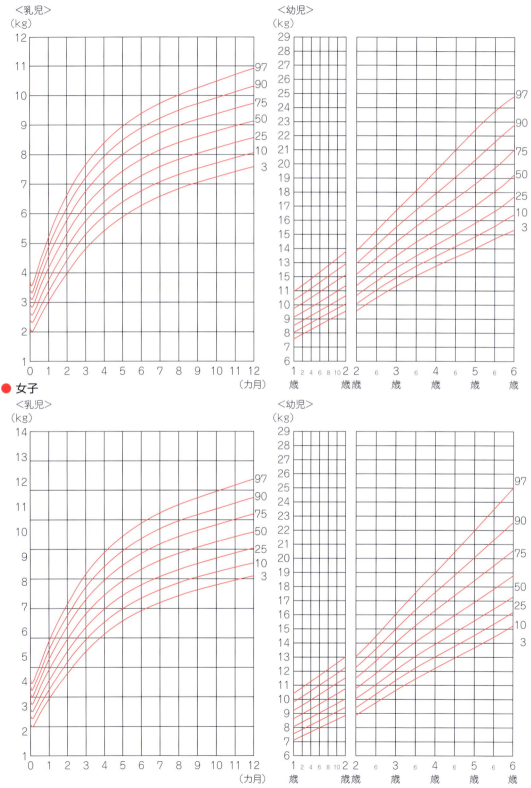

② 身長（平成22年） (cm)

年・月・日齢	男子 パーセンタイル値							年・月・日齢	女子 パーセンタイル値						
	3	10	25	50 中央値	75	90	97		3	10	25	50 中央値	75	90	97
出生時	44.0	46.0	47.4	49.0	50.2	51.5	52.6	出生時	44.0	45.5	47.0	48.5	50.0	51.0	52.0
30日	48.7	50.4	51.9	53.5	55.0	56.3	57.4	30日	48.1	49.7	51.1	52.7	54.1	55.3	56.4
0年1～2月未満	50.9	52.5	54.0	55.6	57.1	58.4	59.6	0年1～2月未満	50.0	51.6	53.1	54.6	56.1	57.3	58.4
2～3	54.5	56.1	57.5	59.1	60.6	62.0	63.2	2～3	53.3	54.9	56.4	57.9	59.4	60.6	61.7
3～4	57.5	59.0	60.4	62.0	63.5	64.8	66.1	3～4	56.0	57.6	59.1	60.7	62.1	63.4	64.5
4～5	59.9	61.3	62.8	64.3	65.8	67.2	68.5	4～5	58.2	59.9	61.4	63.0	64.4	65.7	66.8
5～6	61.9	63.3	64.7	66.2	67.7	69.1	70.4	5～6	60.1	61.8	63.3	64.9	66.3	67.6	68.7
6～7	63.6	64.9	66.3	67.9	69.4	70.8	72.1	6～7	61.7	63.4	64.9	66.5	68.0	69.2	70.4
7～8	65.0	66.4	67.8	69.3	70.9	72.2	73.6	7～8	63.1	64.8	66.3	67.9	69.4	70.7	71.9
8～9	66.3	67.7	69.0	70.6	72.2	73.6	75.0	8～9	64.4	66.0	67.6	69.2	70.7	72.0	73.2
9～10	67.4	68.8	70.2	71.8	73.3	74.8	76.2	9～10	65.5	67.1	68.7	70.4	71.9	73.2	74.5
10～11	68.4	69.8	71.2	72.8	74.4	75.9	77.4	10～11	66.5	68.1	69.7	71.4	73.0	74.3	75.6
11～12	69.4	70.8	72.2	73.8	75.5	77.0	78.5	11～12	67.4	69.1	70.7	72.4	74.0	75.4	76.7
1年0～1月未満	70.3	71.7	73.2	74.8	76.5	78.0	79.6	1年0～1月未満	68.3	70.0	71.7	73.4	75.0	76.4	77.8
1～2	71.2	72.7	74.1	75.8	77.5	79.1	80.6	1～2	69.3	71.0	72.6	74.4	76.0	77.5	78.9
2～3	72.1	73.6	75.1	76.8	78.5	80.1	81.7	2～3	70.2	71.9	73.6	75.3	77.0	78.5	79.9
3～4	73.0	74.5	76.0	77.7	79.5	81.1	82.8	3～4	71.1	72.9	74.5	76.3	78.0	79.6	81.0
4～5	73.9	75.4	77.0	78.7	80.5	82.2	83.8	4～5	72.1	73.8	75.5	77.3	79.0	80.6	82.1
5～6	74.8	76.3	77.9	79.7	81.5	83.2	84.8	5～6	73.0	74.7	76.4	78.2	80.0	81.6	83.2
6～7	75.6	77.2	78.8	80.6	82.5	84.2	85.9	6～7	73.9	75.6	77.3	79.2	81.0	82.7	84.2
7～8	76.5	78.1	79.7	81.5	83.4	85.1	86.9	7～8	74.8	76.5	78.2	80.1	82.0	83.7	85.3
8～9	77.3	78.9	80.6	82.4	84.4	86.1	87.9	8～9	75.7	77.4	79.2	81.1	83.0	84.7	86.3
9～10	78.1	79.8	81.4	83.3	85.3	87.1	88.8	9～10	76.6	78.3	80.0	82.0	83.9	85.6	87.4
10～11	78.9	80.6	82.3	84.2	86.2	88.0	89.8	10～11	77.5	79.2	80.9	82.9	84.8	86.6	88.4
11～12	79.7	81.4	83.1	85.1	87.1	88.9	90.7	11～12	78.3	80.0	81.8	83.8	85.7	87.6	89.4
2年0～6月未満	81.1	82.9	84.6	86.7	88.7	90.6	92.5	2年0～6月未満	79.8	81.5	83.3	85.3	87.4	89.3	91.2
6～12	85.2	87.0	89.0	91.1	93.3	95.4	97.4	6～12	84.1	85.8	87.7	89.8	92.0	94.1	96.3
3年0～6月未満	88.8	90.7	92.8	95.1	97.4	99.6	101.8	3年0～6月未満	87.7	89.6	91.5	93.8	96.2	98.4	100.6
6～12	92.0	94.1	96.2	98.6	101.1	103.4	105.8	6～12	90.9	92.9	95.0	97.4	99.9	102.2	104.5
4年0～6月未満	95.0	97.1	99.3	101.8	104.5	107.0	109.5	4年0～6月未満	93.8	96.0	98.3	100.8	103.4	105.7	108.1
6～12	97.8	100.0	102.3	104.9	107.7	110.3	113.0	6～12	96.5	99.0	101.4	104.1	106.7	109.1	111.4
5年0～6月未満	100.5	102.8	105.2	108.0	111.0	113.7	116.5	5年0～6月未満	99.1	101.8	104.5	107.3	110.1	112.5	114.8
6～12	103.3	105.8	108.4	111.3	114.3	117.1	119.9	6～12	101.6	104.7	107.6	110.6	113.4	115.9	118.2
6年0～6月未満	106.2	109.0	111.8	114.9	118.0	120.8	123.6	6年0～6月未満	104.2	107.6	110.8	114.0	116.9	119.4	121.7

身体発育曲線（身長）(平成22年)

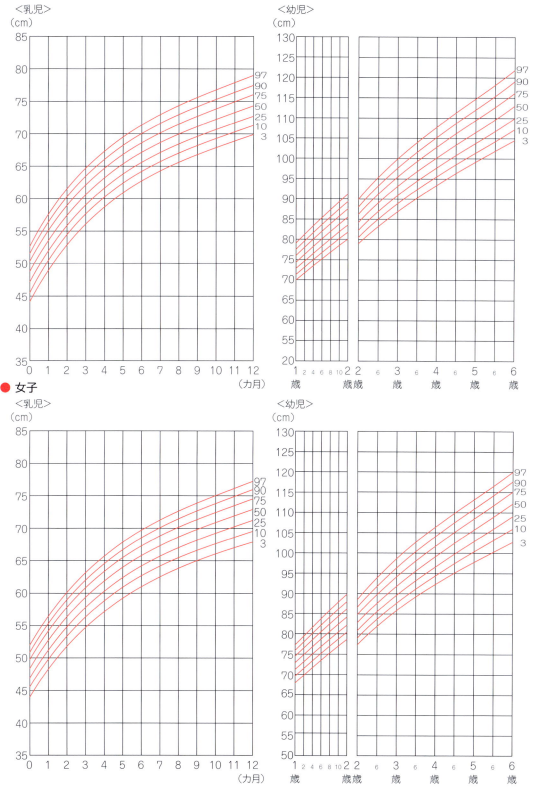

③ 胸囲 (平成22年)

(cm)

年・月・日齢	男子 パーセンタイル値							年・月・日齢	女子 パーセンタイル値						
	3	10	25	50 中央値	75	90	97		3	10	25	50 中央値	75	90	97
出生時	27.7	29.3	30.5	32.0	33.0	34.0	35.0	出生時	27.9	29.2	30.4	31.6	32.7	33.6	34.5
30日	31.8	33.2	34.5	35.8	37.1	38.2	39.3	30日	31.4	32.7	33.9	35.1	36.3	37.4	38.4
0年1～2月未満	33.5	34.8	36.1	37.5	38.9	40.0	41.1	0年1～2月未満	32.9	34.1	35.3	36.6	37.9	39.0	40.0
2～3	36.0	37.4	38.7	40.1	41.5	42.7	43.8	2～3	35.1	36.4	37.6	38.9	40.2	41.4	42.5
3～4	37.8	39.1	40.4	41.8	43.2	44.5	45.7	3～4	36.8	38.0	39.2	40.5	41.9	43.0	44.2
4～5	39.0	40.3	41.5	42.9	44.3	45.6	46.8	4～5	37.9	39.1	40.3	41.6	43.0	44.2	45.4
5～6	39.8	41.0	42.2	43.6	45.0	46.3	47.6	5～6	38.7	39.9	41.0	42.4	43.7	44.9	46.2
6～7	40.4	41.6	42.8	44.1	45.5	46.8	48.1	6～7	39.3	40.4	41.6	42.9	44.3	45.5	46.8
7～8	41.0	42.1	43.2	44.6	46.0	47.2	48.6	7～8	39.8	40.9	42.1	43.4	44.7	46.0	47.2
8～9	41.4	42.5	43.6	44.9	46.3	47.6	48.9	8～9	40.2	41.3	42.4	43.7	45.1	46.3	47.6
9～10	41.8	42.8	44.0	45.3	46.6	47.9	49.3	9～10	40.6	41.6	42.7	44.0	45.4	46.6	48.0
10～11	42.1	43.1	44.2	45.5	46.9	48.2	49.6	10～11	40.9	41.9	43.0	44.3	45.6	46.9	48.2
11～12	42.4	43.4	44.5	45.8	47.2	48.5	49.8	11～12	41.1	42.2	43.3	44.5	45.9	47.2	48.5
1年0～1月未満	42.7	43.7	44.8	46.1	47.4	48.7	50.1	1年0～1月未満	41.4	42.4	43.5	44.8	46.1	47.4	48.7
1～2	42.9	43.9	45.0	46.3	47.7	49.0	50.3	1～2	41.6	42.6	43.7	45.0	46.3	47.6	49.0
2～3	43.2	44.2	45.3	46.5	47.9	49.2	50.6	2～3	41.9	42.9	44.0	45.2	46.6	47.9	49.2
3～4	43.5	44.4	45.5	46.8	48.1	49.5	50.8	3～4	42.1	43.1	44.2	45.5	46.8	48.1	49.4
4～5	43.7	44.7	45.8	47.0	48.4	49.7	51.1	4～5	42.3	43.3	44.4	45.7	47.0	48.3	49.7
5～6	43.9	44.9	46.0	47.2	48.6	49.9	51.3	5～6	42.6	43.6	44.7	45.9	47.3	48.6	49.9
6～7	44.2	45.2	46.2	47.5	48.8	50.2	51.5	6～7	42.8	43.8	44.9	46.2	47.5	48.8	50.1
7～8	44.4	45.4	46.4	47.7	49.1	50.4	51.8	7～8	43.0	44.0	45.1	46.4	47.7	49.0	50.4
8～9	44.6	45.6	46.7	47.9	49.3	50.6	52.0	8～9	43.2	44.2	45.3	46.6	48.0	49.3	50.6
9～10	44.8	45.8	46.9	48.1	49.5	50.8	52.2	9～10	43.4	44.4	45.5	46.8	48.2	49.5	50.8
10～11	45.0	46.0	47.1	48.3	49.7	51.0	52.4	10～11	43.6	44.6	45.7	47.0	48.4	49.7	51.1
11～12	45.2	46.2	47.3	48.6	49.9	51.2	52.7	11～12	43.8	44.8	45.9	47.2	48.6	49.9	51.3
2年0～6月未満	45.9	46.9	47.9	49.2	50.6	52.0	53.4	2年0～6月未満	44.4	45.5	46.6	47.9	49.3	50.6	52.0
6～12	46.8	47.8	48.9	50.3	51.7	53.1	54.6	6～12	45.3	46.4	47.6	48.9	50.4	51.8	53.3
3年0～6月未満	47.6	48.7	49.8	51.2	52.7	54.2	55.8	3年0～6月未満	46.0	47.2	48.4	49.8	51.4	52.9	54.5
6～12	48.3	49.4	50.6	52.0	53.6	55.3	57.1	6～12	46.7	47.9	49.2	50.7	52.4	54.0	55.8
4年0～6月未満	49.0	50.1	51.4	52.9	54.6	56.4	58.4	4年0～6月未満	47.5	48.7	50.0	51.8	53.4	55.2	57.2
6～12	49.7	50.9	52.2	53.8	55.7	57.6	59.8	6～12	48.3	49.6	50.9	52.6	54.6	56.5	58.8
5年0～6月未満	50.3	51.6	53.0	54.8	56.8	58.8	61.2	5年0～6月未満	49.2	50.4	51.8	53.6	55.7	57.8	60.4
6～12	50.9	52.3	53.8	55.7	57.9	60.0	62.5	6～12	49.9	51.2	52.6	54.5	56.6	59.0	61.8
6年0～6月未満	51.5	53.0	54.7	56.7	58.9	61.2	63.6	6年0～6月未満	50.4	51.7	53.2	55.1	57.4	59.8	62.8

身体発育曲線（胸囲）(平成22年)

- 男子
- 女子

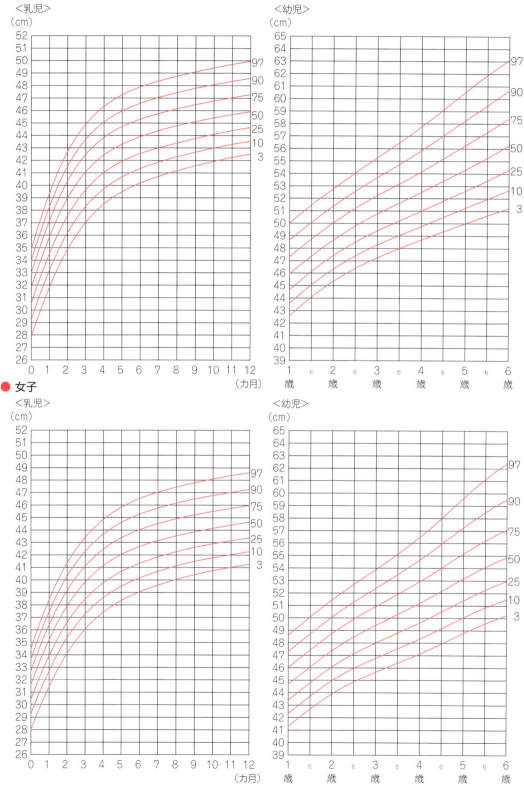

④ 頭囲（平成22年）　　(cm)

年・月・日齢	男子 パーセンタイル値							年・月・日齢	女子 パーセンタイル値						
	3	10	25	50 中央値	75	90	97		3	10	25	50 中央値	75	90	97
出生時	30.5	31.5	32.5	33.5	34.5	35.0	36.0	出生時	30.5	31.2	32.0	33.0	34.0	34.5	35.5
30日	33.8	34.7	35.7	36.7	37.6	38.3	39.1	30日	33.1	34.1	34.9	35.9	36.7	37.5	38.2
0年1～2月未満	35.1	36.1	37.0	38.0	38.9	39.6	40.4	0年1～2月未満	34.3	35.2	36.1	37.0	37.9	38.7	39.4
2～3	37.1	38.1	39.0	39.9	40.9	41.6	42.4	2～3	36.2	37.1	38.0	38.9	39.7	40.5	41.2
3～4	38.6	39.5	40.4	41.4	42.2	43.0	43.7	3～4	37.5	38.4	39.3	40.2	41.1	41.8	42.5
4～5	39.7	40.6	41.4	42.3	43.2	44.0	44.7	4～5	38.5	39.4	40.3	41.2	42.0	42.7	43.4
5～6	40.4	41.3	42.1	43.0	43.9	44.7	45.4	5～6	39.3	40.1	41.0	41.9	42.7	43.4	44.1
6～7	41.0	41.9	42.7	43.6	44.5	45.2	45.9	6～7	39.9	40.7	41.6	42.4	43.3	44.0	44.7
7～8	41.6	42.4	43.3	44.2	45.0	45.8	46.5	7～8	40.4	41.3	42.1	43.0	43.8	44.5	45.2
8～9	42.1	42.9	43.8	44.6	45.5	46.3	47.0	8～9	40.9	41.8	42.6	43.5	44.3	45.0	45.7
9～10	42.5	43.4	44.2	45.1	46.0	46.7	47.5	9～10	41.4	42.2	43.1	43.9	44.8	45.5	46.2
10～11	42.9	43.7	44.6	45.5	46.4	47.2	47.9	10～11	41.7	42.6	43.5	44.3	45.2	45.9	46.6
11～12	43.2	44.1	44.9	45.9	46.8	47.5	48.3	11～12	42.1	43.0	43.8	44.7	45.6	46.3	47.0
1年0～1月未満	43.5	44.4	45.3	46.2	47.1	47.9	48.7	1年0～1月未満	42.4	43.3	44.2	45.1	45.9	46.7	47.4
1～2	43.8	44.7	45.6	46.5	47.4	48.2	49.0	1～2	42.7	43.6	44.5	45.4	46.2	47.0	47.7
2～3	44.1	45.0	45.8	46.8	47.7	48.5	49.3	2～3	43.0	43.9	44.7	45.6	46.5	47.3	48.0
3～4	44.3	45.2	46.1	47.0	48.0	48.8	49.6	3～4	43.2	44.1	45.0	45.9	46.8	47.6	48.3
4～5	44.5	45.4	46.3	47.2	48.2	49.0	49.9	4～5	43.4	44.3	45.2	46.1	47.0	47.8	48.6
5～6	44.7	45.6	46.5	47.4	48.4	49.2	50.1	5～6	43.6	44.5	45.4	46.3	47.2	48.0	48.8
6～7	44.9	45.8	46.6	47.6	48.6	49.4	50.3	6～7	43.8	44.7	45.5	46.5	47.4	48.2	49.0
7～8	45.0	45.9	46.8	47.8	48.7	49.6	50.5	7～8	44.0	44.8	45.7	46.6	47.6	48.4	49.1
8～9	45.2	46.1	46.9	47.9	48.9	49.8	50.6	8～9	44.1	45.0	45.8	46.8	47.7	48.5	49.3
9～10	45.3	46.2	47.1	48.1	49.0	49.9	50.8	9～10	44.3	45.1	46.0	46.9	47.8	48.7	49.5
10～11	45.4	46.3	47.2	48.2	49.2	50.0	50.9	10～11	44.4	45.2	46.1	47.0	48.0	48.8	49.6
11～12	45.5	46.4	47.3	48.3	49.3	50.2	51.1	11～12	44.5	45.4	46.2	47.2	48.1	48.9	49.7
2年0～6月未満	45.9	46.8	47.7	48.7	49.7	50.6	51.5	2年0～6月未満	44.9	45.7	46.6	47.5	48.5	49.3	50.2
6～12	46.5	47.4	48.3	49.2	50.2	51.1	52.0	6～12	45.5	46.3	47.2	48.2	49.1	50.0	50.8
3年0～6月未満	47.0	47.9	48.7	49.7	50.7	51.6	52.5	3年0～6月未満	46.0	46.9	47.7	48.7	49.7	50.5	51.4
6～12	47.4	48.3	49.1	50.1	51.1	52.0	52.9	6～12	46.5	47.4	48.2	49.2	50.2	51.0	51.9
4年0～6月未満	47.8	48.6	49.5	50.5	51.4	52.3	53.2	4年0～6月未満	47.0	47.8	48.7	49.6	50.6	51.5	52.3
6～12	48.1	49.0	49.8	50.8	51.7	52.6	53.5	6～12	47.4	48.2	49.1	50.0	51.0	51.9	52.7
5年0～6月未満	48.4	49.2	50.1	51.0	52.0	52.9	53.8	5年0～6月未満	47.7	48.6	49.4	50.4	51.4	52.2	53.1
6～12	48.6	49.5	50.3	51.3	52.3	53.3	54.2	6～12	48.1	48.9	49.7	50.7	51.6	52.5	53.4
6年0～6月未満	48.8	49.7	50.6	51.6	52.7	53.7	54.7	6年0～6月未満	48.3	49.1	50.0	50.9	51.9	52.8	53.7

身体発育曲線（頭囲）(平成22年)

● 男子

● 女子

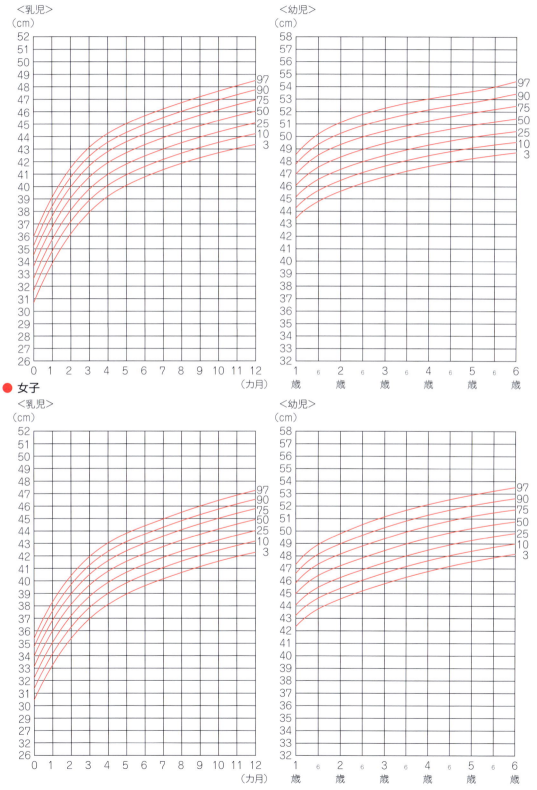

3) 横断的標準身長・体重曲線　cross-sectional growth chart
① 横断的標準身長・体重曲線（0〜18歳）
(2000年度乳幼児身体発育調査・学校保健統計調査)

● 男子（SD表示）

本成長曲線は，LMS法を用いて各年齢の分布を正規分布に変換して作成した。そのためSD値はZ値を示す。
-2.5SD, -3.0SDは，小児慢性特定疾病の成長ホルモン治療開始基準を示す。

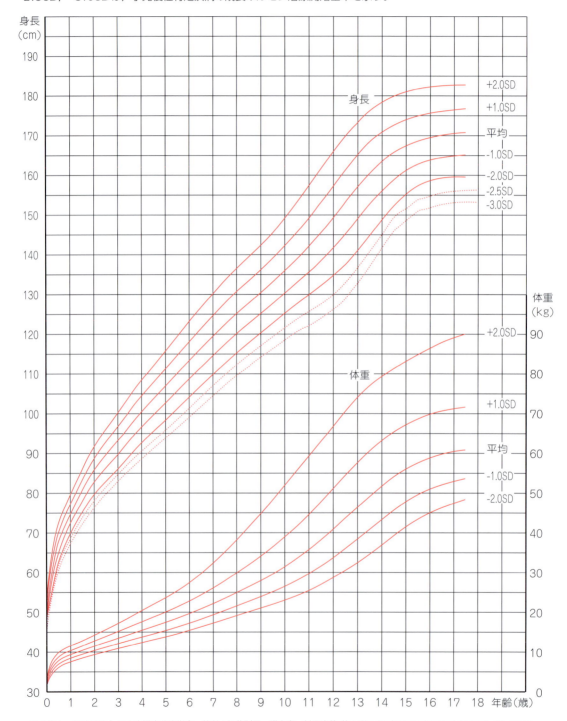

著作権：一般社団法人 日本小児内分泌学会, 著者：加藤則子, 磯島豪, 村田光範 他：Clin Pediatr Endocrinol 25：71-76, 2016
(日本小児内分泌学会HP：http://jspe.umin.jp/medical/files_chart/CGC_boy0-18_jpn.pdfより. アクセス日2018年2月6日))

(2000年度乳幼児身体発育調査・学校保健統計調査)

● 女子（SD表示）

本成長曲線は，LMS法を用いて各年齢の分布を正規分布に変換して作成した．そのためSD値はZ値を示す．
−2.5SD，−3.0SDは，小児慢性特定疾病の成長ホルモン治療開始基準を示す．

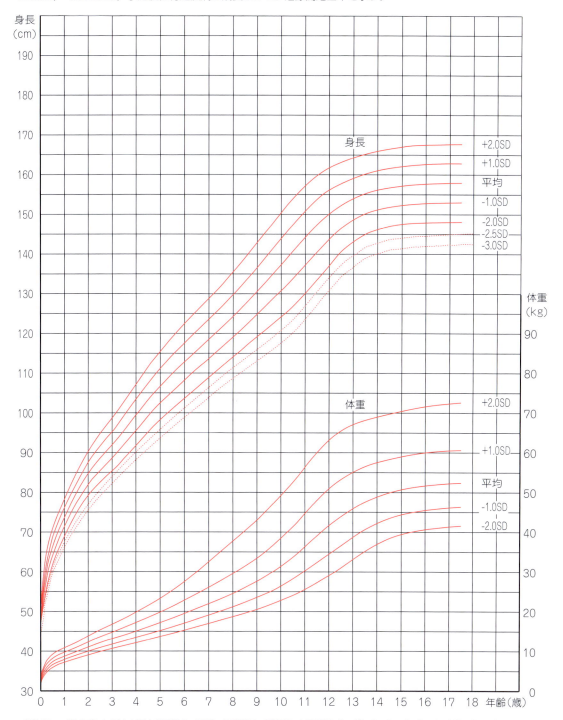

著作権：一般社団法人 日本小児内分泌学会，著者：加藤則子，磯島豪，村田光範 他：Clin Pediatr Endocrinol 25：71-76，2016
(日本小児内分泌学会HP：http://jspe.umin.jp/medical/files_chart/CGC_girl0-18_jpn.pdfより．アクセス日2018年2月6日)

4）肥満度判定曲線　weight-for-height chart
① 肥満度判定曲線（1～6歳）

（2000年度乳幼児身体発育調査）

● 男子

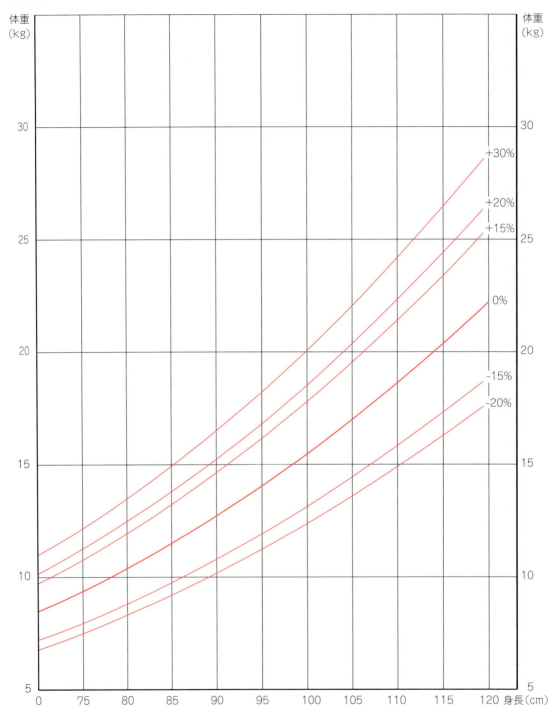

著作権：一般社団法人 日本小児内分泌学会，著者：伊藤善也，藤枝憲二，奥野晃正：Clin Pediatr Endocrinol 25：77-82, 2016
（日本小児内分泌学会HP：http://jspe.umin.jp/medical/files_chart/WHC_boyyouji_jpn.pdf より．アクセス日2018年2月6日）

(2000年度乳幼児身体発育調査)

● 女子

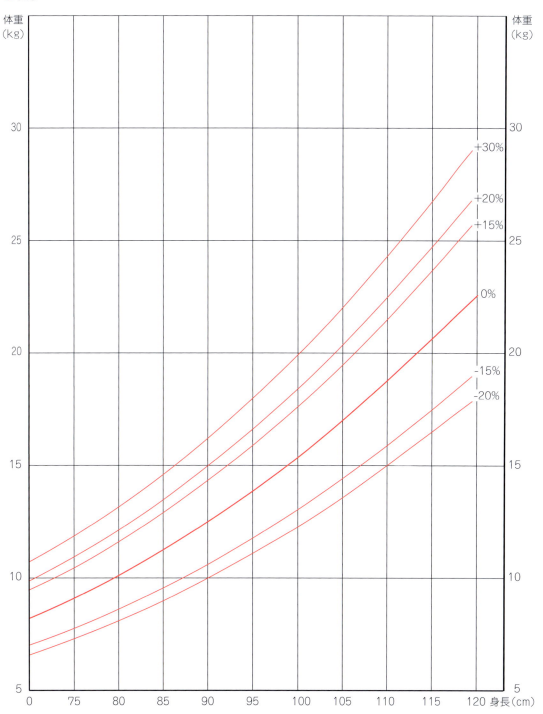

著作権：一般社団法人 日本小児内分泌学会，著者：伊藤善也，藤枝憲二，奥野晃正：Clin Pediatr Endocrinol 25：77-82, 2016
(日本小児内分泌学会HP：http://jspe.umin.jp/medical/files_chart/WHC_girlyouji_jpn.pdfより．アクセス日2018年2月6日)

5）BMI パーセンタイル曲線　BMI percentile chart
① Body Mass Index percentile 曲線　　　　　　　　　　（2000年度乳幼児身体発育調査・学校保健統計調査）

● 男子

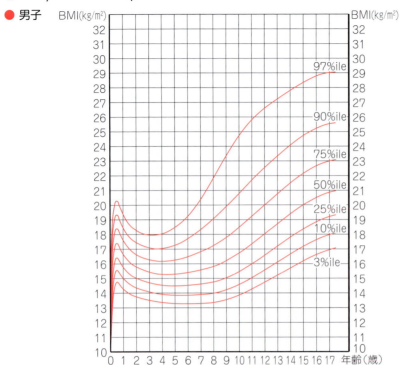

● 女子

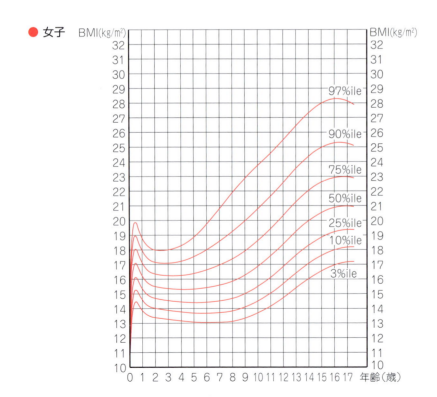

著作権：一般社団法人 日本小児内分泌学会，著者：加藤則子，瀧本秀美，須藤紀子：Clin Pediatr Endocrinol 20：47-49, 2011
（日本小児内分泌学会HP：http://jspe.umin.jp/medical/files_chart/BMI_girl_jpn.pdfより．アクセス日2018年2月6日）

6）低身長診断のための身長基準・成長速度基準
SGA性低身長症ヒト成長ホルモン治療開始時の適応基準

1. 暦年齢
    3歳以上
2. 骨年齢
    男子　17歳未満,　　女子　15歳未満
3. 出生時の体重・身長
    出生時の体重及び身長がともに在胎週数相当の〔標準値10パーセンタイル〕未満で，かつ出生時の体重または身長のどちらかが，在胎週数相当の〔標準値－2SD〕未満である場合。なお，出生時に身長が測定されていない場合は，出生体重が在胎週数相当の〔標準値－2SD〕未満である場合。
4. 身長発育
    現在の身長が同性，同年齢の〔**標準値－2.5SD**〕未満で，かつ治療開始前1年間の成長速度が同性，同年齢の〔標準成長率±0SD〕未満の場合。
5. 出生後の成長障害の原因が，子宮内発育遅延以外である場合は，適応がないものとする。

    とくに，GH分泌刺激試験におけるGH頂値（複数のGH分泌刺激試験が記載されている場合は，その最大値）が6ng/ml（GHRP-2負荷では16ng/ml）以下の場合には成長ホルモン分泌不全性低身長症（GHD性低身長症）の可能性があるので，便宜的に「適応なし」と判定する。この場合は，別のGH分泌刺激試験により6ng/ml（同じく16ng/ml）を超えれば再度SGA性低身長症として適応判定依頼書を提出し，6ng/ml（同じく16ng/ml）以下であれば他の条件も確認の上でGHD性低身長症として適応判定を行うことが勧められる。また，共存疾患及び染色体分析への記載内容に基づく判定は適応判定委員会が行う。

（成長科学協会HP：http://www.fgs.or.jp/business/growth_hormone/treatment_decision/sga/chart.htmlより．アクセス日2018年2月6日）

SGA性低身長治療の身長基準・成長速度基準

● 男

暦年齢 (歳・月)	身長基準			成長速度基準
	標準身長 −2.0SD (cm)	標準身長 −2.5SD (cm)	標準身長 −3.0SD (cm)	標準値 ±0SD (cm)
2・6	83.1	81.5	79.9	7.0
2・7	83.7	82.0	80.4	6.9
2・8	84.2	82.6	80.9	6.7
2・9	84.8	83.1	81.4	6.6
2・10	85.3	83.6	82.0	6.5
2・11	85.9	84.2	82.5	6.5
3・0	86.4	84.7	83.0	6.4
3・1	87.0	85.2	83.5	6.3
3・2	87.5	85.7	84.0	6.3
3・3	88.0	86.2	84.5	6.2
3・4	88.5	86.7	84.9	6.1
3・5	89.0	87.2	85.4	6.1
3・6	89.5	87.7	85.9	6.0
3・7	90.0	88.2	86.3	6.0
3・8	90.5	88.7	86.8	5.9
3・9	91.0	89.1	87.3	5.9
3・10	91.5	89.6	87.7	5.9
3・11	92.0	90.1	88.1	5.8
4・0	92.5	90.5	88.6	5.8
4・1	92.9	91.0	89.0	5.7
4・2	93.4	91.4	89.4	5.7
4・3	93.9	91.9	89.9	5.5
4・4	94.3	92.3	90.3	5.5
4・5	94.8	92.8	90.7	5.4
4・6	95.3	93.2	91.2	5.4
4・7	95.8	93.7	91.6	5.4
4・8	96.2	94.1	92.0	5.3
4・9	96.7	94.6	92.5	5.3
4・10	97.1	95.0	92.9	5.2
4・11	97.6	95.5	93.3	5.2
5・0	98.1	95.9	93.7	5.1
5・1	98.5	96.3	94.2	5.1
5・2	99.0	96.8	94.6	5.0
5・3	99.5	97.3	95.0	5.0
5・4	99.9	97.7	95.5	5.0
5・5	100.4	98.2	95.9	4.9
5・6	100.9	98.6	96.3	4.9
5・7	101.4	99.1	96.8	4.9
5・8	101.8	99.5	97.2	4.7
5・9	102.3	100.0	97.7	4.7
5・10	102.8	100.4	98.1	4.7
5・11	103.3	100.9	98.6	4.6

● 女

暦年齢 (歳・月)	身長基準			成長速度基準
	標準身長 −2.0SD (cm)	標準身長 −2.5SD (cm)	標準身長 −3.0SD (cm)	標準値 ±0SD (cm)
2・6	82.1	80.5	78.9	6.8
2・7	82.6	81.0	79.4	6.7
2・8	83.2	81.6	80.0	6.7
2・9	83.8	82.1	80.5	6.6
2・10	84.3	82.7	81.1	6.5
2・11	84.9	83.3	81.6	6.4
3・0	85.5	83.8	82.1	6.3
3・1	86.0	84.3	82.6	6.2
3・2	86.6	84.9	83.2	6.2
3・3	87.1	85.4	83.7	6.1
3・4	87.7	85.9	84.2	6.1
3・5	88.2	86.5	84.7	6.0
3・6	88.8	87.0	85.2	6.0
3・7	89.3	87.5	85.7	6.0
3・8	89.8	88.0	86.2	5.9
3・9	90.3	88.5	86.7	5.9
3・10	90.9	89.0	87.1	5.9
3・11	91.4	89.5	87.6	5.8
4・0	91.9	90.0	88.1	5.8
4・1	92.4	90.5	88.5	5.8
4・2	92.9	90.9	89.0	5.7
4・3	93.4	91.4	89.5	5.7
4・4	93.9	91.9	89.9	5.7
4・5	94.3	92.4	90.4	5.6
4・6	94.8	92.8	90.8	5.6
4・7	95.3	93.3	91.3	5.6
4・8	95.8	93.7	91.7	5.5
4・9	96.3	94.2	92.1	5.5
4・10	96.8	94.7	92.6	5.5
4・11	97.2	95.2	93.1	5.4
5・0	97.7	95.6	93.5	5.4
5・1	98.2	96.1	94.0	5.4
5・2	98.7	96.6	94.4	5.3
5・3	99.2	97.0	94.9	5.3
5・4	99.7	97.5	95.3	5.3
5・5	100.1	97.9	95.7	5.2
5・6	100.6	98.4	96.2	5.2
5・7	101.1	98.9	96.6	5.2
5・8	101.6	99.3	97.1	5.2
5・9	102.0	99.8	97.5	5.2
5・10	102.5	100.2	97.9	5.1
5・11	103.0	100.7	98.4	5.2

(成長科学協会HP「成長ホルモン剤適正使用推進事業」より引用改変
http://www.fgs.or.jp/pdf/01_hormone_business_promotion/01_pediatric_hormone/07_sga/015_sga_criteria.pdf
アクセス日2018年2月6日)

6. 極低出生体重児の身体発育曲線

1）体重（出生体重別）

（平成4〜6年度厚生省心身障害研究班「ハイリスク児の総合的ケアシステムに関する研究」班：極低出生体重児発育曲線 極低出生体重児身体発育調査結果）

● 男子

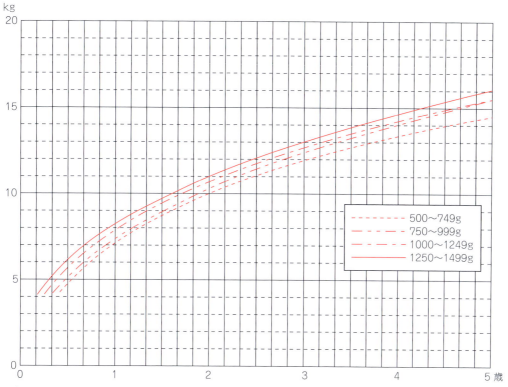

● 女子

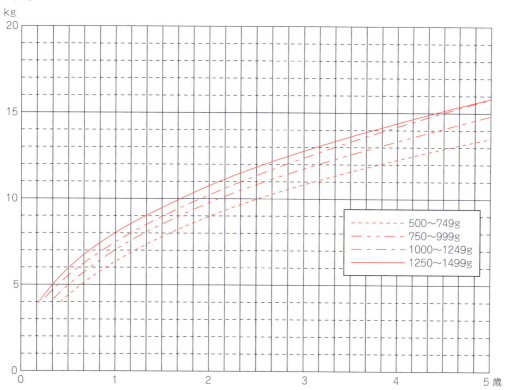

2) 身長（出生体重別）
● 男子

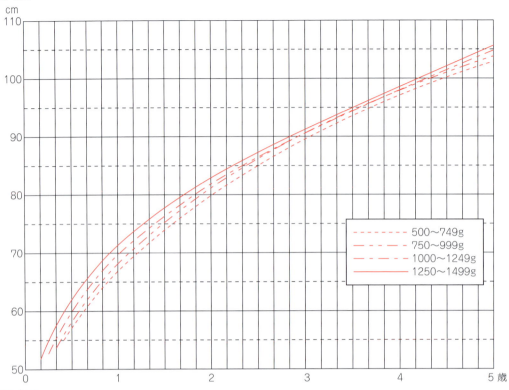

● 女子

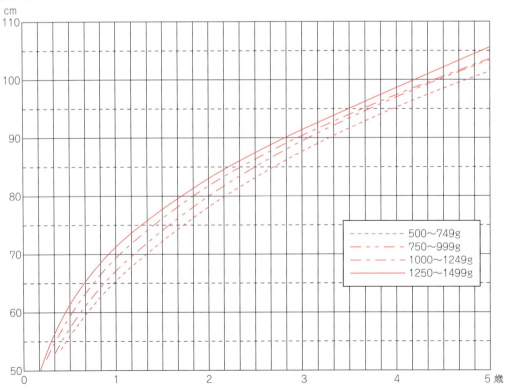

3) 頭囲（出生体重別）

● 男子

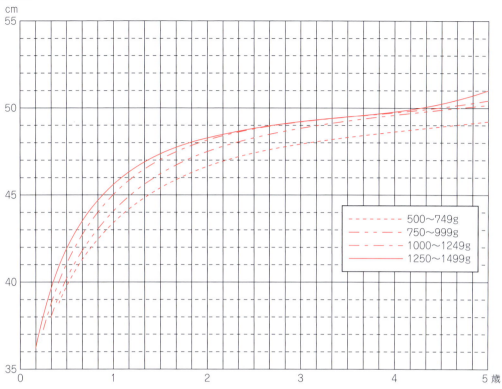

● 女子

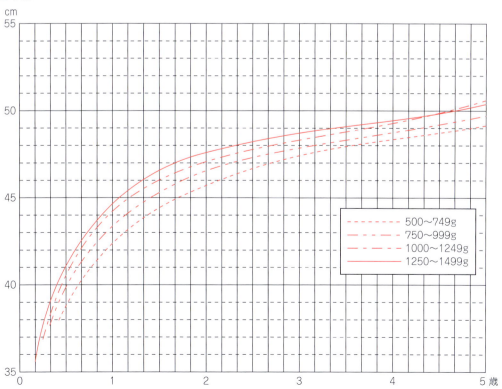

7. 極低出生体重児の運動発達の指標

出生体重別, 運動 (ひとり座り, つかまり立ち, ひとり歩き) の達成時期の調査結果
(河野由美, 三科 潤, 板橋家頭夫：育児不安型下を目的とした低出生体重児の運動発達指標の作成. 小児保健研究 64：258-264, 2005)

ひとり座りの達成時期

	50パーセント通過月齢		90パーセント通過月齢	
	暦月齢	修正月齢	暦月齢	修正月齢
BW 1000g未満 n=100	11.1	7.9	12.9	10.0
BW 1000-1500g n=118	9.2	7.1	11.4	9.0
BW 1500-2000g n=159	8.3	6.8	10.0	8.4
乳幼児調査 (厚生労働省)	約6.9		約8.4	
日本版DENVER II	5.9		8.1	

「一人座り」ができる：両手をつかないでおおむね1分以上座っていられる

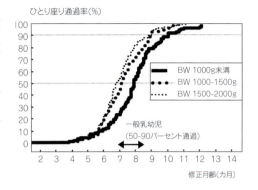

つかまり立ちの達成時期

	50パーセント通過月齢		90パーセント通過月齢	
	暦月齢	修正月齢	暦月齢	修正月齢
BW 1000g未満 n=100	12.2	9.2	14.6	12.1
BW 1000-1500g n=118	10.9	8.7	13.4	10.9
BW 1500-2000g n=159	9.9	8.7	12.5	11.1
乳幼児調査 (厚生労働省)	約8.0		約10.0	
日本版DENVER II	7.9		10.5	

「つかまり立ち」ができる：何かにつかまって一人で立ち上がれる

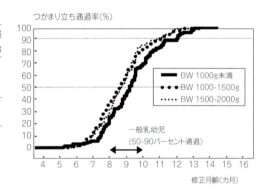

ひとり歩きの達成時期

	50パーセント通過月齢		90パーセント通過月齢	
	暦月齢	修正月齢	暦月齢	修正月齢
BW 1000g未満 n=100	16.5	13.4	19.6	16.5
BW 1000-1500g n=118	15.0	12.8	17.3	15.3
BW 1500-2000g n=159	13.6	12.0	16.2	14.9
乳幼児調査 (厚生労働省)	約12.0		約14.6	
日本版DENVER II	(13.4)		(17.4)	

「ひとり歩き」ができる：何にもつかまらないで2, 3歩けるようになる

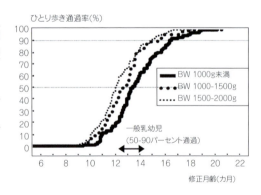

8. NRNデータベース

NPO法人新生児臨床研究ネットワークにより運営

1) **対象**　全国の総合周産期母子医療センターおよび主要新生児医療施設に入院して治療を受けた在胎期間32週未満および出生体重1,500g以下の新生児。
2) **方法**　調査表，マニュアルに従ってWebからデータを収集。
3) **結果の閲覧**　http://plaza.umin.ac.jp/nrndata/index.htm　より
4) **予後データ**
   修正18〜24カ月と暦齢3歳の予後についてのデータをマニュアルに従って収集

NRN 修正18〜24カ月予後　WEBサイト登録画面

周産期母子医療センター
症例情報　予後　修正18〜24か月

入力方法についてはこちらをご覧ください

| 201 | 登録番号 | N090422015001 |

P.予後（修正18〜24か月）

2010	修正18〜24か月時の健診の受診(Followup:1.5)	○はい　○いいえ　●無回答
2012	退院後死亡(Followup:1.5:death)	○はい　○いいえ　○不明　●無回答
2014	退院後死亡原因(Followup:1.5:death:cause)	
2016	受診不可の理由(Followup:1.5:dropout)	○他施設でフォロー　○障害児施設入所中　○音信不通　○他の施設入所中　○病院入院中　○その他　●無回答
2018	他のフォローアップ施設(Followup:1.5:hospital)	
2019	受診不可その他の理由(Followup:1.5:dropout:reason)	
2020,2021	健診時年齢(Followup:1.5:age)	___歳　___か月
2022,2023	健診時修正年齢(Followup:1.5:correctedage)	___歳　___か月
2030	体重(Followup:1.5:weight)	___kg（小数点1桁まで入力）　SD値・パーセンタイル
2040	身長(Followup:1.5:height)	___cm（小数点1桁まで入力）　SD値・パーセンタイル
2050	頭囲(Followup:1.5:HC)	___cm（小数点1桁まで入力）　SD値・パーセンタイル
2060	酸素使用(Followup:1.5:oxygen)	○はい　○いいえ　●無回答
2061	在宅酸素の使用期間(Followup:1.5:oxygen:duration)	（最終）___か月まで（暦年齢）
2070	視力障害(Followup:1.5:vision)	○はい　○いいえ　●無回答
2071	視力障害の程度(Followup:1.5:vision:disability)	○盲または光覚のみ　○弱視・手指動弁または眼振　○斜視　○その他___　●無回答　（視力障害有りの場合）（眼鏡を使用しての視力）
2072	眼鏡使用(Followup:1.5:vision:glass)	○はい　○いいえ　●無回答
2080	脳性まひ(Followup:1.5:motor)	○はい　○いいえ　●無回答
2081	脳性麻痺(Followup:1.5:CP:GMFCS)	○I　○II　○III　○IV　○V　●無回答
2082	脳性麻痺の型(Followup:1.5:CP:type)	○痙直型　○アテトーゼ型　○混合型　○弛緩型　○その他___　●無回答
2083	脳性麻痺原因(Followup:1.5:CP:cause)	○PVL　○IVH　○その他___　●無回答

2085	DQ測定(Followup:1.5:DQ)	○ はい　○ いいえ　● 無回答
2088	DQ(Followup:1.5:DQ:Reason)	○ 正常発達（主治医判断）のため実施せず ○ 重度遅滞（主治医判断）のため実施せず ○ 保護者の実施拒否 ○ 合併症のため実施不能 ○ 試みたが検査完了できず ○ その他　[　　　　　　　　] ● 無回答 (DQ測定なしの場合)
2100	DQ測定方法(Followup:1.5:DQ:method)	○ 新版K式　○ その他　● 無回答
2101	DQ(Followup:1.5:DQ)	[　　] (暦年齢)　(新版K式の場合)
2102	DQ(Followup:1.5:DQ)	[　　] (修正年齢に換算)　(新版K式の場合)
2103		[　　] (暦年齢)　(新版K式の場合)
2104	DQ姿勢・運動(Followup:1.5:motor)	[　　] (修正年齢に換算)　(新版K式の場合)
2105	DQ認知・適応(Followup:1.5:cognitive)	[　　] (暦年齢)　(新版K式の場合)
2106	DQ認知・適応(Followup:1.5:cognitive)	[　　] (修正年齢に換算)　(新版K式の場合)
2107	DQ言語・社会(Followup:1.5:verbal)	[　　] (暦年齢)　(新版K式の場合)
2108	DQ言語・社会(Followup:1.5:verbal)	[　　] (修正年齢に換算)　(新版K式の場合)
2111	DQ測定方法(Followup:1.5:othermethod)	○ ベイリー　○ 遠城寺　○ 津守稲毛 ○ その他　[　　　　　　　　] ● 無回答
2112	その他の発達検査によるDQ(Followup:1.5:DQ)	[　　] (暦年齢)
2113	その他の発達検査によるDQ(Followup:1.5:DQ)	[　　] (修正年齢に換算)
2114	その他の発達検査による発達評価(Followup:1.5:DQ)	○ 正常　○ 境界　○ 遅滞　● 無回答
2115	主治医による発達評価(Followup:1.5:DQ)	○ 正常　○ 境界　○ 遅滞　● 無回答
2120	聴力障害(Followup:1.5:hearing)	○ はい　○ いいえ　● 無回答
2122	補聴器使用(Followup:1.5:hearing:aid)	○ はい　○ いいえ　● 無回答　(聴力障害有りの場合)
2123	聴力(Followup:1.5:hearing:ability)	○ 障害なし　○ 中等度難聴（40dB〜） ○ 聾・高度難聴（90dB〜）　● 無回答　(矯正後の聴力)
2130	気管支喘息（喘息治療薬の使用）(Followup:1.5:asthma)	○ はい　○ いいえ　● 無回答
2140	てんかん（てんかん治療薬の使用）(Followup:1.5:epilepsy)	○ はい　○ いいえ　● 無回答
2150	在宅医療実施の有無(Followup:1.5:homehealthcare)	○ はい　○ いいえ　● 無回答
2151	人工呼吸療法(Followup:1.5:homehealthcare:respirator)	○ はい　○ いいえ　● 無回答　(在宅医療有りの場合)
2152	気管切開(Followup:1.5:homehealthcare:tracheosomy)	○ はい　○ いいえ　● 無回答　(在宅医療有りの場合)
2153	経管栄養または胃瘻(Followup:1.5:homehealthcare:tube)	○ はい　○ いいえ　● 無回答　(在宅医療有りの場合)
2154	VPシャント(Followup:1.5:homehealthcare:VPshunt)	○ はい　○ いいえ　● 無回答　(在宅医療有りの場合)
2155	その他(Followup:1.5:homehealthcare:others)	[　　　　　　　　] (在宅医療有りの場合)
2160	療育の実施(Followup:1.5:educationaltraining)	○ はい　○ いいえ　● 無回答

[保存しないで戻る]　[保存して終了]

NRN暦齢3歳予後　WEBサイト登録画面

周産期母子医療センター
症例情報　予後　3歳

入力方法についてはこちらをご覧ください

| 201 | 登録番号 | N090422015002 |

Q.予後（3歳）

2210	3歳時の健診の受診(Followup:3)	○はい　○いいえ　●無回答
2212	退院後死亡(Followup:3:death)	○はい　○いいえ　○不明　●無回答
2214	退院後死亡原因(Followup:3:death;cause)	
2216	受診不可の理由(Followup:3:dropout)	○他施設でフォロー　○障害児施設入所中　○他の施設入所中 ○病院入院中　○音信不通　○その他　●無回答
2218	他のフォローアップ施設 (Followup:3:hospital)	
2219	受診不可その他の理由 (Followup:3:dropout:reason)	
2220,2221	健診時年齢(Followup:3:age:month)	◻︎歳　◻︎か月
2222,2223	健診時修正年齢 (Followup:3:correcteage:month)	◻︎歳　◻︎か月
2230	体重(Followup:3:weight)	◻︎kg（小数点1桁まで入力） SD値・パーセンタイル
2240	身長(Followup:3:height)	◻︎cm（小数点1桁まで入力） SD値・パーセンタイル
2250	頭囲(Followup:3:HC)	◻︎cm（小数点1桁まで入力） SD値・パーセンタイル
2252	胸囲(Followup:3:CC)	◻︎cm（小数点1桁まで入力）
2254	腹囲(Followup:3:AC)	◻︎cm（小数点1桁まで入力）
2260	酸素使用(Followup:3:oxygen)	○はい　○いいえ　●無回答
2261	在宅酸素の使用期間 (Followup:3:oxygen:duration)	（最終）◻︎か月まで　（暦年齢）
2270	視力障害(Followup:3:vision)	○はい　○いいえ　●無回答
2271	視力障害の程度(Followup:3:vision:disability)	○盲または光覚のみ　○弱視・手指動弁または眼振　○斜視 ○その他　◻︎ ●無回答
2272	眼鏡使用(Followup:3:glass)	○はい　○いいえ　●無回答
2280	脳性まひ(Followup:3:motor)	○はい　○いいえ　●無回答
2281	脳性麻痺GMFCS重症度 (Followup:3:CP:GMFCS)	○I　○II　○III　○IV　○V ●無回答
2282	脳性麻痺の型(Followup:3:CP:type)	○痙直型　○アテトーゼ型　○混合型　○弛緩型 ○その他　◻︎ ●無回答
2283	脳性麻痺原因(Followup:3:CP:cause)	○PVL　○IVH ○その他　◻︎ ●無回答
2285	DQ測定(Followup:3:DQ)	○はい　○いいえ　●無回答

2288	DQ(Followup:3:DQ:Reason)	○ 正常発達（主治医判定）のため実施せず ○ 遅滞（主治医判定）のため実施せず ○ 保護者の実施拒否 ○ 合併する障害のため実施不能 ○ 試みたが検査を完了できず ○ その他 [　　　] ● 無回答 (DQ測定なしの場合)
2300	DQ測定方法(Followup:3:DQ:method)	○ 新版K式　○ その他　● 無回答
	DQ(Followup:3:DQ)	[　　] （暦年齢）（新版K式の場合）
2302	DQ(Followup:3:DQ)	[　　] （修正年齢に換算）（新版K式の場合）
2303	DQ姿勢・運動(Followup:3:DQ:motor)	[　　] （暦年齢）（新版K式の場合）
2304	DQ姿勢・運動(Followup:3:DQ:motor)	[　　] （修正年齢に換算）（新版K式の場合）
2305	DQ認知・適応(Followup:3:DQ:congnitive)	[　　] （暦年齢）（新版K式の場合）
2306	DQ認知・適応(Followup:3:DQ:congnitive)	[　　] （修正年齢）（新版K式の場合）
2307	DQ言語・社会(Followup:3:DQ:verbal)	[　　] （暦年齢）（新版K式の場合）
2308	DQ言語・社会(Followup:3:DQ:verbal)	[　　] （修正年齢）（新版K式の場合）
2311	DQ測定方法(Followup:3:DQ:othermethod)	○ ベイリー　○ 遠城寺　○ 津守稲毛 ○ その他 [　　　] ● 無回答
2312	その他の発達検査によるDQ(Followup:3:DQ)	[　　] （暦年齢）
2313	その他の発達検査によるDQ(Followup:3:DQ)	[　　] （修正年齢に換算）
2314	その他の発達検査による発達評価(Followup:3:DQ)	○ 正常　○ 境界　○ 遅滞　● 無回答
2315	主治医による発達評価(Followup:3:DQ)	○ 正常　○ 境界　○ 遅滞　● 無回答 （修正年齢に換算）
2320	聴力障害(Followup:3:hearing)	○ はい　○ いいえ　● 無回答
2322	補聴器使用(Followup:3:hearing:aid)	○ はい　○ いいえ　● 無回答 （聴力障害有りの場合）
2323	聴力(Followup:3:hearing:ability)	○ 障害無し　○ 中等度難聴（40dB〜） ○ 聾・高度難聴（90dB〜）　● 無回答 （矯正後の聴力）
2330	気管支喘息(Followup:3:asthma)	○ はい　○ いいえ　● 無回答 （喘息治療薬の使用）
2340	てんかん(Followup:3:epilepsy)	○ はい　○ いいえ　● 無回答 （てんかん治療薬の使用）
2350	在宅医療実施の有無(Followup:3:homehealthcare)	○ はい　○ いいえ　● 無回答
2351	人工呼吸療法(Followup:3:homehealthcare:respirator)	○ はい　○ いいえ　● 無回答 （在宅医療有りの場合）
2352	気管切開(Followup:3:homehealthcare:tracheostomy)	○ はい　○ いいえ　● 無回答 （在宅医療有りの場合）
2353	経管栄養または胃瘻(Followup:3:homehealthcare:tube)	○ はい　○ いいえ　● 無回答 （在宅医療有りの場合）
2354	VPシャント(Followup:3:homehealthcare:VPshunt)	○ はい　○ いいえ　● 無回答 （在宅医療有りの場合）
2355	その他(Followup:3:homehealthcare:others)	[　　　　　] （在宅医療有りの場合）
2360	療育の実施(Followup:3:educationaltraining)	○ はい　○ いいえ　● 無回答
2370	行動障害(Followup:3:behavior)	○ はい　○ いいえ　● 無回答
2372	行動障害型(Followup:3:behavior:abnormal)	○ ADHD/疑い　○ ASD/疑い ○ その他 [　　　] ● 無回答 （行動障害有りの場合）

[保存しないで戻る]　[保存して終了]　[3歳健診用紙]

9. WEBリンク

A. 学会，研究会，ネットワーク
1) ハイリスク児フォローアップ研究会
   http://highrisk-followup.jp/
2) 赤ちゃん成育ネット
   http://www.baby-net.jp/
3) 新生児医療連絡会
   http://www.jnanet.gr.jp/
4) NRNデータベース　解析報告
   http://plaza.umin.ac.jp/nrndata/index.htm
5) 日本新生児成育医学会
   http://jsnhd.or.jp/
6) 日本周産期・新生児医学会
   http://www.jspnm.com/
7) 小児神経学会　小児神経科専門医のいる施設
   https://www.childneuro.jp/modules/general/index.php?content_id=3
   ここから以下のリストが参照できます．
   ＊小児神経専門医研修認定施設名簿
   ＊小児神経専門医名簿
   ＊発達障害診療医師名簿
8) 厚生労働省．平成12年乳幼児身体発育調査
   http://www.e-stat.go.jp/SG1/estat/List.do?lid=000001047588
9) 厚生労働省．平成22年乳幼児身体発育調査
   http://www.mhlw.go.jp/toukei/list/73-22.html
10) 厚生労働省．2010年（平成22年）乳幼児身体発育調査結果にもとづく身体発育曲線
    http://www.e-stat.go.jp/SG1/estat/List.do?lid=000001085635)
11) 日本小児内分泌学会HPよりダウンロード
    1. 身長と体重の標準値
    http://jspe.umin.jp/medical/taikaku.html
    2. 肥満度
    http://jspe.umin.jp/medical/taikaku.html
    3. BMI
    http://jspe.umin.jp/medical/taikaku.html

B. 療育，福祉，行政
1) 療育web（社会福祉法人 全国心身障害児福祉財団）
   http://www.shougaiji-zaidan.or.jp/index.html
   ＊障害のある子ども達のための事業の紹介
   ＊障害児福祉に関連する団体
2) 親の会・全国組織
   障害をもつ子の親の会，兄弟姉妹の会一覧表
   http://www.eft.gr.jp/resourcebk2003/toujisha/parents.htm

3) 保健所
   * 保健所は都道府県，政令指定都市，中核市，その他政令で定める市または特別区が設置しており，地域保健に関する各種業務を行っている．
   全国保健所一覧　http://www.phcd.jp/03/HClist/
   * 市町村保健センターは，市町村が設置しており，住民の健康相談，保健指導を行っている．
4) 児童相談所
   * 児童相談所運営指針（厚生労働省HP内，活動内容を詳細に記載）
   http://www.mhlw.go.jp/bunya/kodomo/dv-soudanjo-kai-honbun.html
   * 全国児童相談所一覧（厚生労働省HP内）
   http://www.mhlw.go.jp/bunya/kodomo/dv30/zisouichiran.html

C. 海外の情報サイト

1) AAP (American Academy of Pediatrics) Policy Statement and Guidelines
   * Hospital Discharge of the High-Risk Neonate（ハイリスク新生児の病院からの退院, Revised version in 2008）
   http://pediatrics.aappublications.org/content/122/5/1119
   * Immunization of Preterm and Low Birth Weight Infants（早産低出生体重児の予防接種, 2003, reaffirmed 2009）
   http://pediatrics.aappublications.org/content/112/1/193
2) Early Arrival（早産児の保護者へのインフォメーション 2006）
   NICU入院中から退院準備，退院後のケアまでのリーフレット（英語）
   ダウンロード可能
   　　https://www.zerotothree.org/resources/353-early-arrival#downloads

10. 参考図書

1. 板橋家頭夫，ほか：極低出生体重児発育曲線 極低出生体重児身体発育調査結果．厚生省心身障害研究班「ハイリスク児の総合的ケアシステムに関する研究」（主任研究者 小川雄之亮）．メディカ出版，大阪，1996．
2. 長谷川功，吉田菜穂子，小谷裕実，ほか：新生児フォローアップガイド改訂2版―健診からハイリスク児の継続的支援まで．長谷川　功 編，診断と治療社，東京，2007．
3. 河野由美：極低出生体重児．キャリーオーバーと成育医療．松下竹次，駒松仁子 編，p26～31，へるす出版，東京，2008．
4. 船戸正久，高田哲 編著：医療従事者と家族のための小児在宅医療支援マニュアル改訂2版．メディカ出版，大阪，2014．
5. 日本ディベロップメンタルケア研究会 編：標準ディベロップメンタルケア．メディカ出版，大阪，2014．
6. 河野由美：予後．NICUマニュアル第5版．新生児医療連絡会編，p858-69，金原出版，東京，2014．
7. 河野由美：極低出生体重児のフォローアップと予後．改訂第2版 周産期診療ワークブック．日本周産期・新生児医学会 教育・研修委員会編，p476-81，メジカルビュー社，東京，2016．

索 引

あ

- 赤ちゃんとテレビ 50
- アトピー性皮膚炎 179
- 医教連携 144
- 育児サポートセンター 209, 210
- 育児不安 209
- 医療的ケア 203
- 医療的ケア児 199
- インクルージョン 136
- インスリン抵抗性 149
- うちわ（内旋）歩行 117, 119
- 永久歯列期 74
- 絵本の読み聞かせ 124
- 遠城寺式乳幼児分析的発達法 80
- おしゃぶり 92
- お座り 95
- 「落ち着きがない」 123

か

- 外反扁平足 119
- カウプ指数 16
- 学習障害（LD） 61
- 学校検尿 133
- 学校への情報提供 132
- 感覚運動経験 21
- 感覚統合 65
- 眼科（の）フォローアップ 69, 79
- 眼振 71
- 関節可動域 20
- 気管切開 194, 198
- 吃音・どもり 47
- 気道感染 173, 174
- 虐待 120, 213
- キャッチアップ 11, 12, 78, 112, 123
- 境界知能 51
- 協調運動 79
- 共同注意 81, 115
- 筋緊張 20, 79
- グッドイナフ人物画知能テスト（DAM） 42
- グリーフケア 211
- 経管栄養 194
- 痙性麻痺 171
- 頸定 84
- 限局性学習症（SLD） 40, 55, 61, 65, 139
- 言語理解（VCI） 41
- 言語療法士 64
- 原始反射 79, 83
- 高機能自閉症スペクトラム・スクリーニング質問用紙(ASSQ) 56, 57
- 口腔の特徴 74
- 抗重力屈曲 21
- 抗重力伸展 21
- 広汎性発達障害の行動評価尺度（PARS） 56
- 呼吸機能 139
- 告知時期（PVL） 38
- 「言葉が遅い」 123
- ことばの発達 44
- 「子どもの最善の利益」（在宅医療支援） 203
- 個別指導 187
- 個別の教育支援計画 135
- 個別の指導計画 135
- コミュニケーション症 46, 65

さ

- 座位 86
- 最終身長 148
- 在宅医療的ケア 194
- 在宅酸素療法（HOT） 174, 197
- 在宅人工呼吸 195
- 在宅療養指導管理料 195
- 作業療法士（OT） 64
- 耳音響反射（OAE） 66
- 子宮外発育遅延（EUGR） 11
- 「自己決定」（在宅医療支援） 203
- 事故予防 124
- 思春期 146
- 思春期早発症 148
- 姿勢 79
- 姿勢反応 83
- 自動聴性脳幹反応（AABR） 66
- 児童福祉法 199, 204
- 自発運動 79
- ── パターン 19
- 自閉症診断観察尺度（ADOS） 56
- 自閉症スクリーニング用紙（ASQ） 56
- 自閉症スペクトラム指数（AQ） 57
- 自閉スペクトラム症（ASD） 40, 46, 55, 65, 115, 131
- 社会性 132
- 社会福祉士及び介護福祉士法 203
- 斜視 70
- シャフリングベビー 99
- 就学 132, 135
- ── 決定のプロセス 136
- ── 相談 132
- ── 猶予 133
- 重症心身障害児者 199
- 修正月齢 109

集団指導	187
受動喫煙	173
受容性言語	45
障害児通所支援	217
障害児保育	217
障害者権利条約	199
障害者総合支援法	199
小学3年生健診	139
小学校高学年以降の健診	145
小食	126
小児自閉症評定尺度（CARS）	56
処理速度（PSI）	41
自立支援	199
新生児聴覚スクリーニング	80
新生児ネットワーク（NRN）	4
身体障害者手帳	224
身体図式	84, 162
身体発育	11
新版K式発達検査	4, 41, 48, 56, 80, 111
スマホ（スマートフォン）	50
生活習慣病	78
性腺抑制療法	148
性早熟	140
摂食機能獲得段階	102
摂食機能の発達	102
先天性股関節脱臼	77
全般的発達遅延	51
喘鳴	173, 174
早期支援プログラム	188
総合周産期母子医療センター	228
ソーシャル・スキル・トレーニング（SST）	64
ソーシャルワーカー	213
素行症（CD）	150
咀嚼	86
粗大運動	79
——機能	19, 20
外遊び	124
そとわ（外旋）歩行	117

た

退院調整会議	191
体重増加不良	16
対人コミュニケーション評価	49
抱き方	89
立ち直り反応	20, 85
多動	113
地域周産期母子医療センター	228
知覚推理（PRI）	41
知的能力障害	46, 51

注意欠如・多動症（ADHD）	40, 55, 57, 65, 131
中枢プログラム	163
聴覚スクリーニング検査	66
長期入院児	191
長時間視聴	50
追視	84
通級指導	135
つかまり立ち	99, 276
つたい歩き	99
津守・稲毛式乳幼児精神発達検査	80
定期接種（予防接種）	182
低出生体重児	74
低出生体重児健診用紙	237, 240, 243, 246
——：1歳6カ月児用	237
——：3歳児用	240
——：6歳児（就学前）用	243
——：9歳児（小学3年生）用	246
低身長	14, 133
低身長思春期発来	148
鉄剤投与	152
テレビ，赤ちゃんと	50
てんかん	164
電子メディア	124
頭部MRI	111
登録喀痰吸引等事業者	203
特別支援学校	135
特別支援教育	135
どもり・吃音	47

な

生ワクチン	182
難聴	46
日本語版 M-CHAT	48, 113
乳児期健診	77
乳児血管腫	176
乳児ボツリヌス症	106
乳歯列期	74
乳幼児身体発育値	11, 249-264
乳幼児発育曲線	77, 254-270
任意接種（予防接種）	182
認定研修登録機関（喀痰吸引）	203
認定こども園	219
寝返り	85, 94
ネグレクト	5, 120
脳室周囲高エコー輝度（PVE）	171
脳室周囲白質軟化症（PVL）	38, 157, 170
——，嚢胞性	171
脳性麻痺	38, 83, 110, 157
脳波検査	164

| 囊胞性 PVL | 171 |
| ノーマライゼーション | 136 |

は

背臥位	92
破壊的行動障害（DBD）	150
白内障	69
バクバクの会	208
蜂蜜	106
発達支援	199
発達障害	123, 132, 150
発達性協調運動症（DCD）	65
発達遅滞	123
パニック	125
バランス反応	20
パリビズマブ	173, 183, 185
パルスオキシメータ	197
晩期循環不全	170
反抗期	114
反抗挑発症（ODD）	150
反社会性パーソナリティ障害（ASPD）	150
反復性呼吸器疾患	173
微細運動	79
――機能	19
非対称性緊張性頸反射	83
ビタミン D	155, 156
ビデオ	50
ひとり歩き	276
ひとり座り	276
肥満	18
肥満度	16, 18
――曲線	149
表出性言語	44
鼻涙管閉塞	71
不安定な歩行	119
フォローアップ	66, 69
――，眼科の	69
――，歯科の	74
――，聴力の	66
不活化ワクチン	182
腹臥位	91
フッ素塗布	76
振り返りカンファレンス	211
平衡反応	20, 87
偏食	127
ベンダー・ゲシュタルト・テスト（BGT）	42
保育所（園）	219
保健所	213
保健センター	213, 215

歩行	119
――，うちわ（内旋）	117, 119
――，そとわ（外旋）	117
――，不安定な	119
歩行器	97
哺乳障害	74
母斑	176
母斑症	176

ま

慢性肺疾患（CLD）	79, 112, 139, 173, 185
――合併症児	174
未熟児くる病	78, 155
未熟児代謝性骨疾患	155
未熟児貧血	78, 152
未熟児網膜症	72
向き癖	90
無許可保育園	220
むし歯の治療	76
メタボリックシンドローム	133, 139, 142, 149
網膜芽細胞腫	70

や・ら・わ

夜驚症	167
薬物療法	64
やせ	16
四つ這い	87, 97
予防接種	77, 182
立位	87
離乳食	78, 103
離乳の開始	105
離乳の進行	102
リハビリテーション	38, 159, 222
療育	123, 160
療育手帳	224
緑内障	70
レスパイト	199, 202
ワーキングメモリ（WMI）	41

数字・欧文

1歳6カ月健診（修正月齢）	109
3歳健診（暦年齢）	120
6歳健診（就学前）	129

| AABR；automatic auditory brainstem response | 66 |

ADHD；attention-deficit /hyperactivity disorder ········· 40, 55, 57, 65, 131
adiposity rebound ········· 149
ADOS；autism diagnostic observation schedule ········· 56
AGA；appropriate for gestational age ········· 11
AQ；autism spectrum quotient ········· 57
ASD；autism spectrum disorder ········· 40, 46, 55, 65, 115, 131
ASPD；antisocial personality disorder ········· 150
Asperger 症候群 ········· 55, 56
ASQ；autism screening quentionnaire ········· 56
ASSQ；the high-functioning autism spectrum screening questionnaire ········· 56, 57

Bayley Ⅲ ········· 48
BGT；Bender Gestalt test ········· 42
BMI；body mass index ········· 16

CARS；childhood autism rating scale ········· 56
CD；conduct disorder ········· 150
CHC（Cattell-Horn- Carroll）理論 ········· 42
CLD；chronic lung disease ········· 174, 185
clinical follow-up ········· 2, 6
cystic PVL ········· 171

DAM；draw-a-man ········· 42
DBD；disruptive behavior disorders ········· 150
DCD；developmental coordination disorder ········· 65
DENVER Ⅱ デンバー発達判定法 ········· 47
DOHaD；developmental origins of health and disease ········· 3, 145

EUGR；extrauterine growth restriction ········· 11

global developmental delay ········· 51

HOT；home oxygen therapy ········· 174, 197

K-ABC 心理教育アセスメントバッテリーⅡ ········· 42, 61
key age ········· 7, 112
key month ········· 83

LD；learning disabilities ········· 61
Lennox-Gastaut 症候群 ········· 165

M-CHAT；modified checklist for autism in toddlers ········· 56
──，日本語版 ········· 48, 113
MRI ········· 164

NRN データベース ········· 277

OAE；otoacoustic emission ········· 66
ODD；oppositional defiant disorder ········· 150
OT；occupational therapist ········· 64
O 脚 ········· 117

Papille らの分類 ········· 168
PARS；pervasive developmental disorders Autism Society Japan rating scale ········· 56
PRI；perceptual reasoning index ········· 41
PSI；processing speed index ········· 41
PVE；periventricular echogenicity ········· 171
PVL；periventricular leukomalacia ········· 157, 170
──，cystic ········· 171

research follow-up ········· 2, 6
RS ウイルス ········· 183
RS ウイルス感染 ········· 173
RS モノクローナル抗体（パリビズマブ） ········· 173, 185

SD スコア ········· 13
SGA；small for gestational age ········· 11
SGA 性低身長症 ········· 15, 78, 271
SLD；specific learning disorder ········· 40, 55, 61, 65, 139
soft neurological signs ········· 65
SST；social skill training ········· 64
ST；speech therapist ········· 64
stuttering ········· 47

TEACCH；Treatment and Education of Autistic and related Communication handicapped Children ········· 64, 221

VCI；verbal comprehension index ········· 41

Wechsler 知能検査（WISC- Ⅳ） ········· 4, 41, 48, 56, 129, 141, 216
West 症候群 ········· 164
WMI；working memory index ········· 41

X 脚 ········· 117

改訂第2版 ハイリスク児のフォローアップマニュアル
小さく生まれた子どもたちへの支援

2007年3月31日　第1版第1刷発行
2018年7月20日　第2版第1刷発行
2022年7月20日　　　　　　第4刷発行

- ■編　集　ハイリスク児フォローアップ研究会
　　　　　　河野由美，平澤恭子，石井のぞみ，竹下暁子
- ■発行者　吉田富生
- ■発行所　株式会社メジカルビュー社
　　　　　　〒162-0845 東京都新宿区市谷本村町2-30
　　　　　　電話　03(5228)2050(代表)
　　　　　　ホームページ https://www.medicalview.co.jp/

　　　　　　営業部　FAX 03(5228)2059
　　　　　　　　　　E-mail　eigyo@medicalview.co.jp

　　　　　　編集部　FAX 03(5228)2062
　　　　　　　　　　E-mail　ed@medicalview.co.jp

- ■印刷所　シナノ印刷株式会社

ISBN978-4-7583-1754-2 C3047

©MEDICAL VIEW, 2018. Printed in Japan

- 本書に掲載された著作物の複写・複製・転載・翻訳・データベースへの取り込みおよび送信（送信可能化権を含む）・上映・譲渡に関する許諾権は，（株）メジカルビュー社が保有しています．
- JCOPY 〈出版者著作権管理機構 委託出版物〉
　本書の無断複写は著作権法上での例外を除き禁じられています．複写される場合は，そのつど事前に，出版者著作権管理機構（電話 03-5244-5088，FAX 03-5244-5089，e-mail：info@jcopy.or.jp）の許諾を得てください．
- 本書をコピー，スキャン，デジタルデータ化するなどの複製を無許諾で行う行為は，著作権法上での限られた例外（「私的使用のための複製」など）を除き禁じられています．大学，病院，企業などにおいて，研究活動，診察を含み業務上使用する目的で上記の行為を行うことは私的使用には該当せず違法です．また私的使用のためであっても，代行業者等の第三者に依頼して上記の行為を行うことは違法となります．